本教材第1版为"十四五"职业教育国家规划教材
国家卫生健康委员会"十四五"规划教材
全国高等职业教育专科教材

供护理、助产专业用

急救护理学

第 2 版

主　编　王　辉　张钱友
副主编　戴　红　梁春艳
编　者（以姓氏笔画为序）

马雅琳（菏泽医学专科学校）

王　辉（江苏医药职业学院）

连坤娜（郑州卫生健康职业学院）

张钱友（长沙卫生职业学院）

孟　杰（承德护理职业学院）

赵丽敏（河南护理职业学院）

梁春艳（合肥职业技术学院）

彭天仪（赣南卫生健康职业学院）

戴　红（大连医科大学附属第一医院）

魏志明（江苏医药职业学院）

新形态教材

人民卫生出版社
·北京·

图书在版编目（CIP）数据

急救护理学 / 王辉，张钱友主编. -- 2 版. -- 北京：人民卫生出版社，2024.9. --（高等职业教育专科护理类专业教材）. -- ISBN 978-7-117-36842-1

Ⅰ. R472.2

中国国家版本馆 CIP 数据核字第 2024857JP8 号

| 人卫智网 | www.ipmph.com | 医学教育、学术、考试、健康，购书智慧智能综合服务平台 |
| 人卫官网 | www.pmph.com | 人卫官方资讯发布平台 |

急救护理学
Jijiu Hulixue
第 2 版

主　　编：王　辉　张钱友
出版发行：人民卫生出版社（中继线 010-59780011）
地　　址：北京市朝阳区潘家园南里 19 号
邮　　编：100021
E - mail：pmph @ pmph.com
购书热线：010-59787592　010-59787584　010-65264830
印　　刷：北京华联印刷有限公司
经　　销：新华书店
开　　本：850×1168　1/16　印张：12　插页：1
字　　数：339 千字
版　　次：2019 年 4 月第 1 版　　2024 年 9 月第 2 版
印　　次：2024 年 11 月第 1 次印刷
标准书号：ISBN 978-7-117-36842-1
定　　价：45.00 元
打击盗版举报电话：010-59787491　E-mail：WQ @ pmph.com
质量问题联系电话：010-59787234　E-mail：zhiliang @ pmph.com
数字融合服务电话：4001118166　E-mail：zengzhi @ pmph.com

高等职业教育专科护理类专业教材是由原卫生部教材办公室依据原国家教育委员会"面向21世纪高等教育教学内容和课程体系改革"课题研究成果规划并组织全国高等医药院校专家编写的"面向21世纪课程教材"。本套教材是我国高等职业教育专科护理类专业的第一套规划教材,于1999年出版后,分别于2005年、2012年和2017年进行了修订。

随着《国家职业教育改革实施方案》《关于深化现代职业教育体系建设改革的意见》《关于加快医学教育创新发展的指导意见》等文件的实施,我国卫生健康职业教育迈入高质量发展的新阶段。为更好地发挥教材作为新时代护理类专业技术技能人才培养的重要支撑作用,在全国卫生健康职业教育教学指导委员会指导下,经广泛调研启动了第五轮修订工作。

第五轮修订以习近平新时代中国特色社会主义思想为指导,全面落实党的二十大精神,紧紧围绕立德树人根本任务,以打造"培根铸魂、启智增慧"的精品教材为目标,满足服务健康中国和积极应对人口老龄化国家战略对高素质护理类专业技术技能人才的培养需求。本轮修订重点:

1. 强化全流程管理。履行"尺寸教材、国之大者"职责,成立由行业、院校等参与的第五届教材建设评审委员会,在加强顶层设计的同时,积极协同和发挥多方面力量。严格执行人民卫生出版社关于医学教材修订编写的系列管理规定,加强编写人员资质审核,强化编写人员培训和编写全流程管理。

2. 秉承三基五性。本轮修订秉承医学教材编写的优良传统,以专业教学标准等为依据,基于护理类专业学生需要掌握的基本理论、基本知识和基本技能精选素材,体现思想性、科学性、先进性、启发性和适用性,注重理论与实践相结合,适应"三教"改革的需要。各教材传承白求恩精神、红医精神、伟大抗疫精神等,弘扬"敬佑生命、救死扶伤、甘于奉献、大爱无疆"的崇高精神,契合以人的健康为中心的优质护理服务理念,强调团队合作和个性化服务,注重人文关怀。

3. 顺应数字化转型。进入数字时代,国家大力推进教育数字化转型,探索智慧教育。近年来,医学技术飞速发展,包括电子病历、远程监护、智能医疗设备等的普及,护理在技术、理念、模式等方面发生了显著的变化。本轮修订整合优质数字资源,形成更多可听、可视、可练、可互动的数字资源,通过教学课件、思维导图、线上练习等引导学生主动学习和思考,提升护理类专业师生的数字化技能和数字素养。

第五轮教材全部为新形态教材,探索开发了活页式教材《助产综合实训》,供高等职业教育专科护理类专业选用。

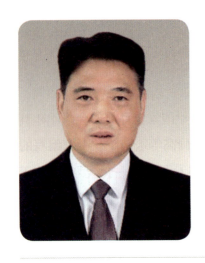

王 辉

医学硕士,教授

现任江苏医药职业学院党委副书记。从事外科临床与教学33年,获江苏省高校教学成果奖2项,主持护理专业国家教学资源库建设项目1项,主编、副主编教材共6部。

选择护理,就是选择责任、选择奉献。健康所系,性命相托。愿同学们坚守初心使命,培育大爱情怀,厚植人文素养,练就精湛医术,在中国式现代化新征程中为守护人民健康作出贡献。

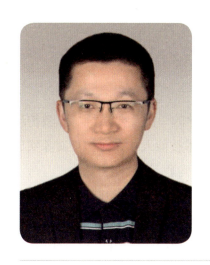

张钱友
医学硕士,副教授

现任长沙卫生职业学院教务处处长。获全国职业院校技能大赛教师教学能力竞赛二等奖,指导学生参加全国职业院校护理技能大赛获一等奖 1 项,二等奖 2 项。发表论文 12 篇,主编教材 6 本,副主编教材 8 本。主持和参与科研课题 18 项,获教学成果奖二等奖和三等奖各 1 项。兼任全国卫生健康职业教育教学指导委员会医学美容技术专业分委会委员、湖南省职业教育建设指导委员会委员。

生命至上,急救无畏。抢救病人需要扎实的专业技能和知识,也需要我们用冷静的情绪和快速的行动捍卫病人的生命健康。愿同学们认真学习急救护理,成为人民生命健康的守护者。

急救护理学是急救医学的重要组成部分，也是护理学的一门重要学科。急救护理是卫生健康职业教育专科层次护理类专业的重要课程。现代护理技术技能人才在对护理对象实施整体护理的同时，必须具有辨识急危重症并参与救治的能力和较强的沟通、协调能力。

《急救护理学（第2版）》作为护理类专业的主干教材，是在上一版基础上修订的。本教材在修订过程中全面落实党的二十大精神进教材的要求，始终围绕高等卫生职业教育护理类专业的人才培养目标，体现护理、助产专业特色。本次修订在内容的选取上力求既体现急救护理的特色，又避免与其他专业交叉重复，突出对急危重症及各种意外灾害的院前紧急救治与护理，急救流程明确、清晰。教材在修订编写过程中，坚持思想性、科学性、先进性、启发性、适用性的原则，去旧增新，整体优化，体现继承与发展。

本教材主要内容包括急救护理的基础知识、基本理论、基本技能以及相关理论和技术方面的国内外新进展，注重理论联系实际，强调实用性，从而打造护理教育的国家级精品教材，服务护理人才的培养。

教材在编写过程中实现立体化建设，形式更加生动，力求形式服务于内容。在纸媒教材的基础上配有数字内容。各章（节）印有二维码，激活图书后师生可通过电脑、手机随时随地进行学习。扫描书上二维码后，可以看到以 PPT、文档、图片、视频等形式展现的学习课件、知识拓展、思路解析、练习题等内容，学生能够随时阅读、测评。教材突出满足高等卫生职业教育护理类学生人才培养需求的特点，满足数字化教育改革的需求，以适应高等卫生职业教育事业信息化、数字化和网络化的步伐。

教学大纲
（参考）

教材在编写过程中，得到了各编者所在单位及有关专家的大力支持和帮助，在此表示诚挚的谢意。教材内容汲取了其他优秀教材的精华，对本书所引用文献资料的编著者深表谢意。

限于编者水平有限，教材中难免存在不足，敬请同行专家和广大师生不吝指教。

王　辉　张钱友

2024 年 10 月

目录

第一章 | 绪 论

ER 1-1
教学课件

ER 1-2
思维导图

学习目标

1. 掌握急救医疗服务体系的概念与构成。
2. 熟悉急救护理学的概念。
3. 了解急救护理学的起源与发展。
4. 具有时间就是生命的急救理念。

第一节 概 述

急诊医学是随现代医学的发展而逐步发展起来的一门新兴学科。20世纪50年代初期，北欧发生了脊髓灰质炎大流行，许多病人因呼吸肌麻痹不能自主呼吸，而将其集中辅以"铁肺"治疗，配合相应的特殊护理技术，效果良好，堪称是世界上最早的用于监护呼吸衰竭病人的"监护病房"。70年代中期，在联邦德国召开的国际红十字会参与的一次医学会议，提出了急救事业国际化、国际互助和标准化的方针，要求急救车配备必要的仪器，国际间统一了紧急呼救电话并交流急救经验等。1979年，国际上正式承认急诊医学是一门独立的医学学科，急救护理学也随之成为了护理学中的一门重要学科。

急救护理学是以挽救病人生命、提高抢救成功率、促进病人康复、降低伤残率、提高生命质量为目的，研究各种急性病、急性创伤、慢性病急性发作病人的院外救护、院内救护的一门新学科，具有专科性、综合性和实践性的特点。目前在全世界范围内已形成了由院外救护和医院急诊科（室）、重症监护病房（intensive care unit，ICU）救治三部分组成的急诊医疗服务体系。

一、急救护理学的起源与发展

急救护理学的起源在许多古代医学文献中已有不少的记载。春秋战国时期的《黄帝内经》和汉代的《神农本草经》是中国古代对急症提出最早和最为突出论述的文献。东汉张仲景的《伤寒杂病论》开创了急诊辨证论治的先河，并创造性地提出应用人工呼吸的方法抢救自缢的病人。祖国丰富的医学遗产，体现了我国医学在急诊理论和急救方法上的独特见解和经验。

现代急救护理学的起源，最早可追溯到19世纪英、法、俄在克里米亚交战时期。弗洛伦斯·南丁格尔率领38名护士前往战地进行现场救护，使战伤的士兵的死亡率从42%下降到2%。她分析指出战伤士兵死亡的主要原因是在战场外感染疾病，以及在战场上受伤后没有适当的护理而加重。这说明了急救护理工作在抢救危重病人中的重要作用。

二、我国急救护理学的发展

20世纪50年代，各医院出现了将急诊病人集中在靠近护士站的病房或急救室进行观察、护理的模式，将外科手术后病人，先送到术后复苏室，清醒后再转入病房。70年代末期，心脏手术的发展推动了心脏术后监护病房的建立，以后相继成立了各专科或综合监护病房。1980 年 10 月卫生部印发《关于加强城市急救工作的意见》的文件，1981 年《中国急救医学》杂志创刊，1983 年卫生部印发《城市医院急诊室（科）建立方案（试行）》，1986 年 11 月颁布了《中华人民共和国急救医疗法》，设立了全国统一医疗急救呼叫号码——120，1987 年 5 月成立了全国急诊学会，北京、上海等地正式成立了急救中心，各医院也先后建立了急诊科和 ICU，我国急诊医学开始正式成为一门新的独立学科，同时也促进了急救护理学的发展。中华护理学会、各省市护理学会及护理教育中心定期举办各类急救护理新理论、新技术和重症监护学习班，组织全国性的急诊、急救和重症监护学术会议。高等医学院校和职业院校的本、专科护理教育开设了急救护理学课程，专业教学标准将急救护理学确定为护理专业的必修课程。

20 世纪 90 年代以后，由院外救护、急诊科（室）、重症监护病房构成的急救医疗服务体系逐步建立健全，全民急救意识和要求普遍提高，社区护理服务和家庭护理的出现促使急救护理学的内容和工作范畴不断发展，急救护理学在急诊服务体系中已经显现出举足轻重的地位。

三、急救护理学的研究范畴

急救护理学是急救医学的重要组成部分，随着急救医学的快速发展，其研究范畴日益扩大，内容更加丰富。急救护理学主要包括以下 5 个方面：

（一）院前急救

院前急救是指急危重症病人进入医院前的医疗救护，包括现场急救和途中监护两大任务。及时有效的院前急救，对于维持病人的生命，防止再损伤、减轻病人的痛苦，为进一步诊治创造条件，提高抢救成功率，减少致残率均有极其重要的意义。

院前急救是一项服务于广大人民群众的公益事业，需要得到政府和社会各界的重视、支持和帮助，尤其是大型灾害事故的医疗救护以及战地救护，需要动员社会各界的力量，有领导、有组织地协调行动，以最小的人力、物力、财力，在最短的时间内争取最大的抢救效果。为了实现非医护人员和专业人员的救护相结合，应大力开展急救知识和初步急救技能训练的普及工作，使在现场的第一目击者能首先给伤（病）员进行必要的初步急救。

（二）急诊科救护

急诊科救护是指急诊科医护人员对急危重症病人实行集中式抢救、监护、留院观察。经急诊科处理后，部分病人治愈出院，部分病人住院继续治疗，部分病人还需收入重症医学科进一步救治与监护。

（三）重症医学科救护

重症医学科救护是指重症医学理论指导下受过专门培训的医护人员在备有先进监护设备和救治设备的重症医学科，接收由急诊科和院内有关科室转来的危重病人，对多种严重疾病或创伤以及继发于各种严重疾病或创伤的复杂并发症病人进行全面监护及治疗护理。

（四）急救医疗服务体系的完善

急救医疗服务体系是将院前急救、急诊科救护、重症医学科的救护联为一体，组成一个具有严密组织和统一指挥系统的完整急救网络体系。研究建立高质量、高效率的急救医疗服务体系，可为病人提供快速、合理、及时的现场处理，使其安全地转送到医院，并在院内进一步得到更有效的救治。

（五）急危重症护理的人才培训和科学研究工作

急危重症护理人员的技术培训工作，是发展我国急救事业的一个重要方面。首先要组织现有护理人员学习急诊医学和急危重症护理学，有条件的城市和地区应有计划地组织急诊医学讲座、急救技术培训等急救专业学习活动，提高急危重症护理人员的专业技术水平。为了适应急诊医学的发展和社会的需要，必须加强急危重症护理科学研究及情报交流工作，使急危重症护理学教学 - 科研 - 实践紧密结合，促进人才培养，提高学术水平。

四、急救护理人员素质要求

急救的成功除了取决于病人病情、伤情的严重程度和抢救及时与否外，还取决于急救人员之间的密切配合与相互尊重。由于急救工作的重要性、急救疾病谱的广泛性和急救学科的复杂性，要求从事急救工作的护理人员不仅要具备比较广泛的相关业务知识和娴熟的技术操作能力，还应具备良好的心理素质、丰富的临床实践经验和较强的应变能力。

（一）思想素质

1. 高尚的医德　对病人要有深切同情心，树立时间就是生命的观念，具有急救意识和应变能力。同时要有团队协作精神，与医生及其他医务人员密切配合，齐心协力抢救病人。工作认真负责，任劳任怨，不怕脏、不怕累、不怕危险，有献身精神，真正做到全心全意为人民服务。

2. 高度的责任心和同情心　急救工作的特征决定了从事急救工作的医护工作者必须具有高度的责任心和同情心，工作中的任何疏忽，都可能带来生命的代价。每个护士都应该认识到急救护理工作的重要性，认识到抢救时机的重要性，要心存仁慈和同情，保持高度的责任心，牢记"健康所系，性命相托"，全心全意为病人服务。

（二）专业素质

1. 有扎实的专业理论知识　急诊科护士应具有扎实的基础理论和专业理论知识，还应尽可能多学习并掌握与急救护理相关知识，不断拓宽知识领域。

2. 有娴熟的护理操作技能　急诊科护士必须掌握各种抢救设备的操作方法，技术精湛，动作娴熟，争分夺秒地抢救病人生命。在某些情况下，医生未到达之前需要护士作出常规预处理，如建立静脉通道、吸氧、吸痰和止血等。

3. 掌握急救技术和设备的使用　掌握抢救仪器及监护设备的性能与使用方法，能正确分析、判断常用的监测数据，在急救过程中能及时、准确、迅速地完成各项急救技术。

4. 较强的沟通和协调能力　护士担负着医生、病人、病人家属之间的联络、协调责任，急诊护士还需要经常与社会和其他临床科室进行联系和协调，因此，具备良好的沟通和协调能力能够有效地开展工作，了解病人的心理状态，提高抢救的成功率。

5. 较强的团队合作精神　通常在急救工作中，急救工作需要有与其他科室人员或有关部门的团结协作精神，故抢救的过程也是合作的过程，只有通过互相合作，才能取得良好效果。

（三）身体和心理素质

急诊护士应保持良好的精神、心理状态和稳定的情绪，处事不乱不惊，应对从容。对病人诚恳正直、热情有礼，掌握沟通的技巧，与病人和家属达到协调的合作关系。始终保持头脑清醒，思维敏捷，有条不紊，善于分析思考问题，能从复杂多变的状态中作出快速准确判断，妥善处理各种问题。此外，由于急诊科工作的特殊性，医患关系的复杂性，要求护士需具备相应的法律意识，既要尊重病人的权利，又要保护自身安全利益。同时，要注意锻炼身体，只有做到身心健康，才能胜任急诊、急救工作的需要。

第二节　急救医疗服务体系

> **案例导入**
>
> 病人，32岁。某日上午下班回家途中，突然体力不支，面部朝下跌倒在马路上，紧急请求路人帮助，3min后有一位路人跑过来帮忙，呼唤无应答，立即拨打急救电话。在病人倒地15min后救护车赶到出事现场，经医护人员检查判定病人已经死亡。

急救医疗服务体系(emergency medical service system,EMSS)是集院前急救、院内急诊科救护、重症医学科救护和院内各专科生命绿色通道为一体的,具有严密组织和统一指挥系统的急救网络系统。建立急救医疗服务体系的目的就是用最短的时间,把最有效的医疗救护服务提供给急危重症病人,既适合平时的急诊医疗工作,也适合大型灾害和意外事故等突发公共卫生事件伤病员的急救。

急救医疗服务体系最早组建于法国,近30年在国际上得到了迅速发展,但由于社会经济发展水平不同,运转模式和投入的力量也不尽相同,世界各国发展不平衡。目前法国、德国、美国、英国、日本等发达国家在总结急救医疗服务经验的基础上,通过建立国家和地方的急救法律法规,不断改进和规范急救体系,以法律的方式对急救医疗机构、急救专业技术人员和对急救医疗服务产生影响的各类社会组织和个人进行规范,逐步建立起了较完善的急救医疗服务体系。

完整的急救医疗服务体系包括完善的通信指挥系统、现场救护、有监测和急救装置的运输工具、高水平的医院急诊服务和强化治疗。该系统的组成部分既有各自的工作职责和任务,又相互密切联系,是一个有严密组织和统一指挥的急救网络。急救医疗服务体系已被实践证明是有效的、先进的,同时它使传统的仅仅在医院里等待病人上门的制度得到根本性的改变。

一、我国急救医疗服务体系的运作

(一)院前急救

1.院前急救运作要素 主要包括通信联络、运输工具、人员组成和物资供应。我国设置了全国统一通信联络号码为120的急救电话,部分城市的主要医疗机构还设立有急救专线电话。目前多数地区的急救运输工具以救护车为主,沿海、林牧区及有条件的城市有急救直升机或快艇。院前急救人员由城市急救医疗单位人员、二级或三级综合医院的各级医务人员和红十字初级卫生人员组成。

2.院前急救中心(站)职责 城市急救中心(站)及各级急救站承担院前医疗急救保障服务。急救中心负责本区域内以及为国际、国内重要会议、重大活动及上级部门指派的其他相关任务提供院前医疗急救保障服务;承担各类突发性事件的现场紧急医疗指挥和救援任务;保持与相关医疗机构的沟通和联系,建立和完善医疗救援的绿色通道,负责制定本地区院前医疗急救工作规范、质量监督控制考核标准及相关管理制度,建立并完善本区域范围内的急救网络,负责急救信息收集、处理和贮存以及急救业务培训和考核、急救知识普及宣传工作。

3.院前急救运作模式 目前我国有多种"院前急救运作模式",基本上可归纳为以下5种:

(1)**独立型模式**:急救中心由院前急救和院内急救两部分构成,如北京市120急救体系。

(2)**院前型模式**:急救网络由急救中心、分中心和急救站组成,急救中心统一指挥调度,配备有专业院前急救医生与护士,如上海院前急救模式。

(3)**依托型模式**:急救中心附属于一家综合医院,如重庆急救医疗中心。

(4)**行政型模式**:由急救指挥中心负责全市急救工作的总调度,医院急诊科作为急救站点负责区域内的院前急救工作,如广州急救模式。

(5)**联动型模式**:消防队、急救中心、交通管理部门和警察调度指挥联动,如苏州急救模式。

(二)院内急救

院内急救是开始医院专业治疗活动的起点,急救医疗服务必须包括院内急救的建设才能够达到最终的急救效果。院内急救包括急诊科、重症医学科以及各专科的绿色通道。

1. 院内急诊科 急诊科是院前急救的延续，是急诊医疗服务体系的第二个重要环节。随着院内院外一体化建设进程的推进，院内与院前沟通机制更加完善，衔接更加通畅。多数城市大型医院设急救专线电话，部分发达地区建立了各急救网络医院与救护车连接系统，有效利用院前急救的信息资源，在病人到达医院之前就做好准备，以缩短急救时间、提高救治水平。

2009 年 5 月卫生部颁发了《急诊科建设与管理指南（试行）》，再一次对急诊科的建设与运作提出新的更高的管理要求，特别强调："具备条件的医院要按照要求，加强对急诊科的建设和管理，不断提高急诊医疗水平。目前条件尚不能达到要求的医疗机构，要加强对急诊科的建设，增加人员，配置设备，改善条件，健全制度，严格管理，逐步建立规范化的急诊科"。该文件促进了各级综合医院急诊科的发展，抢救硬件、通信设备有了一定的规模，配备了专门的急诊医护人员团队，大大提高了急救伤病员的抢救成功率。

2. 重症医学科 ICU 的设立和危重症医学的发展体现了急诊医疗服务体系的整体连续性。20世纪 90 年代中期开始，我国二级以上综合医院逐步设立了初具规模的 ICU，危重病人的抢救水平达到一个新的水平。ICU 由训练有素的专业人员，通过优良的治疗环境和先进的监测设备，对重要器官功能进行紧急或延续性支持治疗，显著提高了急危重症病人的治愈率，降低各种并发症的发生率和死亡率。

3. 各专科生命绿色通道 对于急需进行专科救治的部分伤病员，部分地区的急救中心与辖区内有相应救治能力的医院建立了某类疾病的急救绿色通道，如胸痛中心、脑卒中单元等，医院相关专科医生通过网络技术提前获知病人的病情及部分辅助检查结果，使急性心肌梗死病人最快得到冠状动脉介入手术，缺血性脑卒中病人得到溶栓治疗。

（三）社会及特殊公共场所急救

1. 第一目击者 急救医疗服务体系的主要参与人员包括第一目击者和院前及院内急救医护人员。对公众广泛普及医疗卫生救援知识，提高公众自救及互救能力，目击者参与实施初级急救，并能正确进行呼救。

2. 群众性救助网络 《国家突发公共事件医疗卫生救援应急预案》对各部门、单位的联合行动提出相关规定："各部门、企事业单位、社会团体要加强对所属人员的宣传教育，在广泛普及医疗卫生救援知识的基础上逐步组建以公安干警、企事业单位安全员和卫生员为骨干的群众性救助网络组。"

3. 特殊公共场所 各行业的法规中对特殊公共场所要求建立紧急救援机制，设立医务室，并配备专（兼）职医务人员；或者对所属人员进行急救培训，学习必要的急救知识和技能；配备应对防范装备和医疗急救用品。

二、急救医疗服务体系的管理

健全、规范、完善的急救医疗服务体系管理是提高急诊、急救工作的前提和保障。急救医疗服务体系的管理主要表现在以下六个方面：

1. 建立院前急救通信网络 我国目前院外急救机构统一使用的急救电话是 120，建立救护车派遣中心和急救呼叫专线电话，利用通信卫星或无线电通信系统进行联系，使急诊通信半径能满足急救医疗服务体系半径的需要。

2. 改善院外急救运输工具 院外急救运输工具目前仍然以救护车为主，救护车的装备水平现在已成为衡量一个地区的急救水平的标志。目前在沿海东部发达地区已根据需要发展急救直升机。输送病人的交通工具应由国家统一规定标准。

3. 组成现场救护人员和保障物资供应 现场救护人员应是现场的第一目击者、城市急救医疗单位人员、二级或三级综合医院的各级医务人员和红十字会具有初级资格的卫生专业技术人员。调集的医务人员应具有较丰富的临床经验和较强的应急能力，急救操作熟练，基本功过硬，具有独立操作能力。卫生行政部门对救护车、通信设施、急救医疗的器械、仪器设备和药品、相应的物资要统一要求，实行规范化管理。

4. 组织现场救援行动与转运 现场急救时，对于大批伤员应遵循现场急救的原则，在现场负责人的指挥下，根据伤情，按死亡、危重、较重、较轻进行分类，并以不同颜色的分类卡别于伤员胸前，给予不同的处理。

5. 开展社会急救工作 利用报刊、电视、电台、宣传栏、讲座等手段，积极普及急救知识，提高全民的急救意识及现场急救知识、基本急救技术操作，如心肺复苏、止血包扎、骨折固定、搬运等简单处理方法。

6. 加强医院急诊科(室)建设，提高应急能力 医院急诊科(室)应有独立的"小区"，要有专门的医护人员编制，一定规模的装备，有对内、对外的通信联络设施。加强急诊科(室)的业务管理，首先要提高急诊科医护人员的急救意识和身体素质，建立健全急诊科(室)的各项规章制度，推行急诊工作标准化管理，完善急诊科(室)的硬件设施。

三、急救医疗服务体系的发展趋势

急救医疗服务是医学服务的重要组成部分且具有一定的特殊性，急、危、重伤病的发生时间、地点和人员具有很大的随机性，同时，急救具有明显的社会性，受各种社会因素的影响。随着我国社会经济的发展，对急救医疗服务的目的、内容、范围不断提出新的要求。近十年来，我国急救医疗服务体系建设得到了很大发展，但因我国总体起步晚、经济发展不平衡等原因，与西方相对完善的急救医疗体系相比还有比较大的差距，进一步充实完善急救医疗服务系统仍是我国急诊医学发展的重要方向。

(一)国际化

全球"一体化"是医学救援发展的总趋势，是以常态下的急救医疗体系为基础的。我们的急救医疗体系建设应吸收国际上发达国家的先进理念、管理方法和专业技术，进一步与国际接轨，全面加强对外交流与合作，逐步融入国际急救的大行列之中。

(二)规范化

法制健全、标准统一是急救医疗服务系统规范化发展的保障。目前急救医疗服务系统建设最迫切的就是法规与制度建设，急救法规需要从系统的角度出发，在平衡急救要素的基础上，提出系统的解决方案。各级急救机构的权利义务，急救专业人员资质准入、行为规范、培训要求等均应上升到法律法规层面，强制执行，保障急救医疗体系健康长久发展。标准化是急救医疗服务体系建设至关重要的问题，是统领各种软硬件的根本纲领。我国目前院前急救的标准化问题亟待解决。

(三)职业化

急诊医学作为一门独立的学科，需要建立一支专业队伍从事医疗救治、科学研究及专业培训工作，包括指挥调度员、院前、院内、红十字会等各级各类专业人员。我国还存在急救人才队伍不稳定、急救从业者的人力不足等问题。借鉴欧美急救人才培养模式，实行专业急救人员的职业化是一条根本出路。

(四)立体化

目前我国急救是以陆路救护车为主的单一救援方式，医学救援必须是立体化的，未来方向必然会是水、陆、空三位一体的专业救援模式。我国每年汛期洪涝灾害频发，空中急救在常态下和重大灾害抢救上的作用是不可低估的，开展江河湖海的水上救援与运输也是立体救援不可或缺的组成部分。

生命至上、分秒必争

新疆哈密市直升机跨越天山运送危重病人

新疆哈密市某工厂一名工人突发脑卒中，意识模糊，情况危急。当地卫生院抢救后认为需要立即将病人送往哈密市伊州区进一步救治，迅速启动应急预案，派出应急管理救援直升机运送病人，急救人员和公安、城市执法等部门通力合作，上演了一场生死时速，仅在1h内就翻越了天山（平时需要3h），将病人和家属及时送往指定地点。在病人被转运至哈密市中心医院后，第一时间组织心内科、呼吸科、神经外科等多位专家进行会诊和抢救，使病人的生命得到及时挽救。这是一个真实发生的应急管理等多部门联动救人的故事，从中应领悟到人民至上的情怀、生命至上的理念，并树立时间就是生命的急救意识。

（王　辉）

思考题

1. 简述急救医疗服务体系。
2. 简述急救医疗服务体系的主要构成部分。
3. 病人，男性，35岁，在某小区修理供电箱，由于未按规定操作，导致意外触电，现场群众发现后立即断开电源，并将病人移到空旷地，呼之无反应，面色苍白。请问如何启动急救医疗服务体系？

ER 1-3

练习题

第二章 | 院前急救

教学课件

思维导图

学习目标

1. 掌握院前现场救护的程序和呼吸道异物梗阻的救治要点。
2. 熟悉院前救护的特点及原则。
3. 了解院前救护的"生存链"。
4. 具有急救意识，能使用常用的急救仪器、设备指导现场人员实施自救。
5. 能开展危重急症院前救护的宣传教育工作。

案例导入

张某，75岁，家在市区，与家人同住，既往身体健康。晨起突发右侧肢体活动无力，活动受限。立即呼叫家人，家人立即拨打急救电话。

问题：

救护中心应如何进行救治？

第一节 概　述

院前救护是对发生在医院之外，正在或将要危及生命的急危重症、严重创伤和各种意外的抢救，使伤病员迅速脱离危险或延长生命的医疗过程。院前救护需要得到政府和社会各界的重视、支持和帮助，尤其是大型灾害事故的医疗救护以及战地救护，需要社会各界的支持，有领导、有组织地协调行动，以最少的人力、物力、财力，在最短的时间内争取达到最好的抢救效果。为了实现非医务人员和专业医务人员的救护相结合，应大力开展救护知识和初步救护技能训练的普及工作，使现场的第一目击者能对伤病员进行初步的紧急救护。

院前救护与院内救护的不同点：

1. 院前救护到达现场的医疗救护资源有限。
2. 院前救护的现场或途中救护的医疗环境比较差。
3. 院前救护诊断抢救的时间有限。
4. 院前救护伤病员常常病情危重，且难以鉴别。
院前急救流程见图2-1。

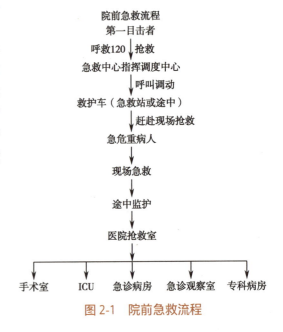

图 2-1　院前急救流程

一、院前救护的特点和原则

1. 院前救护的特点　院前救护较院内救护情况更复杂，无论在时间、地点、环境方面，还是伤病员在医疗服务要求等方面有很多不同，形成了具有突发性、复杂性、紧迫性、艰难性、灵活性等特点。

（1）**突发性**：院前救护一般是突发事件，随机性强，往往使人措手不及。因此，普及和提高广大公民的救护知识和技能，是非常重要的一项工作。

（2）**复杂性**：呼救人员多为急危重症伤病员，且涉及多科疾病，病情复杂。救护人员应以抢救生命、对症治疗为主。

（3）**紧迫性**：院前救护的紧迫性不但体现在伤病员病情急、时间紧迫，而且伤病员及家属都存在焦虑和恐惧情绪。因此，救护人员应常备不懈，充分体现"时间就是生命"的紧迫性。

（4）**艰难性**：院前救护的现场复杂，大多环境较差。因此，护理人员要熟练掌握救护知识与操作技能，以适应较差环境下的救护工作。

（5）**灵活性**：院前救护所在环境一般无齐备的抢救器材和药品，故在抢救现场应机动灵活的寻找替代用品，就地取材，为伤病员争取更好的抢救时机。

> **知识拓展**
>
> ### 现场急救的常见替代物品
>
> 各种急性病症的发生，很难预料。就是平时准备了家庭急救箱，但也不能把它随身带到发生事故的现场，下面介绍几种常见急救用品的代用法：
>
> (1) 长筒袜：无论是穿在身上的还是未使用过的，均可在应急处理时作绷带用。
>
> (2) 领带：骨折时可以作固定夹板用或作止血带用。
>
> (3) 浴巾：上肢骨折时可作三角巾用。
>
> (4) 手帕：用电熨斗充分熨烫后可作消毒纱布用。
>
> (5) 毛巾：出血时可用作止血，也可作冷湿敷用。
>
> (6) 杂志、尺子、厚包装纸、手杖：能在骨折时作夹板用，最好再用毛巾等布类衬垫，使患部得到充分固定。

---

2. 院前救护的原则　院前救护大多没有充分的时间和条件作出鉴别诊断，因此必须遵循对症治疗的原则。

（1）**先复苏后固定**：遇到有心搏骤停伴有骨折的伤病员时，应先进行胸外心脏按压和开放气道，待心跳、呼吸恢复后再进行骨折固定。

（2）**先止血后包扎**：遇到大出血并伴有伤口者，应立即止血，再对伤口进行处理。

（3）**先重伤后轻伤**：遇到危重的和较轻的伤病员时，应先抢救危重伤病员，再抢救病情较轻伤病员。

（4）**先救治后运送**：遇到需要救护的伤病员，应先救治后运送，不要先送后救，以免耽误宝贵的救治时机，并注意在转运伤病员的途中，不要停止救护措施。

（5）**救护与呼救并重**：遇有成批的伤病员时，要注意救护与呼救同时进行，特别是有多人在现场的情况下，要紧张有序地开展工作，分工明确。

二、院前救护的任务

1. 对平时呼救伤病员的院前救护　为主要的经常性任务。呼救伤病员一般分为两种类型：一类为短时间内有生命危险的伤病员,称为危重伤病员或急救伤病员,如心室颤动、休克、心肌梗死等。对此类伤病员必须进行现场急救,以挽救生命或维持其生命体征。另一类为病情紧急,但短时间内尚无生命危险的伤病员,如发热、骨折、急腹症、重症哮喘等伤病员。此类伤病员现场处理的目的在于稳定病情、减轻转运途中的痛苦和避免并发症的发生。

2. 大型灾害或战争中的院前救护 在大型灾害、战争或严重事故发生时,由于伤病员多、病情重,情况复杂,除了应做好医疗急救外,还应与其他救灾人员如消防、公安和交通等部门密切配合,同时也要注意自身的安全。结合现场实际情况认真执行有关抢救预案,负责伤病员的现场救护和分类,根据不同情况,做到合理分流和安全转运。

3. 特殊任务的救护值班 主要是指在当地举办大型集会、重要会议、体育活动或重要外宾来访等特殊情况下进行救护值班。

4. 通信网络中的枢纽任务 院前救护的通信网络在整个急救过程中不但承担着急救信息的接收任务,而且还要承担着传递信息、指挥调度及与上级领导、救灾急救指挥中心、急救现场、救护车、医院急诊科的联络,起到承上启下、沟通信息的枢纽作用。

5. 普及急救知识 急救知识的普及教育可提高急救服务的成功率。对公众开展普及急救知识的教育,提高全民的急救意识,增强自我保护的能力,减少一切可能发生的伤害,掌握自救和互救技能,使他们成为能开展院前救护的"第一目击者"。因此,院前急救机构有义务通过面授、网络、广播、电视、报刊等方式对公众进行急救知识和技能的普及,提高全民自救、互救水平。

三、院前救护服务系统与管理

(一)院前救护服务系统

救护中心(站)的设置应根据区域的地理位置、经济状况、医疗条件、交通现状、急诊需求、人口密集程度等多种因素进行综合考虑,合理布局。

1. 地点 救护中心(站)应设立在区域的中心地带或人口密集区,要求车辆出入方便,尽量靠近大型综合医院、市区,服务半径一般为 3~5km,郊区、县为 10~15km。

2. 建筑设施及规模 救护中心建筑面积应 > 1 600m²,救护站的面积应 > 400m²,具备通信、运输、行政办公和救护医疗场地。救护中心要设一定数量的救护分站,布局合理,与医院建立密切联系,形成一定的救护网络。

3. 数量 拥有 30 万以上人口的地区,应建有 1 个院前救护中心(站),并使用 120 急救电话。

4. 设备的配备 救护中心(站)应配备一定数量的救护车,同时还应配置现场救护和途中救护最基本的医疗设备和药物,如心电监护仪、除颤器、心电图机、供氧装置、气管内插管器械、简易呼吸器、便携式呼吸机、吸引器、建立静脉通路的所用物品等。

5. 反应时间 是指救护中心在接到呼救电话至救护车到达现场所需要的时间,是评价救护中心(站)院前救护服务质量的重要指标之一,一般要求在接到救护指令后,救护车必须在 3min 内开出,在市区 10km 以内,救护车到达现场的时间为 10~15min。

(二)院前救护的管理

院前救护作为急诊医学的重要组成部分,能明显降低突发伤病员的伤死率和病死率。其水平反映了一个国家的组织管理、医疗水平及公共福利的综合能力。院前救护服务系统主要作用包括以下 3 个方面:

1. 具备良好的系统通信网络 通信是院前救护的第一环节,通信管理目标是建立并健全现代化救护通信网络,确保在任何时间、任何地点救护通信畅通无阻,时刻保持救护通信系统的灵活有效,具体表现在救护电话接收通畅、自动显示呼救方式和救护车的动态变化、自动记录呼救时间同步录音、救护资料储存等。

2. 装备齐全的运输工具

（1）救护车不仅是运输伤病员的工具，也是抢救伤病员的"流动急诊室"。

（2）目前我国救护车是主要的运输工具，其车辆的完好状态是快速救护的重要保障。

（3）救护车分四种类型

1）普通型：设备简单只有供氧装置和救护箱，内有血压计、注射器、输液器、少量药物和外伤止血包扎器材。

2）监护型：普通车设备，外加除颤器、监护仪、起搏器、人工呼吸机等。

3）专科型救护车：配有某专科（如胸外科、脑外科、儿科等）特需的抢救和监护设备，能对专科危重伤病员进行有效的抢救。

4）指挥型救护车：配有通信、照明和扩音设备，以指挥为主要功能。

3. 配备较高水平的专业救护人员 院前救护随车人员和救护人员的自身素质和专业的技术水平，决定了伤病员抢救的成功率。只有加强救护队伍的培训和建设，熟练掌握各项救护技术，达到及时有效的院前救护，对于维持伤病员的生命、防止再损伤、减轻痛苦、提高抢救成功率，减少致残率，具有极其重要的意义。

四、常见突发事件的应急预案

院前救护医务人员所服务的伤病员病情危重、复杂，能够使用的时间短，携带到达现场的抢救设备和药品有限，在救护医疗的过程中难免会出现这样的或那样的问题。另外，由于医务人员本身的素质和救护中心的管理问题，也会存在一些隐患：包括出诊前、现场救护、转运途中、运输和护理文书等方面。

（一）出诊前的突发事件

1. 呼救电话接听不详 大部分的救护中心都按国家要求开通120急救电话，家喻户晓。如调度员接听电话时，对发生地点、伤病员病情、对方联系方式未询问清楚，就会造成救护车空跑或延时达到现场，延误了伤病员的抢救。

2. 出诊速度缓慢 院前救护面对的是急诊伤病员，时间就是生命，少数救护人员急诊抢救意识不强，出诊慢，未在预定时间到达。

3. 出诊抢救物品不齐全 出诊前估计失误，出现抢救物品、仪器少带或未带，导致抢救效果不理想，甚至因抢救不及时造成伤病员死亡。

（二）现场救护的突发事件

1. 医务人员责任心不强 院前呼救伤病员的病情都比较重，伤病员和家属心情紧张、焦急。如果医务人员责任心不强，对伤病员检查抢救不得力，就会引起伤病员和家属的不满。

2. 救护人员抢救技术欠熟练 救护技术掌握不熟练，或不能正确运用抢救器械，均会因操作时间过长而影响病情和预后而导致纠纷，直接影响院前救护的医疗护理质量。

3. 知情同意落实不够 在转运过程中未向伤病员及家属交代途中可能出现的危险。如窒息、休克、呼吸停止、心脏停搏等，造成伤病员及家属的不满，引发医疗纠纷。

（三）转运途中的突发事件

1. 搬运困难延误抢救 出诊一般有1名医生和1名护士，由于医生和护士体力单薄，出诊现场复杂，或是高楼或是地下通道等，搬运伤病员十分困难，误了抢救时间。

2. 途中观察病情不仔细 伤病员在转运途中，救护人员未随时观察抢救措施进展情况及伤病员病情变化。

（四）运输中的突发事件

1. 救护车保养不到位 救护车出现故障或油量不足，在转运途中因维修、加油，延长转运时间而耽误对伤病员的进一步抢救。

2. 救护车驾驶员技术欠娴熟 驾驶员技术欠娴熟或睡眠不足,精神欠佳,影响正常安全行驶。

(五)院前医疗文件书写的突发事件

1. 时间记录不准确 出诊、到达现场、抢救转送、回院时间记录不准确,或医生和护士记录时间不一致,有时因忙于抢救未记录时间。

2. 抢救措施记录不完整 院前救护在紧急情况下常常执行口头医嘱,不及时补记,造成抢救措施记录不全。

(六)突发事件的防范措施

随着院前救护事业的发展,院前救护工作由救护运输型向救护医疗型转变,专业性越来越强。因此,分析院前救护的常见突发事件,采取对策,制定防范措施,预防院前救护事故、纠纷的发生,提高院前救护的医疗质量有重要的意义。

1. 提高业务素质 增强救护人员的救护意识,提高院前救护人员业务水平。按照专业特点,按照业务层次,因人施教。定期对救护人员进行心肺复苏、中毒的抢救、气管插管、人工呼吸、心电监护、复合外伤处理的培训、演练及考核,以提高救护队伍的应急能力。

2. 加强规范化管理 救护中心应加强规范化建设,救护包括救护通信、救护运输、救护医疗等一整套工作流程及操作规范。

(1)**规范接线调度**:120急救电话是生命线工程,调度员必须熟练掌握本市的地理交通,才能在指令中简洁、明确地表达现场位置及地址,地址的准确性必然缩短出诊时间,合理地调配救护资源。受理呼救电话时要求在短时间内问清伤病员的人数、病情、联系方式,针对病情备齐抢救物品和仪器。

(2)**确保院前救护人力的保障**:在排班中要让具有丰富的院前救护经验的医生与护士共同组成救护小组,使伤病员得到及时救治。

(3)**健全医疗救护网络**:建立健全医疗救护网络,缩短院前救护的医疗服务半径、缩短反应时间,救护人员接到报警后5~10min赶到现场,争取宝贵的时间。

(4)**建立联系协调机制**:在出诊过程中及时与120急救指挥中心和对方联系,通过救护车车载卫星定位将途中发生的意外情况,如交通阻塞、车辆故障及时汇报,以便协调解决。

(5)**强化救护车辆的运行管理**:加强驾驶员的安全和救护意识教育,增强责任感,提高遵守操作规定和交通规则的自觉性,建立救护车维护修理的管理制度,密切配合抢救,确保安全、快速地将伤病员转运到医院。

(6)**增强法律和维权意识**:定期组织救护人员学习相关法律知识,增加救护人员法律意识及维权意识。

(7)**提高护理书写质量**:在抢救过程中要及时、认真、正确地记录时间及用药,采取正确的护理措施,详细记录病情变化,保证无遗漏、无涂改,确保护理记录书写质量,快速安全将伤病员送至相应的医院。

第二节　现场救护程序

救护人员到达现场后,应向伤病员或目击者简单询问病史及发病过程,迅速、果断地对伤病员作出准确的评估后采取必要的救护措施支持生命,然后将其安全转运。

一、现场评估与呼救

1. 评估生命体征

(1)**判断意识**:观察伤病员意识状态,瞳孔大小、对光反射、是否散大固定。

（2）观察有无呼吸以及呼吸节律、频率、深浅度，是否有特殊气味。检查呼吸道是否通畅。

（3）触摸桡动脉及全身大动脉搏动是否存在，听诊心音，判断是否有心律失常，测量血压，了解全身循环情况。

（4）测量体温，可用体温计测量或直接用手触摸，了解伤病员体表温度。

2. 全身检查

（1）**头颈部**：仔细触摸头颈部，判断是否有颅骨骨折、颈椎骨折、皮肤裂伤。检查耳、鼻、眼、口腔是否有出血或其他液体流出，是否有异物。观察面部、口唇、耳垂皮肤颜色是否发绀。检查颈部抵抗力增强或下减弱，棘突有无压痛。

（2）**胸腹背部**：观察胸腹背部是否有损伤或骨折，胸廓是否对称，听诊肺部呼吸音，考虑有无出血、气胸存在。外伤伤病员注意有无内脏损伤，必要时行胸部穿刺或腹部穿刺。观察疼痛的性质，有无放射性疼痛，有无腹肌紧张等急腹症症状。检查脊柱是否有骨折，应避免盲目搬动伤病员，以免造成继发损伤。检查骨盆及尿道、外阴部有无损伤。

（3）**四肢**：观察四肢皮肤颜色、温度、末梢循环情况，有无出血点。检查有无畸形、疼痛、肿胀、关节活动情况。检查四肢肌张力情况，是否存在偏瘫或四肢瘫。

（4）**其他**：女性伤病员应注意有无阴道流血。

二、现场救护的组织与管理

在现场医疗救护中，应作出初步病情判断。尤其是重大灾难救护时，应依据伤病员的情况，按轻度、中度、重度、死亡分类，分别以"绿色、黄色、红色、黑色"作出标志，置于伤病员的左胸部或其他明显部位，便于医护人员辨认并采取相应措施。

1. 危重伤　危重伤是指危及伤病员生命，需要立即救护，并需要专人护送、严密观察、迅速送往医院救治。伤情范围包括各种原因引起的窒息、昏迷、休克、大出血、溺水、电击、中毒以及头、颈、胸、腹的严重损伤等危及生命者。

2. 中、重度伤　中、重度伤是指暂不危及生命，可在现场处理后由专人观察，并运送到医院进一步救治的伤情。伤情范围包括头部、胸部、颈部、腹部损伤及两处以上肢体骨折、肢体断离、大出血、骨盆骨折、大面积烧伤、软组织伤等。

3. 轻伤　轻伤是指伤情较轻，能行走或仅有 1 处软组织挫伤的伤情，如皮肤割裂伤、擦伤、小面积烧伤、关节脱位或 1 处肢体骨折者。

4. 死亡　死亡是指呼吸、心跳停止，各种反射均消失，瞳孔散大者。

三、现场救护技术

现场救护作出初步判断后，护理人员应遵医嘱，配合医生对伤病员实施救护措施。主要是给予伤病员安全舒适的体位，保持呼吸道通畅，有效的氧疗，维持循环功能，建立有效的静脉通路，观察和维持生命体征，实施基础生命支持（basic life support，BLS）和高级生命支持（advanced cardiac life support，ACLS），如人工呼吸、胸外心脏按压、心脏电除颤、心电监护、气管内插管、止血、固定等措施。

1. 协助伤病员取合适的体位　对意识丧失者，应将头偏向一侧，防止舌后坠或呕吐物等阻塞呼吸道引起窒息。对需行心肺复苏者，在其身体下垫上硬板，并开放呼吸道，应取去枕平卧位，头向后仰，上提下颌，以利于人工呼吸。对一般伤病员，根据病情取舒适体位，如屈膝侧卧位、半卧位等。

2. 保持呼吸道通畅，维持呼吸功能　注意清除伤病员口腔、咽喉和气管内的异物及痰液等。昏迷者要防止舌后坠，用口咽管通气或用舌钳牵出固定，缺氧者给予有效的氧气吸入。对呼吸停止者，迅速开放呼吸道，进行人工呼吸，如气管内插管、应用简易人工呼吸器、环甲膜穿刺等。开放性气胸者，应立即封闭创口。张力性气胸的伤病员，立即穿刺排气。对胸腔内积血、积液者，进行胸腔闭式引流。

3.维持循环功能 包括高血压急症、心力衰竭、冠心病、急性心肌梗死的处理和各种休克的处理，严重心律失常的药物治疗、心电监测、心脏电除颤和心脏起搏及胸外心脏按压术等。

4.迅速建立静脉通道 建立有效的静脉通道，维持有效循环血量和保证治疗药物及时进入体内。危重症伤病员需建立两路静脉通路，静脉输液最好选用留置针，保证输液快速、通畅地进行。疑有骨盆骨折、腹部内脏出血损伤时不能从下肢静脉输液，不能在受伤肢体远端输液。

5.创伤的处理 对各种创伤可采取针对性的止血、包扎和固定措施。

6.脑复苏 实施基础生命支持时即开始注意脑复苏，及早头部降温，以提高脑细胞对缺氧的耐受性，保护血脑屏障，减轻脑水肿，降低颅内压，减少脑细胞的损害等。可采用冷敷、冰帽、酒精擦浴等降温措施。

7.心理护理 突遇意外，伤病员往往没有心理准备，可出现各种心理反应，如焦虑、恐惧、抑郁等，此时护理人员应保持镇静，并以娴熟的救护技术对伤病员实施救护，同时应关心、安慰伤病员。另外，对伤病员家属应客观地介绍病情，以取得其理解和合作。

四、转运与途中监护

1.转运前救护准备

（1）**转运前准备**：救护护士应检查救护车上的救护药品、器械和设备，针对病情做好充分的准备，确保转运途中能正常使用。

（2）**通报病情**：救护人员应向伤病员及家属做好转运解释工作，说明病情及转运途中可能出现的危险，取得伤病员及家属的理解和配合。

（3）通信联络与救护中心（站）或医院取得联系，并通报伤病员的伤情，以利于医院做好接收伤病员的准备。

（4）**病情评估**：转运前必须再次测量伤病员各项生命体征。

2.搬运技巧 伤病员搬运工作应在原地进行抢救及止血、包扎、固定伤肢后进行。搬运重伤病员时，动作要轻柔。遇颈椎、腰椎损伤病员必须 3 人以上同时搬运，保持脊柱的轴线水平，以防受伤的脊柱发生错位继发脊髓损伤导致伤病员截瘫。常见的搬运方法有：

（1）**四人搬抬法**：每人将双手平放后分别伸入到伤病员的头、胸、臀和下肢下面，使伤病员身体保持在同一水平直线。一人负责其头部稳定，一人负责搬抬胸背部，一人负责腰及骨盆，一人负责下肢搬抬。准备好后，喊"一、二、三"；同时将伤病员轻轻搬起，保持脊柱轴线水平稳定，然后平稳地把伤病员搬运到担架上。

（2）**侧翻搬抬法**：伤病员侧卧，将担架正面紧贴伤病员背部，由 2~3 人同时将伤病员连同担架侧翻，使伤病员置于担架上。

3.转运途中的护理

（1）**体位**：根据病情选择安全舒适的体位。如一般伤病员在担架上取平卧位；昏迷、恶心、呕吐的伤病员取侧卧位，以防呕吐物误吸引起窒息。颅脑损伤者则应垫高头部，并用沙袋固定头部以减少震动和损伤。对气胸和腹部损伤的伤病员可用被褥或大衣垫成半卧位，对高位截瘫伤病员，应取平卧位，同时注意保持头颈部的稳定。若使用飞机转运休克伤病员，因其血容量少，血压低，头部应朝机尾，以免飞行过程中引起脑缺血。

（2）**心电监护**：应用监护仪对伤病员进行持续的心电监护时，应注意心电示波的图形，各心电波形间隔是否相等，频率多少，有无期前收缩，是否存在心肌供血不足或严重心律失常，护理人员对常见的心律失常要有识别能力，并及时报告医师。对特殊病例，必要时使用遥测心电监护装置，向接收医院求救。

（3）**给氧或机械通气**：对应用鼻导管给氧或面罩给氧的伤病员，应保持气道通畅，确保伤病员得到氧疗，如及时清除伤病员口腔内的分泌物，防止误吸。自主呼吸极其微弱者，可应用面罩给氧或使用机械通气。如伤病员呼吸停止或自主呼吸无效行气管插管，护理人员要注意插管位置的固定。对接受氧疗的伤病员，护士要密切观察，如呼吸频率及幅度的改变，口唇、指趾甲及其他部位的末梢循环是否良好，并及时记录。

（4）**保持各管道的畅通**：护送带有输液管、气管插管及其他引流管的伤病员时，护理人员应注意保持各管道的畅通，防止脱出、移位、扭曲、受压和阻塞等，转运途中由专人观察、保护。特别是有效的静脉通道，是对重症伤病员进行高级生命支持救护的主要护理措施。在转运途中，常因搬动使穿刺针头位置移动，造成外渗。故在转运途中，应注意保持穿刺点的固定。

（5）**其他**：对于使用止血带的伤病员，要特别注意定时松解（30~60min 松解 1 次，每次持续 2~3min），松解止血带时要用力按住出血的伤口，以防发生大出血并及时准确记录使用止血带及松解止血带的时间。使用担架转运工具时遇恶劣天气，必须注意保护伤病员，担架上应备有防雨、防暑、防寒用物，如雨布、棉被、热水袋等。若转运路途较远，护理人员应注意预防压疮的发生，定时为伤病员翻身或调整体位。

现场救护的"生存链"

现场救护的"生存链"是近十几年来在国际上出现的一个重要的救护专用名词。美国心脏协会于 1992 年 10 月在《美国医学杂志》上正式使用"生存链"一词（彩图 2-2）。它是针对现代社区、生活模式而提出的以现场"第一目击者"为开始，直至专业救护人员到达进行抢救的一个系列而组成的"链"。急救专家认为不仅要改善整个救援医疗服务系统（EMS），还要大力培训公众成为"第一目击者"，这样对提高心脏病急症猝死伤病员、严重的意外伤害伤病员的生存率大有益处。"生存链"普及、实施得越广泛，危急伤病员获救的成功率越高。

"生存链"有五个互相联系的环节序列，对猝死病人抢救应争分夺秒。

（1）早期通路——第一环节：这个环节中包括对伤病员发病时最初的症状进行识别，鼓励伤病员自己意识到危急情况，呼叫当地救护系统，给 EMS 或社区医疗机构拨打电话。

（2）早期心肺复苏——第二环节：是伤病员呼吸、心搏骤停后立即进行心肺复苏，最为有效。几乎所有的临床研究都表明，"第一目击者"（家人、行人等）若具有心肺复苏的技能并能立即实施，对伤病员的生存起着积极重要的作用，也是在专业救护人员到达现场进行心脏电除颤、高级生命支持前，伤病员所能获得的最好的救护措施。

（3）早期心脏电除颤——第三环节：是最容易促进生存的环节。2015 年美国心脏学会《心肺复苏与心血管急救指南》指出心脏病高发区均应学习、装备、认证使用自动体外除颤器。

（4）基础及高级救护医疗服务——第四环节：对于任何一个心搏骤停的伤病员，抢救的基本内容都是心肺复苏。

（5）早期高级生命支持——第五环节。

为使五个环节得以落实，应完善城镇、社区的救护网络，提供充足的救护车、装备以及对公众救护知识技能的培训普及。只有做到救护社会化、结构网络化、抢救现场化、知识普及化才能使"生存链"发挥重要作用。

现场救护的"生存链"

第三节 呼吸道异物梗阻

案例导入

患儿，女，5岁。进食时哭闹，突然用手呈V形挤捏自己的颈部。伴有咳嗽、明显的呼吸困难和鸡鸣样的哮鸣音。口唇和面色出现发绀，患儿意识尚清楚。体格检查：T 36.3℃，P 100次/min，R 13次/min，BP 95/70mmHg，无大小便失禁。

问题：

1. 患儿可能发生了什么情况？
2. 护士应立即采取何种抢救措施？

一、病因与发病机制

呼吸道异物梗阻（foreign body airway obstruction，FBAO）是指异物不慎被吸入喉、气管、支气管后产生的一系列呼吸道症状，多发生于小儿和老年人。病情严重程度取决于异物的性质和气道阻塞的程度，重者可造成窒息甚至死亡。因发病突然，病情危急，现场抢救以徒手抢救法为主，抢救的时间、方法正确与否是挽救病人生命的关键。造成呼吸道异物梗阻的主要原因有三点，其中最主要的原因是误吸。

1. 各种原因造成的误吸 儿童含物玩耍或进食时运动、受惊、欢笑或哭闹；幼儿磨牙未萌出，咀嚼功能不完善，喉保护功能欠健全；患有哮喘、肺炎等呼吸道疾病的小儿进食时因咳喘后紧接的反射性深吸气；老年人咽反射迟钝；成人通常在进食时发生。肉类食物是造成FBAO最常见的原因。

2. 医源性异物 例如口腔、咽喉部手术时脱落的牙齿、切落的组织、折断的医疗器械，鼻腔异物后滑。

3. 其他 全麻或昏迷病人吞咽功能不全，咳嗽反射减弱；异物由气管切开病人的气管套管处落入。

二、病情评估

（一）健康史

多数人有明确的异物吸入史。

（二）身体状况

呼吸道异物梗阻最常见的临床表现是急性吸气性呼吸困难、咳嗽和喉喘鸣。吸入不同种类异物可出现不同症状，金属异物对局部刺激较小，若不发生梗阻，可存留于支气管中数月并可能无症状；植物性异物（如花生、豆类）对黏膜刺激较大，常出现高热、咳嗽，咳脓痰等急性支气管炎症状。

1. 按呼吸道阻塞的进程时间分类

（1）**异物吸入期**：病人表现为突然出现剧烈咳嗽、憋气，如较大异物或卡在声门处可引起窒息。

（2）**阻塞期**：当异物进入支气管后，病人的表现以咳嗽为主并可出现哮鸣音。

（3）**炎症期**：当发生阻塞性肺炎时，可出现发热、白细胞计数增多等感染表现，听诊可闻及一侧呼吸音降低甚至消失；X线显示可出现一侧肺不张或阻塞性肺气肿。

2. 按呼吸道阻塞程度分类

（1）**呼吸道不完全阻塞**：病人张口瞪目，有咳嗽、喘气或咳嗽微弱无力、呼吸困难、烦躁不安；面色、皮肤、指甲和口腔黏膜呈青紫。

（2）**呼吸道完全阻塞**：病人面色晦暗、青紫，不能说话及呼吸，很快意识丧失，呼吸停止，如不紧急解除窒息，将迅速导致死亡。

呼吸道阻塞引起窒息的严重程度分级：

Ⅰ度：安静时无呼吸困难，当活动时出现轻度的呼吸困难，可有轻度的吸气性喉喘鸣及胸廓周围软组织凹陷。

Ⅱ度：安静时有轻度呼吸困难，吸气性喉喘鸣及胸廓周围软组织凹陷，活动时加重但不影响睡眠和进食，无烦躁不安等缺氧症状，脉搏尚正常。

Ⅲ度：呼吸困难明显，吸气性喉喘鸣声较响亮，胸廓周围软组织凹陷显著并出现缺氧症状。如烦躁不安、难以入睡、不愿进食、脉搏加快等。

Ⅳ度：呼吸极度困难，病人坐立不安、手足乱动出冷汗、面色苍白或发绀、心律不齐、脉搏细速、昏迷、大小便失禁等，若不及时抢救，则可因窒息导致呼吸停止、心脏停搏而死亡。

（三）辅助检查

喉部 X 线侧位片、喉部 CT、纤维喉镜或直接喉镜检查，具有诊断和治疗的双重作用。

三、救治与护理

（一）救治要点

救护原则为迅速清除呼吸道异物，保持呼吸道通畅是关键。其次是采取病因治疗，对于呼吸道不完全阻塞的病人，应查明原因采取病因治疗和对症治疗，尽早解除呼吸道阻塞；对于呼吸道完全阻塞的病人，应立即解除窒息，做好气管插管、气管切开或紧急情况下环甲膜穿刺的准备。

1. 自救法 适用于意识清楚的成人，呼吸道异物梗阻自救法操作步骤见表 2-1。

表 2-1　呼吸道异物梗阻自救法操作步骤

自救法操作步骤	要点与说明
咳嗽法：鼓励病人尽力呼吸和自行低头咳嗽，做促进异物排出的任何动作，重复进行，直至异物排出	适用于异物仅造成部分呼吸道梗阻，气体交换尚充足，病人尚能发音、说话、有呼吸和咳嗽
腹部手拳冲击法：病人一手握拳，拇指侧置于胸廓下和脐上的腹部，另一手紧握该拳，用力向内、向上做 4~6 次快速、连续冲击，重复进行直至异物排出	远离剑突，避免骨折
上腹部轻压椅背法：病人将上腹部迅速轻压于椅背、桌子边缘，扶手栏杆等，快速向前冲击，重复进行直至异物排出（图 2-3）	造成人工咳嗽，驱出呼吸道异物

2. 手拳冲击法 手拳冲击法又称为海姆利希手法（Heimlich maneuver），是全球抢救异物吸入气管的标准方法（图 2-4），救护操作步骤见表 2-2。

3. 手指清除法 适用于异物在咽部以上的昏迷病人。将病人放置侧卧位或平卧头偏向一侧。施救者一手握住病人的舌和下颌，使病人张开口并上提下颌，另一手示指沿病人口角内插入，用勾取动作抠出异物。操作时注意：

（1）清除时应小心，以免异物落进气管或更深部位。

（2）必要时与海姆利希手法配合应用。

（3）施救人员应尽可能做好职业防护措施，如戴手套等。

呼吸道异物梗阻发生，突然病情危重复杂，在紧急情况下可灵活应用各种方法和程序，以上三种方法清除异物无效且呼吸困难严重者，应行环甲膜穿刺或气管切开术。

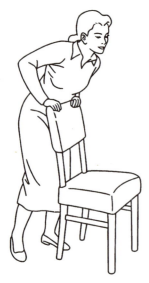

图2-3 腹部轻压椅背法

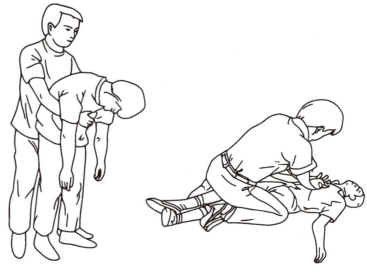

图2-4 手拳冲击法

表2-2 呼吸道异物手拳冲击法救护操作步骤

海姆利希手法救护操作步骤	要点与说明
一、腹部冲击法	
意识清楚的病人：使病人呈站立或坐位，施救者站于其身后，双手臂环绕病人腰部，一手握拳将拇指一侧放在病人剑突下和脐上的腹部，另一手握住拳头，快速向内、向上冲击病人的腹部6~8次，重复进行直至异物排出。	用力的方向和位置一定要正确，否则有可能造成肝、脾损伤和剑突骨折。 饱食后的病人可能出现胃内容物反流，应及时清除，保持口腔清洁 施行手法时要突然用力才有效。 如病人意识丧失，立即开始心肺复苏。
昏迷病人：病人平卧位，头后仰，开放气道，施救者面对病人，骑跨在病人的髋部，双膝跪地，上身前倾，一手掌根放在病人剑突下和脐上的腹部，另一手放在此手背上，快速向上、向下冲击病人的腹部6~8次，重复进行直至异物排出。	
二、胸部冲击法	
意识清楚的病人：使病人呈站立或坐位，施救者站于其身后，双臂经人腋下环抱其胸部，一手握拳拇指侧顶住病人胸骨中下1/3交界处，另一手握住拳头，快速向下冲击6~8次，重复进行直至异物排出。	适用于腹围过大、肥胖和妊娠后期的病人，施救者无法环抱病人腰部。 避开剑突和肋骨下缘。
昏迷病人：病人平卧位，头后仰，开放气道，施救者跪于病人一侧，相当于病人的肩胛水平，一手掌根置于病人胸骨中、下段1/3交界处，另一手放在此手背上，快速向下冲击6~8次，重复进行直至异物排出。	

4.注意事项 在抢救过程中，要密切观察病人的意识、面色、瞳孔等变化。如病人由意识清转为昏迷、面色发绀并呈进行性加重或颈动脉搏动消失、呼吸停止应立即停止排出异物，迅速进行心肺复苏。

知识拓展

海姆利希手法

海姆利希手法急救法是亨利·海姆利希医生于1974年发明的，他是一位资深的外科医生，他在临床实践中，被大量的食物、异物窒息造成死亡的病例震惊。而在急诊的急救中，医生常常采用拍打病人背部，或将手指伸进口腔咽喉去取的办法排出异物，其结果不仅无效反而使异物更深入呼吸道。这个发现，使他陷入了深深的地思考。在他的不断思考中海姆利希手法蕴育而生。

海姆利希手法的原理是通过压迫上腹部使膈肌突然上升，利用肺部残余气体产生的冲击力将异物排出，恢复气道的通畅。

1974 年，在美国有一位老妇人在进晚餐时，被鸡块卡住了喉咙，生命岌岌可危。因为此时她呼吸困难，不能发声，无法拨打电话呼救。正在此刻，她的邻居——一位 70 岁的老人，见此情景，马上将他在一篇科普文章里面学到的有关海姆利希手法用到这位老妇人身上。经过反复的尝试，鸡块很快地被冲击出气管吐出，老妇憋得青紫的面孔顿显红润。这是海姆利希手法现场救护成功的第一例。

（二）护理诊断 / 问题

1. 有窒息的危险 与呼吸道梗阻有关。

2. 低效性呼吸型态 与吸气性呼吸困难有关。

3. 语言沟通障碍 与喉部疾病致声音嘶哑或失声有关。

4. 焦虑和恐惧 与呼吸困难及缺氧威胁生命，害怕气管切开等有关。

5. 知识缺乏：缺乏气管切开术后自我护理和呼吸道异物梗阻的预防知识。

6. 潜在并发症：低氧血症、出血、感染、气胸、窒息。

（三）护理措施

1. 护士在接诊病人后，应迅速通知医生，同时对病人病情作出判断。若病人呼吸困难已达Ⅲ~Ⅳ级，应立即进行抢救，配合医生行气管切开术。呼吸困难为Ⅰ~Ⅱ度者，指导病人取半坐卧位，并根据医嘱给予氧气吸入，以维持有效氧浓度，提高动脉血氧分压，改善呼吸困难，依据梗阻病因给予对症处理。

2. 根据医嘱立即为病人建立静脉通路 给予足量抗生素及激素类药物抗炎、抗水肿治疗。

3. 严密观察病情变化 病人咽喉部充血、肿胀、黏膜水肿极易引起呼吸困难并随时有窒息的危险，故应随时注意病人呼吸、咳嗽和各项生命体征，如病人呼吸急促、口唇发绀、烦躁不安等症状不能改善或逐渐加重，应及时报告医生进行抢救。

4. 尽量减少病人的一切活动，使其安静休息，减少耗氧量，儿童由父母陪伴减少哭闹，防止增加心脏负担加重呼吸困难。

5. 备齐抢救用物及药品 如气管切开包、吸引装置及急救药品等。

6. 做好心理护理 由于起病急、病情进展快并且严重，病人往往有濒死感，恐惧心理十分明显。因此，向病人及家属耐心解释本病的原因、发展及预后，消除病人的紧张、恐惧心理十分必要，以期望得到病人的配合和家属的支持，实施有效救护。

四、健康教育

1. 指导病人注意安全，避免呼吸道异物。

2. 向病人介绍发生呼吸道异物梗阻的原因及危险性，一旦发生及时诊治。

3. 指导病人及家属发生呼吸道异物梗阻时的急救方法。

4. 指导病人及家属对于呼吸道异物梗阻的预防措施。

（1）将食物切成细小块，进食前勿过量饮酒，进食时应细嚼慢咽。

（2）避免咀嚼、吞咽时嬉笑、打闹、说话、行走或跑步。

（3）防止儿童将玩具放入口中，食用果冻时尤其应注意。

（4）有义齿者进食时，应防止义齿脱落吞入。

救死扶伤　生命至上

快速反应　齐心协力

　　铃声就是命令，"某市经济开发区湿地公园南 2km 处有人晕倒、浑身无力发麻……"当市急救中心接到电话后立即出车，急救人员在途中再次联系报警者，了解到病人口角歪斜、已不能说话。救护车迅速抵达现场，发现病人倒在河边的一片芦苇丛中，担架车根本无法进入。此时病人已经昏迷，急救人员和病人工友就合力用担架将病人抬到救护车上。急救人员迅速建立静脉通道、吸氧、测量生命体征，到达医院后立刻办理绿色通道，CT 扫描发现病人脑干出血。立即联系重症监护室、脑外科，将病人送往病房进一步救治，最终挽救了病人的生命。

　　在此次抢救过程中，市急救中心院前急救人员快速反应、配合默契，使病人得到了及时有效的现场救治，为后续医院内进一步治疗赢得宝贵时间。我们应从中感受到生命至上、救死扶伤的医者仁心，体会到时间就是生命的急救意识。

（张钱友）

思考题

　　1. 院前急救的原则有哪些？
　　2. 现场救护技术有哪些？
　　3. 呼吸道梗阻的判断及急救的方法有哪些？

ER 2-4

练习题

第三章 | 急诊科的设置与管理

ER 3-1
教学课件

ER 3-2
思维导图

学习目标

1. 掌握急诊病人的护理工作程序及检诊分诊方法。
2. 熟悉急诊科的布局和管理、护理工作制度。
3. 了解急诊科护理管理工作及人员组成。
4. 学会使用、管理常用的抢救器械、仪器和设备。
5. 具备"生命第一""争分夺秒"的急救意识和良好的团队合作精神。

急诊科（emergency department）是医院急诊诊疗的第一站，是急救医疗服务体系中重要的中间环节。急诊科实行 24h 开放，为急症病人提供生命支持和保障，急诊科诊疗工作水平的高低，直接体现了所在医院的医疗护理质量。

案例导入

下午 4 点，急诊同时接收了 4 名病人，分诊护士经过快速评估，收集到 4 名病人的主客观资料如下：

病人一，女，56 岁，有高血压病史，主诉头痛，心悸，烦躁，视物模糊，测血压 200/120mmHg。

病人二，男，28 岁，汽车撞伤，由急救车送到医院，昏迷，瞳孔不等大，呼吸不规则，血压测不出。

病人三，女，17 岁，右手腕部毛巾覆盖，由同学陪同步入就诊。陪同人诉病人腕部切割伤，出血不止，血压 95/70mmHg。

病人四，男，40 岁，主诉流涕，鼻塞，发热，体温 38.3℃。

问题：

1. 护士如何对病人进行急诊分诊？
2. 如何安排上述病人的就诊顺序？

第一节 急诊科的设置

一、急诊科布局与设置

（一）急诊科的布局

急诊科是集院前急救、院内抢救、急诊手术、危重病监护、急诊病房为一体的急救中心。因此，急诊科应独立或相对独立地位于医院的一侧或前部，就诊流程便捷通畅，有明显的标志，夜间有灯光标识,便于就诊者寻找,急诊科各功能部门标志醒目,在通往抢救室方向上,沿地面涂有不同颜色指引色标,急诊科应设有急诊与急救两通道,各自有独立的进出口,急救车能直达急救通道门口,方便病人就诊和抢救(图3-1)。建筑格局和设施合理布局,从应急出发,以减少交叉穿行、减少医院感染和最大限度地缩短就诊时间为原则。

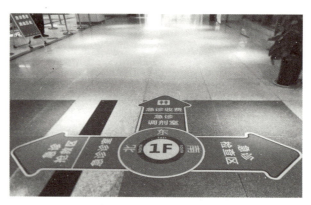

图 3-1　急诊科标识

(二)设置

1. 检诊分诊处　应设在急诊科门厅入口处的最醒目位置,是院内急诊病人就诊的第一站。标志清楚,光线充足,通风良好,面积足够,有保护病人隐私的设施;备有必要的体格检查物品和医疗护理文书记录表格,如血压计、听诊器、监护仪、快速血糖检测仪、体温计、压舌板、手电筒、检查床、自动体外除颤器(AED)、简易呼吸器、氧气瓶等,还配置有电话传呼系统、对讲机、呼叫器、广播系统等,方便与相关人员、相关科室取得联系。另外,为方便病人还应放置平车、轮椅、饮水设施、一体化自助服务平台等,并配备有导医、保安等人员;由经验丰富的分诊护士对急诊病人进行快速评估、分类,迅速疏导到抢救室或专科诊室,通知有关医生接诊,并进行电脑信息登记。预检分诊护士每天要对备有物品进行检查,对各种通信设备进行测试,以确保急诊科工作的正常进行,保证急救质量。

2. 诊察室　急诊室的医师由专职医师和各科派值班医师轮流相结合。综合性医院设有内、外、妇、儿、卒中、眼、口腔、耳鼻喉、骨科、皮肤科等专科诊室,有条件的医院还可增设神经内科、创伤科、脑外科等诊室;此外还有清创缝合室与抢救室、外科诊室相邻;室内除必要的诊查床、桌椅、电脑外,还须按各专科特点备齐急诊所用的各科器械和抢救用品,如眼科、耳鼻喉科、口腔科应备有特殊设备。

3. 急诊抢救室　抢救室应设在靠近急诊科的入口,邻近急诊分诊处。应有足够的空间,充足的照明,门双向可开,以便搬运和抢救病人。抢救室内设专科急救单元如胸痛单元、创伤单元、复苏单元、中毒单元、危重孕产妇单元、危重新生儿单元、卒中单元等。

抢救室内应配备:

(1)常用的抢救仪器和设备,如复苏单元内配抢救车、麻醉车、呼吸机、彩超机、无创血流仪、毒麻药品柜、温毯机、除颤器、冰毯冰帽、脑电监测仪等,还有心电图机、人工简易呼吸器、多参数心电监护仪、电除颤器、体外心脏起搏器、洗胃机、气管插管、简易呼吸器、面罩、洗胃用品、输液泵、微量注射泵、输血器、输液器、导尿包、气管切开包、各种穿刺包、无菌物品等。吊塔置心电监护仪、无创呼吸机便于抢救与监护。

(2)**常备的急救药品**:心脏复苏药物、呼吸兴奋药、血管活性药、利尿及脱水药、抗心律失常药、镇静药、镇痛药、解痉药、止血药、常见中毒的解毒药、局部麻醉药、激素类药物等。这些药品根据编号顺序放置急救车内,便于随时移至床旁抢救。

（3）相应数量的抢救床，抢救床最好是多功能、可移动、可升降的转运床，床旁配有环形静脉输液架、遮帘，床头设有给氧装置、吸引装置，配有足够的电源插座。

（4）常用抢救流程图，如心搏骤停抢救流程图、上消化道急性大出血抢救流程图、脑卒中急诊抢救流程图等。

4. 急诊重症监护病房（emergency intensive care unit，EICU）　急诊重症监护病房是收治危重病人进行抢救、集中治疗和监护的场所。EICU 备各种监护抢救设施，做到 24h 监护不间断，发现异常及时抢救处理。监护室应备有多功能监护仪、动脉血气分析仪，还需配备心肺脑复苏用物、心电图机、除颤器、血液透析机、呼吸机、输液泵、微量注射泵、中心静脉压导管、中央供氧和吸引装置等管道系统、抢救车、以及常用抢救药品和物品如各种型号的通气导管、喉镜及气管插管等相关急救设备及器材。

5. 急诊留院观察病房　留院观察对象为暂时不能确诊、病情危重尚未稳定或抢救处置后等待床位需要住院治疗的病人。急诊病人留院观察时间原则上不超过 72h，观察床位可按医院总床位数的 5% 设置。室内设备及工作要求与普通病房相似，配置床、床头柜、陪护椅、中心供氧装置、负压吸引装置、抢救车、轨道式输液架等设施，对病人采取分级管理和晨晚间护理制度等。

6. 隔离室　应设在分诊室附近，配有专用厕所。遇有传染病可疑者，分诊护士应立即将其隔离，通知专科医生到隔离室会诊。一旦确诊为传染病，尽快转送到传染病科或传染病医院，并注意消毒和疫情报告。

7. 急诊内科病房　主要收治各种内科急、危、重症病人，包括对心血管病人进行"心脏急危重症救治""心脏性猝死的综合防治"，开展冠状动脉支架植入术、射频消融、心脏再同步化治疗、埋藏式心脏转复除颤器植入和抗心动过缓起搏器植入等急救技术，并可于急诊框架内 24h 应诊并独立完成各种心脏介入手术；脑血管病人设置卒中单元，开展脑卒中急诊溶栓"绿色通道"，进行高血压脑出血软通道微创穿刺液化引流及急性脑血管病的分型诊断、治疗，开展健康咨询及脑卒中的一、二级预防，开通病人定期复查便捷通道；呼吸系统病人设置呼吸疾病单元，对急性呼吸系统疾病包括急性呼吸衰竭、支气管哮喘、肺炎、慢性阻塞性肺疾病急性发作、肺动脉栓塞等急症进行诊治；此外，对急性中毒病人进行紧急救治，随时能在床旁进行血液灌流等治疗。

8. 急诊辅助部门　根据急诊科的工作需要，设置急诊挂号室、收费处、化验室、X 线诊断室、药房、注射室、输液室、血液透析治疗室、高压氧治疗室等，较大型的诊疗设备如 CT、MRI、B 超等可采取门急诊共用的方式。

9. 急救绿色通道　急救绿色生命通道，是指对急危重症病人一律实行优先抢救、优先检查和优先住院的原则，医疗相关手续酌情补办。原则上所有生命体征不稳定的和预见可能危及生命的各类急危重症病人均应纳入急救绿色通道。

二、急诊科的任务

（一）急诊

急诊科接诊与处理日常急诊就诊的各种病人，24h 不停诊，分诊护士负责接诊、检诊分诊病人，急诊护士根据病情轻、重、缓、急给予分级处理和分区安置。随时接收院外救护转运的病人，并对其进行及时、合理、有效的后续治疗。因此，对每一位急诊病人及时准确做好预检、分诊工作，使其得到快速有效的诊治和护理，这是急诊科的主要任务。

（二）急救

急诊科负责院内的急诊就诊和院外转运到急诊科的急危重症病人的抢救、诊疗、护理、病情观察等作，根据需要可派出救护车进行院外现场急救和伤员的转运工作，这是急诊科的重要任务。急救工作要求做到及时、迅速、准确。

（三）灾害救护

急诊科承担灾害事故的急救工作，当自然灾害或突发公共卫生事件发生时，医护人员应服从组织安排，快速前往第一现场参加救护。对于灾害事故，尽可能使重伤员快速脱离事故现场，先分类、再运送；科室应建立完善的突发公共事件应急预案，有紧急扩容的临时急救组织和分流批量病人的方案，同时将主要救治设备移至事发现场，抢救从现场开始，让医疗与伤员同在，做到立体救治。

（四）急救护理的科研、教学及培训宣传工作

急诊科承担临床、教学、科研工作，对急诊专科医护人员进行培训是加速急诊人才成长，提高急诊医疗护理质量的重要手段；定期对医护人员组织学习急救专业的前沿动态、新技术和新知识，掌握急、危重伤病员病情发生发展过程中第一手资料，积极开展有关急症的病因、病程、发病机制、诊断、紧急救护等方面的研究，从而提高急诊诊疗的质量，促进急救专业的快速发展。急诊医护人员的技能评价与再培训间隔时间原则上不超过 2 年。急诊科还承载在校生、实习生、急诊进修人员和规范化培训人员的临床教学以及急救知识的宣传教育、公众急救知识普及等任务。

三、急诊科人员组成

（一）急诊科医疗人员组成

急诊科实行科主任负责制，设主任 1 名，副主任 1~2 名，常由临床有关科室的主任或副主任兼任，这样有利于加强急诊科与临床科室的联系。主治医师 3~7 名，作为急诊科固定的技术骨干，担任急诊各专科的组长，主要参加危重病人救治的组织指挥、急诊查房以及教学科研工作。医师若干名，主要由各临床科室选派到急诊科轮转工作。

（二）急诊科护理人员组成

急诊科设科护士长 1 名，由具备护师以上任职资格并至少从事急诊临床护理工作 8 年以上人员担任。护士长负责本科的护理管理工作，是急诊护理质量的第一责任人。

从事急诊工作的护士必须是接受正规护理专业教育，取得护士执业证书和急诊护士上岗证，并定期接受急救技能的再培训，再培训间隔时间原则上不超过 2 年。经急诊科护师职称以上人员带教 3~6 个月，方可独立承担急诊护士工作。

急诊科护士，不少于在岗护士的 75%，每 5 名护士中设护师 1 名，担任急诊护理小组组长工作。

四、急诊科仪器设备的配置与维护

（一）仪器设备的配置

1. **抢救设备**　呼吸机、吸痰器、气管插管用物、气管切开用物、除颤器、心电图机、心电监护仪、输液泵、洗胃机、中心吸氧装置、便携式超声仪、床旁 X 线机等。

2. **手术设备**　麻醉机、手术床、无影灯、紫外线消毒灯、转动椅、器械柜、器械桌、麻醉桌、托盘、观片灯、治疗台、治疗车、各种基本手术器械及中心供氧和中心吸引装置、吸引器、心电监护仪、麻醉车等抢救用品、常用的麻醉、急救药物等。

3. **急救车设备**　一般急救搬动器械（设备）、转运器械、急救出诊箱、便携式监护仪及氧气设备。

（二）仪器设备的维护

建立仪器设备档案，设置专人管理，定位放置，使用及维护均记入档案。制定使用流程和程序，按照使用程序正确操作。每班带班护士对抢救设备进行检查，确认仪器设备处于完好的功能状态，如果发现故障立即上报维修。

第二节　急诊科护理管理

一、护理工作特点

（一）紧急性突出

急诊科往往突出一个"急"字，病人起病急骤，病情复杂，变化迅速，强调时间就是生命！这给急诊科护士提出了更高、更严格的要求，急诊科护士要有时间的敏感性、娴熟的技术、敏锐的思维以及扎实的理论，使病人在最短时间内得到最有效的抢救与治疗，为其后续治疗赢得时间。

（二）工作强度大

急诊病人病情急、重，就诊时间短、流动性大。急诊科突发事件多，因单位时间内病人就诊数量骤增等工作特点，使急诊护理工作异常繁忙，劳动强度增大。作为专业急救人员要做到胸有成竹、忙而不乱。应用规范化、专业化的抢救技术来应对各种紧急突发事件。

（三）综合素质强

急诊病人病种复杂、疾病谱广、病情变化快、诊断不明，常伴有传染病病人，极易造成交叉感染。病人家属对病情变化难以理解，对突发事件不能接受，心理负担重，情绪波动大，极易发生各种医患纠纷。因此，急诊科护士要求综合能力强，既有精湛的急救业务素质，也要具备耐心细致的服务态度和良好的职业素养。

二、护理工作流程

急诊护理工作流程包括接诊、分诊和急诊护理处理等工作过程（图3-2）。

（一）接诊

接诊是指接诊护士对到达医院急诊科的病人热情接待，以最短的时间按病情轻、重、缓、急分别处理。

1.接诊要素　指在急诊接诊过程中影响护患双方的主要因素，包括医护人员的医德医风、仪表姿态、语言环境以及医护技术水平。

2.接诊方法　常用接诊方法有：视、触、叩、听、嗅检查法、谈心解释法、心理调控法、选择诊治法等。伤、病员是接诊方法的实施对象，他们怀着各种焦急的心情来到急诊科就医，迫切期望尽快获得医护人员的救助。急诊医护人员应及时了解病人的心理状况和需求，恰当地运用不同的接诊方法达到满意的接诊效果。

（二）分诊

1.病情评估

（1）**询问**：根据病人主诉及主要症状和体征，对病情种类和严重程度进行简单、快速地评估与分类，对疾病的轻、重、缓、急及所属专科进行初步诊断，安排病人的救治程序及专科诊室就诊。

（2）**护理体检**：分诊护士除注意倾听病人主诉外，体检的重点是测量生命体征及运用感觉器官收集病人的客观资料，并养成观察的习惯。

问诊：了解病人既往史、用药史、过敏史及现病史，通过询问病人及家属或陪诊者，了解病情经过及当前病情进展。

视诊：观察病人的意识、面色、表情、颈部浅静脉、体位等。

触诊：用手触摸了解脉搏的频率、节律及周围血管充盈度，疼痛的范围及程度等。

听诊：辨别病人身体不同部位发出的声音变化，如呼吸音、咳嗽音、心音、肠鸣音等。

嗅诊：注意病人发出的特殊气味，如酒精味、大蒜样气味、烂苹果味等。

（3）**其他检查**：根据病情需要测血氧饱和度、血尿粪常规、血糖及淀粉酶等，有助于正确分诊。

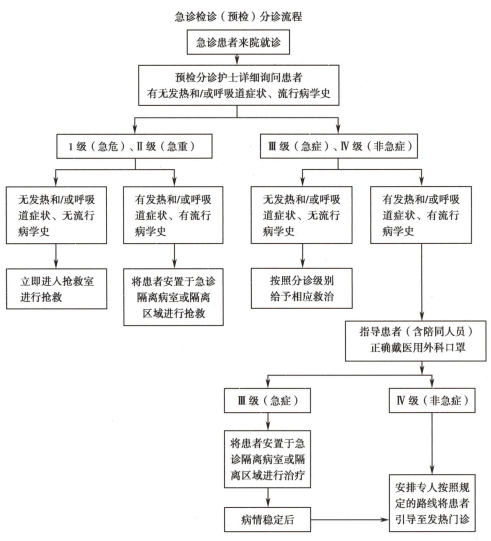

图 3-2 急诊检诊分诊流程

2. 初步判断

(1) **病种判断**：依据评估收集到的资料进行分析，判断病种，以便进一步确定救治程序和科别。

(2) **急诊病情级别判断**：经资料收集、分析判断。根据病情可将急诊病人分为四级：

Ⅰ级（红色）——病情极危，正在或即将发生的生命威胁或病情变化，需要立即进行抢救，如得不到紧急救治，很快将危及生命；如心搏呼吸骤停、休克或明确心肌梗死、严重创伤、呼吸道阻塞、严重烧伤、急性药物过量、小儿惊厥、严重的精神行为异常，正在进行自伤或他伤行为，需要立即使用药物控制等。

Ⅱ级（橙色）——病情危重，有潜在生命危险，病情可能随时迅速恶化，如短时间内不能进行治疗则危及生命或造成严重器官功能衰竭。如严重呼吸困难、急性脑卒中、急性心肌梗死、严重骨折、急腹痛、异位妊娠、儿童高热等。

Ⅲ级（黄色）——病情紧急，症状不能缓解，无严重并发症，但仍需在短时间内得到治疗的病人，如高热、呕吐、腹泻等。

Ⅳ级（绿色）——非紧急病情，没有急性发病症状，无生命危险，如慢性病等，可等候，也可到门诊就诊或次日就诊。

3. **合理分诊**　依据病种和病情程度迅速安排救治程序和到相应诊治区域就诊（图 3-3）。

(1) **急诊诊治区域主要分为三大区域**：红区、黄区和绿区。红区即抢救监护区，适用于Ⅰ级病人和Ⅱ级病人处置。黄区即密切观察诊疗区，适用于Ⅲ级病人，原则上按照时间顺序处置病人，当出现病情变化或分诊护士认为有必要时可考虑提前应诊，病情恶化的病人应被立即送入红区。绿区即Ⅳ级病人诊疗区。

（2）**分诊诊治**：危重病人立即送入红区的抢救室、急诊手术室或急诊监护室进行救治；一般病人按病情级别到黄区相应诊室依次就诊；病情复杂病人，按首诊负责制由分诊护士安排就诊科室；成批伤病员时，应通知医院领导组织医护人员进行抢救；交通事故伤、吸毒等及时与公安部门联系；对疑患传染病病人安排隔离室就诊，同时做好传染病报告与消毒隔离工作。

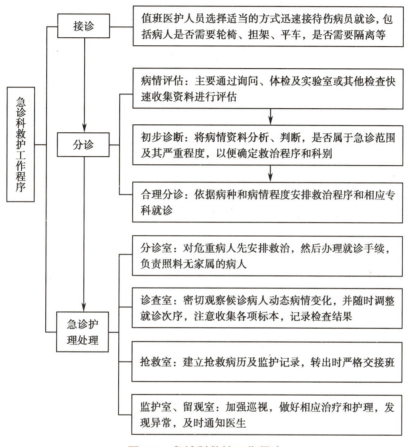

图 3-3　急诊科救护工作程序

（三）急诊护理处理

1. 急危重症病人处理　对危重病人开通急救绿色通道，先通知有关医生进行急救处理，病情稳定后再办理就诊手续。在紧急情况下，若医生未到，护士应先采取必要的急救措施，如人工呼吸、胸外心脏按压、吸氧、除颤、建立静脉通路、吸痰、止血包扎等，随时密切观察病情变化，做好抢救记录。

对危重病人抢救时，医生未开书面医嘱，护理人员在执行口头医嘱时，应复述一次，经二人核对后方可用药，抢救结束医嘱或抢救记录，应及时补上，书写记录时规范清楚，并做好交接班，危重病人应进行床头交接。

危重病人经抢救病情稳定，允许搬动时，可转入病房；如需急诊手术，通知手术室提前做好准备；病情危重不缓解，则继续抢救治疗。

危重病人外出进行 X 线、CT、MRI 等特殊检查、急诊住院、转 EICU、急诊手术或转院时，需医护人员陪送、做好途中病情监护，并做好交接工作。

2. 一般病人处理 诊室护士对一般急诊候诊病人应注意动态观察,并根据病情变化随时调整就诊次序,并视病情分别将病人送入专科病房、急诊留院观察室或带药离院。

3. 特殊病人处理 对交通事故伤、吸毒、自杀、无家属认领的病人等涉及法律问题者,应立即通知公安等有关部门,并上报医院总值班。

4. 传染病病人处理 疑患传染病病人应置于隔离病室,确诊后及时转入相应病区或转入传染病医院进一步处理,同时要做好传染病报告工作与消毒隔离措施。

5. 成批伤病人处理 遇有成批伤病人就诊及需要多学科合作抢救的病人,应通知医务处和护理部值班人员,护士除积极参与抢救外,还应协助启动应急预案、准备急救所需的物品、药品及仪器、设置救治区域的分区、组织实施有效急救措施、做好病人及家属的安抚协调工作,尽快使病人得到分流处理。

6. 监护室、观察室值班护士要主动巡视病人,密切观察病情变化,积极进行相关治疗和护理,认真做好各项记录,如有异常,立即报告医生。

三、护理管理制度

(一)急诊科规章制度

如各级医护人员岗位责任制、首诊负责制、急诊观察室管理制度、急诊抢救室管理制度、急诊病人接诊及护送入院制度、涉及法律问题的伤病员处理办法、急救绿色通道制度、出诊抢救制度、差错事故防范制度等。使护理人员工作职责明确,有章可循。

(二)常见疾病抢救预案

制定心搏骤停急救、主动脉夹层诊治、急性心肌梗死抢救流程、呼吸衰竭诊疗流程、急性胸痛诊疗流程、急性脑卒中诊疗流程、休克抢救流程、急性上消化道出血抢救流程、急性中毒的抢救流程,使抢救工作规范化。

(三)抢救护理常规

制定如心肺脑复苏、昏迷、大出血等急症以及气管插管、气管切开、呼吸机、双气囊三腔管等抢救器材设备的抢救护理常规,做到护士配合程序化。

(四)急救物品保障制度

急诊抢救室应保证所有急救药品、器材和设备种类齐全,急救物品性能良好,完好率100%;抢救室的一切物品、药品、器材,须每日核对,班班交接,且有专人负责,做到"五定":定数量品种,定点放置,定专人管理,定期消毒、灭菌,定期检查维修,随时满足急诊救护需要。

● **思政案例**

> **思政元素**
>
> #### 医者仁心 精技强能
> #### 路人倒地 护士勇敢施救
>
> 一个晚上,一名护士在回家途中突然发现有一名路人倒在地上,路边有人围观但没人敢上前施救。此时病人面朝下趴着,如果不翻过身来,发生窒息就麻烦了。于是护士高声呼叫"赶紧过来救人了,救人要紧,我是护士!",并叫路人帮忙拨打急救电话。由于病人体型肥胖,护士一人难以搬动,在路人协助下才把他仰面平放在地上,检查发现病人无反应,触摸颈动脉无搏动,立即实施心肺复苏,几分钟后病人突然呼出鼾声呼吸,身体不由自主地抽搐并咬住舌头,护士立即就地取毛巾塞到病人牙下,防止他咬伤舌头,经过抢救病人恢复了生命体征。在

救护车赶到时，护士跟医护人员做好交接后就悄悄离开了。

这是一个温暖的现场救人的故事，从中可以看出只有掌握过硬的急救本领才有可能挽救病人的生命，同时表明在全社会普及急救知识的重要性。

（赵丽敏）

思考题

1. 病人，男性，45岁，因剧烈胸痛伴胸闷 30min，大汗淋漓伴濒死感到急诊就诊。既往有高血压和冠心病史，测血压 85/55mmHg。如何对病人进行病情评估？

2. 病人，男性，76岁，20min 前呕吐大量咖啡色液体，家属送到急诊科时，病人血压 70/40mmHg，心率 128 次 /min，呼吸 40 次 /min，如何对病人进行分诊和急救？

ER 3-3

练习题

第四章 | 心肺脑复苏

教学课件

思维导图

学习目标

1. 掌握心搏骤停的定义、临床表现及心肺复苏抢救流程。
2. 熟悉高级生命支持、延续生命支持的急救知识与技能。
3. 了解心搏骤停的原因、脑复苏的病理生理变化。
4. 能快速识别心搏骤停，并具备实施心肺复苏技能。
5. 具有生命至上、人民至上理念，理解急救时间的重要意义，并具备严谨慎独精神。

第一节 心搏骤停

案例导入

病人，男，70岁，晨起在公园锻炼，突然感觉到心前区剧烈疼痛，大汗淋漓，精神紧张。

问题：

1. 如果你在现场，该如何应对处理？

2. 此时，病人突然意识丧失，就地倒下，大动脉搏动消失。此时，应该采取最恰当的急救措施是什么？

心搏骤停（sudden cardiac arrest，SCA）是指心脏突然停止搏动，从而导致有效的心脏射血功能终止，引起全身组织细胞严重缺血、缺氧和代谢障碍，如不及时抢救将会危及生命。引起心搏骤停的常见心律失常有以下4种：心室颤动、无脉性室性心动过速、无脉性电活动、心室停搏。其中最常见的是心室颤动，多发生于心肌梗死早期或严重心肌缺血时，是冠心病猝死的最常见原因，占60%~80%。心肺复苏开始的时间与病人的存活率密切相关。

大量临床实践证实，把握抢救的黄金四分钟非常重要。及时有效的心肺复苏（cardiopulmonary resuscitation，CPR）有可能使病人恢复自主循环和呼吸功能，其中枢神经系统功能也可逐步恢复甚至不遗留后遗症。心搏骤停一旦发生，得不到及时地抢救复苏，4~6min后会造成脑和人体重要组织器官的不可逆性损害。

一、心搏骤停的原因

1. 健康史 发生心搏骤停时需要向就医陪同者或报案者及现场急救人员了解病人的发病史和既往史。

2. 病因分析 心搏骤停主要由心源性因素和非心源性因素导致。

（1）心源性病因是由心脏本身病变所致

1）冠心病是发生心搏骤停的最主要病因，约80%心脏性猝死由冠心病及其并发症引起，而这些冠心病病人中约 75% 有急性心肌梗死病史。

2）各种心肌病引起心脏性猝死占 5%~15%，如梗阻性肥厚型心肌病。

3）心律失常和心室停顿也是心脏性猝死的重要原因。

（2）非心源性病因是由其他疾患或因素影响到心脏所致：①溺水、气道异物梗阻等各种原因所致呼吸停止；②严重的电解质与酸碱平衡失调影响到心脏自律性和心肌的收缩性；③严重创伤导致低血容量心肌严重缺血缺氧等，最终引发心搏骤停；④中枢神经系统，如颅内和全身性各种可导致严重脑损害的病变。

3. 心搏骤停常见原因分类法　心跳、呼吸骤停的可能原因，根据英文单词的第一个字母，可分为 5H 和 5T。

5H 包括：①低血容量（hypovolemia）；②低氧血症（hypoxia）；③氢离子（酸中毒）[hydrogen ion (acidosis)]；④高钾血症、低钾血症、低血糖或其他代谢异常（hyperkalemia/hypokalemia/hypoglycemia and other metabolic abnormality）；⑤低温（hypothermia）。

5T 包括：①药物过量或误服中毒（toxin）；②心脏压塞[tamponade (cardiac)]；③张力性气胸（tension pneumothorax）；④冠状动脉栓塞（thrombosis coronary）；⑤肺栓塞（thrombosis pulmonary）。

二、心搏骤停的临床表现

当心跳、呼吸骤停，血流停止，致使重要脏器的血氧供给终止。脑组织对缺血、缺氧最为敏感，故而以神经系统症状出现最早和最为显著。具体表现包括以下两方面：

1. 心搏骤停的临床表现

（1）意识突然丧失或伴有短阵抽搐。

（2）心音及大动脉搏动消失，血压测不出。

（3）呼吸停止或先呈叹息样呼吸，继而停止。

（4）面色苍白或青紫。

（5）双侧瞳孔散大。

> **知识拓展**
>
> ### 心脏停搏
>
> 研究发现，心脏停搏 3~5s，会出现头晕和黑矇。心脏停搏 5~10s，由于脑部缺血缺氧引起晕厥，即意识丧失。心脏停搏 10~15s 可发生阿 - 斯综合征（Adams-Stokes syndrome），伴有全身性抽搐及大小便失禁。心脏停搏 20~30s，由于脑组织中尚存的少量含氧血液可刺激呼吸中枢，呼吸呈叹息样或短促痉挛性呼吸，面色苍白或青紫。心脏停搏 60s 左右，则瞳孔散大。心脏停搏超过 4~5min，往往因中枢神经系统缺氧过久而造成严重的不可逆损害。

2. 心搏骤停的心电图表现　心搏骤停的心电图表现主要有以下四种：

（1）**心室颤动**（ventricular fibrillation，VF）：心室肌发生快速不规则、不协调的颤动。心电图表现为 QRS 波群消失，代之大小不等、形态各异的不规则的心室颤动波，频率为 200~400 次 /min，这种心搏骤停是最常见的类型，约占 80%（图 4-1）。

（2）**无脉性室性心动过速**（pulseless ventricular tachycardia，PVT）：因心室颤动而猝死的病人，常有室性心动过速，可为单形性或多形性室性心动过速表现，心电图表现为 3 个或 3 个以上的室性期前收缩连续出现，QRS 波群形态畸形，时限超过 0.12s，ST-T 波方向与 QRS 波群主波方向相反，心室率为 100~250 次 /min，心律基本规则，大动脉没有搏动（图 4-2）。

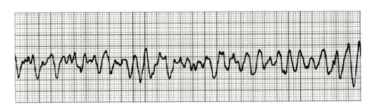

图 4-1　心室颤动

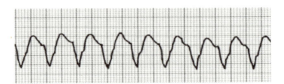

图 4-2　无脉性室性心动过速

（3）**无脉性电活动**（pulseless electrical activity，PEA）：心电 - 机械分离，即缓慢而无效的心室自主节律。心室肌可断续出现缓慢而极微弱的不完整的收缩。心电图表现为间断出现并逐步增宽的 QRS 波群，频率多为 20~30 次 /min 以下。由于心脏无有效泵血功能，听诊无心音，周围动脉也触及不到搏动。此型多为严重心肌损伤的后果，最后以心室静止告终，复苏较困难（图 4-3）。

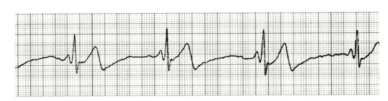

图 4-3　无脉性电活动

（4）**心室停搏**（ventricular asystole）：心室肌完全丧失了收缩能力，呈静止状态。心电图表现呈一直线或仅有心房波，多在心搏骤停一段时间后（如 3~5min）出现（图 4-4）。

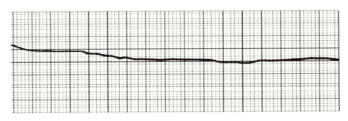

图 4-4　心室停搏

三、心搏骤停的诊断依据

1. 病人突发意识丧失、大动脉搏动消失和呼吸停止是心搏骤停的典型"三联征"表现，也是诊断心搏骤停的主要依据。

2. 专业急救人员可触摸颈动脉搏动来判断。

3. 非专业急救人员因判断脉搏的准确率较低，可根据病人突发意识丧失、呼吸停止或仅有喘气式呼吸、面色苍白或发绀等临床征象作出心搏骤停的诊断。

第二节　心肺脑复苏

心肺复苏（cardiopulmonary resuscitation，CPR）是针对心跳、呼吸停止所采取的抢救措施，即应用胸外心脏按压形成暂时的人工循环并恢复心脏自主搏动和血液循环，用人工通气代替自主呼吸并恢复自主呼吸，达到促进苏醒和挽救生命的目的。抢救心跳呼吸骤停病人的生命必须依赖一系列紧急措施的有效实施，任何一项措施被忽视或延搁，病人的生命将无法挽救。

医护人员或第一目击者早期识别心搏骤停后，应快速、早期实施高质量心肺复苏和快速除颤。病人的良好预后依赖于医院多部门和由医生、护士和呼吸治疗师等组成的专业施救团队的通力合作。恢复自主循环后，病人应在心导管室和/或重症监护病房，由多部门专业团队提供心搏骤停后治疗。

1956 年，德国医生 Zoll 首次成功应用体外电除颤技术挽救了心搏骤停病人的生命；1958 年，Peter 医生首次报道了口对口人工呼吸的方法；1960 年，Kouwenhoven 医生将胸外按压＋口对口人工呼吸＋体外电除颤结合，成功抢救了心搏骤停病人，被誉为现代心肺复苏的里程碑。

随着心肺复苏成功率的提高，人们发现在病人恢复自主循环以后，远期预后并不是很好，病人的脑功能无法完全恢复，所以之后大家开始关注脑复苏的重要性，将心肺复苏扩展到心肺脑复苏（cardiopulmonary cerebral resuscitation，CPCR），即对心搏骤停病人采取的恢复循环、呼吸和脑功能的紧急医疗救治措施。完整的 CPCR 包括三个阶段：基础生命支持（basic life support，BLS）、高级生命支持（advanced cardiac life support，ACLS）和延续生命支持（prolonged life support，PLS）。

1992 年，国际复苏联络委员会（International Liaison Committee on Resuscitation，ILCOR）正式成立。该委员会的目的在于集全世界之力，建立心肺脑复苏的科学依据。2000 年，国际复苏联络委员会和美国心脏协会（America Heart Association，AHA）发表了第一个《心肺复苏与心血管急救指南》。该指南被世界各国所认可和积极推荐。之后每隔 5 年基于新的循证医学证据，对指南进行修订完善。目前应用的版本为《2020 AHA 心肺复苏与心血管急救指南》。

1992 年 10 月，AHA 正式提出"生存链"概念。成人生存链指对突然发生心搏骤停的成人病人所采取的一系列规律有序的步骤、规范有效的救护措施，将这些抢救环节以环链形式连接起来，就构成了一个挽救生命的"生存链"。《2020AHA 心肺复苏与心血管急救指南》首次在生存链原有 5 环节的基础上增加了第 6 个环节"康复"（彩图 4-5）。

一、基础生命支持

基础生命支持（basic life support，BLS）又称初步急救或现场急救，目的是在心搏骤停后，立即以徒手方法争分夺秒地进行心肺复苏，使心搏骤停病人心、脑及全身重要器官获得最低限度的紧急供氧（通常按正规训练的手法可提供正常血供的 25%~30%）。

（一）成人 BLS 的抢救流程

BLS 步骤主要包括突发心搏骤停的识别、紧急反应系统的启动、早期心肺复苏、迅速使用自动体外除颤器（automated external defibrillator，AED）除颤。成人 BLS 抢救流程如下：

1. 环境评估、病情识别与抢救团队启动　到达现场的第一施救者应按以下步骤实施评估与急救。

（1）**评估环境**：确保抢救现场是安全的，若不安全则迅速转移至安全环境。

（2）**评估意识**：检查病人有无反应。施救者轻拍病人的肩膀，并大声呼喊"喂，您怎么啦？您还好吗？"

（3）**呼救**：如果病人没有反应，就近呼叫他人帮忙。

（4）**启动应急反应系统**：根据所处现场和工作状况决定如何启动。院外可拨打 120 急救电话，院内可拨打医院抢救专线并通知抢救小组人员到场。

（5）**取 AED/除颤器**：如果施救者一人在场，应设法自行获取 AED/除颤器和抢救设备，如有他人在场，让人去获取除颤器和相应急救设备。

2. **评估脉搏和呼吸**　同时检查脉搏和呼吸，用时不超过 10s。

（1）**呼吸评估**：用 5~10s 时间扫视病人胸腹部有无起伏。如果检测到呼吸，应监测病人直至救援医疗服务系统（EMS）救援人员或院内抢救小组人员到达；如果病人没有呼吸或仅有喘气式呼吸，应视为心搏骤停。

（2）**脉搏评估**：用 5~10s 时间，在气管与胸锁乳突肌之间的纵沟内触摸有无颈动脉搏动。非专业人员不主张进行脉搏检查，一旦无有效呼吸，即视为心搏骤停。

3. **胸外按压**（circulation，C）　已发生心搏骤停时，应立即遵循 C-A-B（按压 - 气道 - 呼吸）步骤来实施高质量心肺复苏，按压通气比为 30∶2（图 4-6）。

（1）**复苏体位**：确保病人仰卧于平地上或用胸外按压板垫于其肩背下，充分暴露病人胸前区，并松解裤带，施救者位于病人一侧。

（2）**按压部位**：成人胸外按压部位是在胸部正中，胸骨的下半段相当于男性两乳头连线之间的胸骨处。

（3）**按压方法**：两手掌根部重叠，手指翘起不接触胸壁；上半身前倾，两臂伸直，垂直向下用力。

（4）**按压频率及深度**：按压时双肘须伸直，成人按压频率为 100~120 次 /min，下压深度至少为 5cm，但不超过 6cm，每次按压之后应让胸廓完全回弹。

（5）**按压期间，保证胸廓完全回弹**：按压时间与放松时间各占 50% 左右，放松时掌根部不得离开胸壁，也不要倚靠在病人胸壁上施加任何压力。

（6）**尽量减少胸外按压中断**：中断时间尽可能控制在 10s 以内。

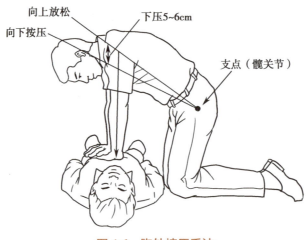

图 4-6　胸外按压手法

（7）**按压与通气比例**：对于未建立人工气道的成人，按压 - 通气比例为 30∶2。若建立人工气道的成人，胸外按压持续快速有力进行，而人工辅助呼吸 10 次 /min。

（8）双人或多人施救，应每 2min 或每 5 个心肺复苏周期（每个周期包括 30 次按压和 2 次人工呼吸）更换按压者，并在 10s 内完成更换，确保按压质量。

4. **开放气道**（airway，A）　有两种方法可以开放气道提供人工呼吸。常用仰头提颏法开放气道（图 4-7）。一手置于前额使头后仰，另一手置于下颌骨性组织上以抬起下颏。怀疑头颈部损伤的病人可采用推举下颌法（图 4-8），施救者双手指放在病人下颌角，向上或向后方提起下颌，同时两个大拇指向外推举下颌骨，并需使病人的头颈保持正中位。另外，应注意在开放气道之前应该用手指挖出病人口中异物或呕吐物，有义齿者应取出义齿。

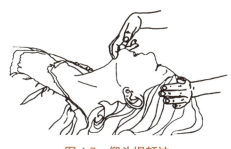

图 4-7　仰头提颏法

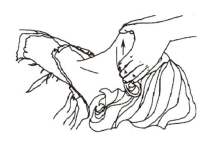

图 4-8　推举下颌法

5. 人工呼吸（breathing，B）　30 次按压后采用口对口人工呼吸 2 次或球囊面罩辅助通气 2 次，每次通气应持续 1s 以上，应避免通气过快、过猛或潮气量过大。

（1）**口对口人工呼吸**：将病人仰卧于稳定的硬板上，托住颈部并使头后仰，用手指清除口腔分泌物，急救者以右手拇指和示指捏紧病人鼻孔，用自己的双唇把病人的口部完全包住，然后吹气应持续 1s 以上，使胸廓扩张；吹气完毕，施救者立即松开捏鼻孔的手，使病人的胸廓充分回缩呼气。

（2）**球囊－面罩辅助通气**：病人去枕平卧，头后仰，开放气道。呼吸球囊接氧气，氧流量 >10L/min，储氧袋充气良好。施救者将面罩罩住病人口鼻，操作者一手采用 C-E 手法固定面罩并保持气道开放，另一手挤压球囊辅助通气。若有双人执行该项操作，可由一人用双手 C-E 手法固定面罩，另一人挤压球囊辅助通气，效果更好。

（3）建立高级气道后，每 6s 进行一次通气（即呼吸频率 10 次 /min），在通气时不得停止胸外按压。

6. 实施除颤（defibrillation，D）　除颤器到位后应尽快除颤。院前救护可应用 AED，在 AED 语音提示下完成除颤操作。院内可使用手动除颤器，在确认为心室颤动和无脉性室性心动过速时尽快实施除颤，成人推荐用 200J 作为除颤能量。电除颤的操作步骤为：

（1）电极板涂以导电糊或垫上盐水纱布。

（2）接通电源。

（3）选择能量。

（4）按要求正确放置电极板，一块放在胸骨右缘第 2~3 肋间（心底部），另一块放在左腋前线第 5~6 肋间（心尖部）。

（5）经再次核对监测心律，明确所有人员均未接触病人（或病床）后，按压放电电钮。

（6）电击后仍应立刻继续进行心肺复苏。

7. 继续高质量心肺复苏　电除颤后，一般需要 20~30s 才能恢复正常窦性节律。因此，第一次除颤后应立即继续实施 2min 心肺复苏、评估与再次除颤，然后 2min 心肺复苏、评估与再除颤等流程抢救，直至 EMS 救援人员或院内抢救小组成员到达，或病人开始有呼吸、能移动或有反应。

8. 强调以团队形式给予心肺复苏　因为大多数急救系统和医疗服务系统都需要施救者团队的参与，由不同的施救者同时完成多个操作，密切配合，提高抢救成功率。例如，一名施救者启动急救反应系统，第二名施救者开始胸外按压，第三名施救者则负责辅助通气，第四名施救者准备除颤器。

（二）心肺复苏的有效判断

1. 颈动脉搏动　按压有效时，每按压一次可触摸到颈动脉一次搏动，若停止按压，搏动亦消失，则应继续进行胸外按压；有条件的单位抢救时使用呼气末二氧化碳检测仪，可早期发现病人自主循环恢复情况；如果停止按压后脉搏仍然存在，表明病人心搏已恢复。

2. 面色（口唇）　面色由青紫转为红润。

3. 瞳孔　由散大到缩小，对光反射存在。

4. 神志　复苏有效时，可见病人有眼球活动、睫毛反射出现。甚至手脚开始抽动，肌张力增加。

5. 自主呼吸出现　自主呼吸的出现并不意味着可以停止人工呼吸，如若自主呼吸微弱，仍应坚持人工辅助呼吸。

（三）终止心肺复苏抢救的标准

现场心肺复苏应坚持不间断地进行，不可轻易作出停止复苏的决定，如符合下列条件者，现场抢救人员方可考虑终止复苏：

1. 病人呼吸和循环已有效恢复。

2. 无心脏搏动，心肺复苏持续 30min 以上，救援医疗服务系统人员到场确定病人已死亡。

3. 有救援医疗服务系统人员接手承担复苏或其他人员接替抢救。

二、高级生命支持

高级生命支持（advanced cardiac life support，ACLS）又称为加强生命支持，是在基础生命支持的基础上，在急救现场或在医院内进行，以专业团队抢救模式，运用辅助器械设备、特殊技术和药物，进行复苏。即人工气道（airway，A）；机械通气（breathing，B）；建立静脉通道（circulation，C）：给予复苏及抗心律失常药物、心电监护并给予除颤/电复律；识别引起心搏骤停的可能原因（differential diagnosis，D）。成人心搏骤停的高级生命支持的抢救流程见图 4-9，该图来源于《2020 AHA 心肺复苏与心血管急救指南》相关内容，展示了成人心肺复苏最重要的流程图，描述了针对最初对 BLS 干预无反应且无脉搏的病人所实施的高级生命支持中评估和治疗步骤：在持续心肺复苏的基础上，每隔 2min 分析一次心律，根据结果选择除颤或不除颤，并适时给予急救药物、气道管理、呼吸支持以及可逆性病因的分析，直到病人恢复自主循环或停止复苏。

（一）人工气道

90% 心搏骤停的病人有不同程度的呼吸道梗阻，在心肺复苏时，如果有条件应尽早建立高级人工气道。常用方法包括口咽通气管置入、气管内插管和气管切开。

1. 口咽通气管　口咽通气管主要适用于浅昏迷而不需要气管插管的病人，是一种由塑料制成硬质扁管形人工气道，呈 S 形，横截面呈管状或工字形，可以通气。置管前检查口腔，确保口腔内无固体异物，以免置管时被导管推入咽部，引起呼吸道梗阻。常用的置管方法为反向插入法：将口咽通气管弓背向下置入口腔，当口咽通气管的内口到达软硬腭交界处时，旋转导管 180°，再继续轻柔插入导管。旋转时应注意不要将舌根推入咽部。放置妥当后的口咽通气导管的弯曲部分下面压住舌根，弯曲部分的上面抵住咽后壁，位于口腔的中央。

2. 鼻咽通气管　鼻咽通气管用于解除从鼻部至下咽段的呼吸道梗阻。由于其对咽喉部的刺激性较口咽通气道小，适用于清醒、半清醒和浅昏迷病人。置管前应检查病人置管侧鼻腔，润滑鼻腔，用纱布沾润滑剂充分润滑导管外壁。将鼻咽通气管弯度向下、弧度朝上内缘口向下沿垂直鼻面部方向缓缓插入鼻孔至管的外口缘。置管过程中若遇到阻力，拔出导管并更换至另一侧鼻腔进行置管。

3. 可选择的辅助气道　可选择的辅助气道包括食管-气管联合导气管和喉罩。

（1）食管-气管联合导气管（esophageal-tracheal combitube，ETC）适用于气管插管困难或禁忌采用气管插管以及有寰枢关节半脱位病人的急救，因无法进行气管内吸引，提倡在病人病情稳定或条件许可的情况下，应尽早进行气管插管。

（2）喉罩（laryngeal mask airway，LMA）是一种新型的通气法。置入正确时，它把会厌推向上方，罩住声门，使气道通气导管末端的开口进入气道。无法暴露病人声门而致插管困难时，可考虑使用喉罩。相比面罩，喉罩通气更安全可靠，误吸发生率低。与气管插管相比，在提供通气时，放置更简单。

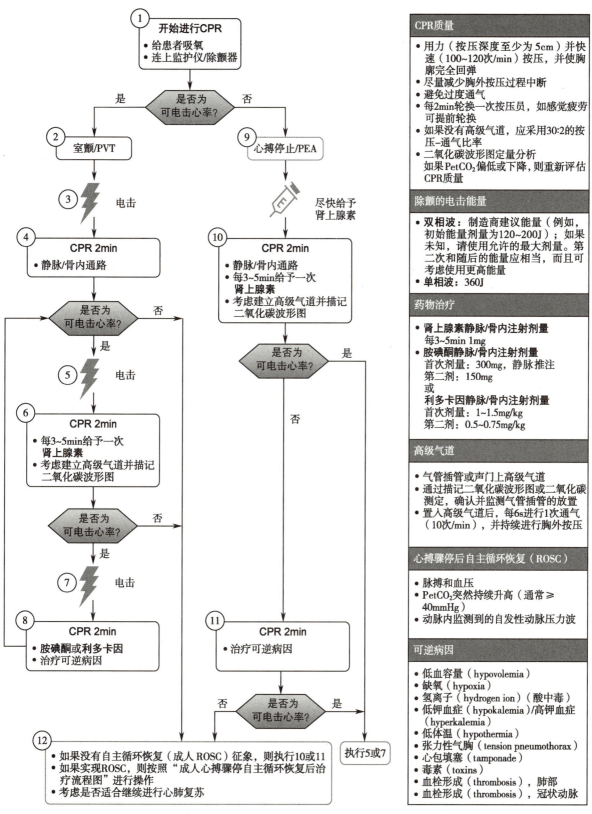

图 4-9　高级生命支持的抢救流程

CPR：心肺复苏；PVT：无脉性室性心动过速；PEA：无脉性心电活动；PetCO₂：呼气末二氧化碳分压。

4. 气管插管术（endotracheal intubation，ET） 条件允许时，应尽早施行气管插管术，因其畅通气道，避免误吸，便于清除气道分泌物并可与简易呼吸器、呼吸机相连以进行机械人工呼吸。在心肺复苏过程中，插管的时间应尽可能缩短，并做好困难气道评估，若气道困难，则不应因气管插管而中断胸外心脏按压。

5. 环甲膜穿刺 对于急性喉阻塞，尤其是声门区阻塞，严重窒息的病人，当插管困难时可用 16 号粗针头刺入环甲膜，接上 T 形管输氧，缓解严重缺氧情况，为下一步气管插管或气管造口术争取时间。

6. 气管造口术 适用于心肺复苏后仍然长期昏迷需要长期机械通气的病人，以保持气道通畅。

（二）机械通气

1. 简易呼吸器 简易呼吸器是最简单有效的一种人工机械通气方式，它由橡皮囊、三通呼吸阀门、衔接管和面罩组成。在皮囊舒张时空气能通过阀门单向进入，其侧方有氧气入口，可在此处输氧 10~15L/min。可使吸入氧气浓度增至 75% 以上。

2. 呼吸机 辅助通气已在急救中广泛应用。评估病人全身状况，选择合适的通气模式和通气参数，可提供特定的潮气量和高浓度氧，呼吸频率 8~10 次/min，通气时不需要暂停胸外按压。

（三）药物治疗

1. 给药途径

（1）**静脉途径**：为首选的给药途径。为保证复苏用药迅速地进入血液循环及重要脏器，常选用近心端大静脉（肘正中静脉、贵要静脉或颈外静脉）穿刺。给药后用 10ml 生理盐水冲洗导管，并抬高肢体，以便加快药物进入循环。护士应争取在 3min 之内迅速开放最好两条静脉注射通道。心肺复苏时应采取中心静脉给药，因为在末端循环障碍的情况下，经中心静脉给药，药液可以迅速发挥作用。

（2）**气管途径**：在病人已行气管内插管而尚未建立静脉通道前，可经气管内给予复苏药物。剂量是静脉给药的 2~2.5 倍，并用 5~10ml 生理盐水或注射用水稀释后注入气管内。

（3）**骨髓途径**：常用的穿刺部位为胫骨近端，适用于 1 岁以内的婴儿。骨髓腔内有不会塌陷的血管丛通路，在不能建立静脉通道时，可以采用骨髓内给药。

2. 复苏常用药物

（1）**肾上腺素**（adrenaline）：是心肺复苏的首选药物。可增加心肌及脑组织的血流量，加强心肌收缩力，可将心室颤动由细颤转为粗颤，尽早给予肾上腺素还可以增加自主循环恢复概率、存活率和出院率。使用方法：每次 1mg 静脉注射，必要时每 3~5min 重复给药一次。

（2）**胺碘酮**（amiodarone）：适用于对除颤、心肺复苏和血管升压素治疗无效的心室颤动或无脉性室性心动过速病人。胺碘酮是 Ⅲ 类抗心律失常药物。作用于钠、钾、钙离子通道，延长心肌细胞动作电位，并能阻断 α 受体和 β 受体。用法：首次剂量为 300mg，静脉注射，如无效，可再给予 150mg 静脉推注。

（3）**利多卡因**（lidocaine）：不建议常规使用利多卡因。但是对于因心室颤动或无脉性室性心动过速导致心搏骤停病人，如果没有胺碘酮，可以考虑使用利多卡因。使用方法：1.0~1.5mg/kg 静脉注射，必要时每隔 5~10min 再给药 0.5~0.75mg/kg，最大剂量不超过 3mg/kg。

（4）**阿托品**（atropine）：可解除迷走神经对心脏的抑制，提高窦房结的自律性，提高心率，增加心排血量，改善房室传导；阿托品对呼吸道平滑肌的松弛作用和抑制腺体分泌有助于改善通气。适用于心室停搏或过缓性无脉性电活动。使用剂量：1mg 静脉推注，每隔 3~5min 重复一次，总量不超过 3mg。

（5）**碳酸氢钠**（sodium bicarbonate）：用于纠正严重的代谢性酸中毒，心搏骤停导致血流中断和复苏期间低血流量产生的酸中毒。因此尽快恢复自主循环，是恢复心搏骤停时酸碱平衡的主要方法。但在心肺复苏的最初 15~20min 内应慎用碳酸氢钠。而对于早已存在代谢性酸中毒、高钾血症、三环类抗抑郁药过量引起的心搏骤停要给予碳酸氢钠。使用方法：首次剂量为 1mmol/kg，静脉滴注，可根据动脉血气测定结果调整剂量。

（6）镁剂：适用于低镁血症和尖端扭转型室性心动过速。尖端扭转型室性心动过速应立即进行高能量电击治疗，硫酸镁仅是辅助用药，不建议心搏骤停时常规使用。使用方法：硫酸镁 1~2g 溶于 5% 葡萄糖溶液 10ml 中缓慢静脉注射，之后 1~2g 硫酸镁溶于 5% 葡萄糖溶液 50~100ml 中缓慢静脉滴注。

（四）高级生命支持的初步评估与再次评估

高级生命支持的初步评估与再次评估是在基础生命支持（BLS）评估的基础上提供的进一步处理。适用于需接受急性冠脉综合征等治疗的清醒病人或昏迷病人进行 BLS 评估后情况未好转时。

1. 初步评估 A-B-C-D-E。

气道（A）：评估气道是否畅通；有无建立高级气道的指征；气道导管位置是否正确等。

呼吸（B）：检查通气是否足够以及评估氧合情况。

循环支持（C）：心电监护仪早期识别异常心电活动；建立静脉通路，及时给药；用呼气末 CO_2 图形波监测心肺复苏质量；监测血压、心率；检查血糖等。

功能障碍（D）：监测有无神经功能障碍，可使用 A-V-P-U 法（即是否清醒、对言语刺激有反应、对疼痛刺激有反应、无反应）来评估病人的反应、意识和瞳孔情况。

暴露病人（E）：暴露病人进行针对性体格检查，寻找有无创伤、出血、烧伤等情况，注意保暖。

2. 再次评估 主要是针对病史的采集和寻找可逆原因。通过询问病人 / 家属或目击者，获得有关病史资料，从中寻找可能的原因并处理。

根据 SAMPLE，病人病史可包括：S——症状与体征（signs and symptoms）；A——过敏史（allergy）；M——用药情况（medications）；P——既往史（past history）；L——末次进餐情况（last meal）；E——疾病相关事件（events）。

（五）寻找心搏骤停原因

在救治心搏骤停过程中，应尽可能迅速明确引起心搏骤停的病因，以便及时对可逆性病因（5H5T）采取相应的治疗措施。一方面通过使用上述 SAMPLE 来收集病人的目标病史信息，帮助快速确定或排除疑似诊断；另一方面，应尽早描记 12/18 导联心电图，及时采集静脉血标本检验相关生化指标，进行影像学检查等辅助检查，明确心搏骤停原因。

三、延续生命支持

延续生命支持（prolonged life support，PLS）是高级生命支持的延续。此阶段是心搏骤停病人自主循环和呼吸恢复后，转送到有条件的医院的危重症加强监护病房，进行综合性的心搏骤停后的治疗，重点是脑复苏。常由多学科专业人员组成的团队以提高出院生存率和改善神经功能，包括：气道管理、继续心电监测、生命体征评估，还包括严密监测并维护心、肺、肝、肾等器官及内环境稳定的功能。采用亚低温治疗，促进神经系统功能的恢复达到最优化。治疗导致心搏骤停的病因，预防心搏骤停再发以及客观评价预后。

（一）脑损伤的病理生理改变

心搏骤停时因缺血、缺氧，最易受损的是中枢神经系统，尤其是对大脑的损害。发生心搏骤停的病人，尽管采取持续有效的高质量的心肺脑复苏后，自主血压恢复，但仍有数小时的昏迷，并常伴有数天的多器官功能障碍，将复苏后的脑损伤称为复苏后综合征（post-resuscitation syndrome）。其原因为再灌注损伤所致，这类病人可完全恢复。再灌注损伤对脑、心、肺、肾、胃肠等重要器官的功能、代谢产生重要影响，主要表现在：发热、抽搐、昏迷、应激性溃疡、胃肠出血、水和电解质紊乱、呼吸功能不全、休克、心律失常、急性左心衰竭、急性肾衰竭等。防治要点是消除缺血原因，尽早恢复血流，再灌注时要注意保持低血压、低血流、低温，改善缺血组织代谢。

（二）脑复苏

针对心搏骤停后缺血、缺氧对大脑造成的损害，进行以保护神经功能为目的所采取的救治措施称为脑复苏（cerebral resuscitation）。近代心肺脑复苏（cardiopulmonary-cerebral resuscitation，CPCR）是以病人完全恢复智能、生活和工作能力为最终目的。因此，尽早进行高质量的心肺复苏和电除颤，尽早采取脑复苏的综合治疗是整个心肺脑复苏期间的重点。

脑复苏的原则是尽早恢复脑血流，缩短无灌注和低灌注的时间，维持合适的脑代谢。脑复苏主要措施包括：

1. 亚低温治疗 心搏骤停后自主循环恢复（return of spontaneous circulation，ROSC）并且仍然昏迷的成年病人都应采用目标温度管理（targeted temperature management，TTM），目标温度为 32~36℃，并至少维持 24h。研究显示，对于心搏骤停后自主循环恢复但仍然昏迷的成人病人，诱导性低温治疗能改善神经功能预后。

（1）治疗脑损害的主要机制

1）降低脑细胞代谢率，减少脑组织耗氧量（体温每下降 1℃，脑代谢率下降 5%~7%；体温 32℃时，脑耗氧量降至正常的 50%）。

2）保护血脑屏障，减轻脑水肿。

3）抑制脑损害后内源性毒性产物如兴奋性氨基酸谷氨酸及单胺类物质多巴胺、去甲肾上腺素、5-羟色胺等的生成释放，从而减轻神经损伤。

（2）降温方法：包括物理降温和药物降温。物理降温包括在体表大血管处，如额、颈、腋窝、腹股沟放置冰袋或用冰水擦浴，头部使用冰帽等。药物降温是应用冬眠合剂进行人工冬眠疗法。两者同时进行，才能达到较好的降温效果。

（3）低温治疗要点：最好在大脑缺氧最初 10min 内降温。降温要快，争取半小时内将温度降至37℃以下，头部温度降至 27℃左右，肛温降至 30~33℃（不应低于 30℃），以防止心律失常和心室颤动的发生。降温要维持到病情稳定，皮质功能开始恢复，听觉出现为止。

2. 脱水疗法 为防治脑水肿，在血压平稳和肾功能良好的基础上，宜尽早应用利尿脱水剂，控制脑水肿和降低颅内压。常选用：

（1）20% 甘露醇 250ml，4~6 次 /d，快速静脉滴入，30min 内滴完。

（2）呋塞米 20~40mg/ 次，2~4 次 /d，静脉注射。

3. 肾上腺皮质激素 能维持毛细血管和血脑屏障的完整性，稳定溶酶体膜，降低脑水肿，首选药物为地塞米松。用法：5~10mg/ 次，2~3 次 /d，静脉注射。

4. 控制抽搐和癫痫发作 抽搐和癫痫均可增加氧耗和增高颅内压，进一步加重脑缺氧，因此一旦病人发作抽搐应尽快使用适量镇静药控制。常用药物：地西泮 10~30mg 或苯妥英钠 0.25g，肌内注射或静脉注射。

5. 改善脑细胞代谢药物 辅酶 A、细胞色素 c 可促进脑细胞代谢，维护脑细胞功能。ATP 可供应脑细胞能量，恢复钠泵功能，减轻脑水肿。常用药物：胞磷胆碱、盐酸吡硫醇片、γ- 氨酪酸等，可视病人情况酌情选用。

6. 控制血糖 血糖过高或过低均会加重脑代谢紊乱，加重脑损害。治疗时应积极处理高血糖，使血糖控制在 8~10mmol/L，防止低血糖。

7. 人工冬眠治疗 对低温引起的寒战、血管痉挛。常选用冬眠Ⅰ号（哌替啶 100mg、异丙嗪 50mg、氯丙嗪 50mg）分次肌内注射或静脉滴注来改善微循环灌注和辅助物理降温。

8. 高压氧疗 高压氧能提高氧含量，增加血氧分压，提高氧弥散能力，对脑水肿时脑细胞的供氧十分有利；同时，高浓度氧对血管的直接刺激，可引起血管收缩，血流量减少，使颅内压降低，改善脑循环，增加受损脑组织的局部供血。

（三）加强监护

复苏成功后，须在ICU对病人呼吸、循环、肾功能、电解质及酸碱平衡等继续给予监护，保持各器官功能稳定，确保脑和其他重要器官的灌注。

1. 持续监测脉搏血氧饱和度　维持其在94%~99%，确保输送足够的氧，但当血氧饱和度达到100%时，应适当调低吸入氧浓度，以免氧中毒。

2. 维持循环功能　心搏恢复后，往往伴有血压不稳定或低血压状态。因此，血压应维持于正常或稍高于正常的水平，以恢复脑循环和改善周围组织灌注。可进行中心静脉压（central venous pressure，CVP）监测，连续心电监测，可将CVP、动脉压和尿量三者相结合来判定有无低血容量。常用药物为多巴胺、肾上腺素、去甲肾上腺素等血管活性药，并逐步调整剂量使收缩压≥90mmHg，或平均动脉压≥65mmHg。

3. 维持呼吸功能　心搏恢复后，自主呼吸未必恢复，即使自主呼吸已恢复往往伴随气体交换不足，故仍需加强气道管理，给予氧气吸入，进行有效的人工通气，行血气监测分析了解呼吸功能，促使自主呼吸恢复。必要时使用呼吸机辅助机械通气。

4. 纠正酸中毒　由于心搏骤停，复苏后随着循环恢复、微循环改善，组织内堆积的酸性代谢产物被不断地带入血液，造成代谢性酸中毒。或较长时间的低血压和缺氧，代谢性酸中毒会继续发展。应根据动脉血气分析结果、应用碳酸氢钠，纠正酸碱平衡。

5. 防治肾衰竭　心搏骤停时间较长或复苏后血压长时间不升者，可能造成肾功能损害，应留置导尿管，监测每小时尿量。重点是循环恢复后，必须很好地维持循环、呼吸功能，纠正缺氧和酸中毒，从而预防肾衰竭的发生。

6. 积极治疗原发病　复苏后应对引起心搏、呼吸骤停的原发病积极治疗，如外伤病人需清创、止血、补液；中毒病人应用解毒剂等；以免再次引起心搏骤停。

（孟　杰）

思考题

1. 简述心搏骤停的原因。

2. 简述基础生命支持的步骤。

3. 病人，男性，65岁，与朋友一起打扑克时突然剧烈胸痛，随后出现意识丧失、面色苍白、脉搏消失和呼吸停止，如果你在现场，如何对病人进行正确的现场救护？

4. 病人，男性，61岁，因急性心肌梗死收入院，第2天突然意识丧失，血压测不清，颈动脉搏动消失。住院心电图监测为心室颤动，此时采用最有效的治疗方法与注意事项分别是什么？

ER 4-3
练习题

第五章 | 休 克

教学课件

思维导图

学习目标

1. 掌握休克的临床表现及救护原则、救护措施。
2. 熟悉休克的分类、休克的病情评估。
3. 了解休克的概念、分类和病理生理。
4. 学会休克急救的基本技术；管理急救仪器、设备。
5. 具备关心爱护病人的职业素养，帮助和指导病人进行休克的识别和预防。

休克（shock）是各种强烈致病因素作用于机体，使有效循环血量锐减，组织器官微循环灌注广泛、持续、显著减少，组织缺血缺氧，导致机体重要器官功能和代谢严重障碍的综合征。休克不是一种独立的疾病，而是神经、内分泌、循环、代谢等发生严重障碍时表现出的症候群。若不及时采取急救措施，会危及病人生命。

第一节 概 述

案例导入

病人，女，30岁，出租车司机，6h前因交通事故，撞伤出现腹部剧痛，伴有腹胀。40min后出现神志不清，面色苍白，肢端发冷，昏迷。测心率120次/min，血压70/50mmHg并进行性下降，腹腔穿刺抽出不凝血。

问题：

1. 病人出现了何种情况？
2. 病人是何种类型休克？处于哪一期？

一、休克的分类

引起休克的原因很多，分类亦有多种方法。按其病因和病理生理的特点可将休克分为以下类别。

（一）低血容量性休克

低血容量性休克是体内或血管内大量血液丢失（如肝脾破裂、食管曲张静脉破裂等）、脱水（如呕吐、腹泻、肠梗阻、胃肠道瘘管、糖尿病酸中毒等）、血浆丢失（如大面积烧伤、腹膜炎等）等原因使血容量突然减少所致的休克。其特点为静脉压降低，外周血管阻力升高和心动过速。

低血容量性休克的发生取决于失血量和出血的速度。慢性出血即使失血量较大，但通过机体代偿可使血容量得以维持，故一般不发生休克。休克往往是在快速、大量（超过总血量20%~30%）

失血而又得不到及时补充的情况下发生。

(二)心源性休克

心源性休克常见于急性心肌梗死、严重心律失常、急性心肌炎、心脏压塞、急性心脏压塞、张力性气胸、心房黏液瘤等疾病所致的休克。

如发生急性心肌梗死（或严重心律失常、急性心肌炎、心脏压塞等）时，因心脏泵血功能不全，心输出量急剧减少，血压下降，组织灌注不足，肾血流减少，中枢神经功能减退等微循环衰竭的表现，若能排除药物（如镇痛药、血管扩张药、利尿药等）作用、体液丢失或补液不足等原因引起血容量降低所致的低血压，可考虑心源性休克。

(三)感染性休克

感染性休克又称为脓毒症性休克，可由多种致病微生物如细菌、病毒、真菌等引起的严重感染所致。感染性休克主要见于革兰氏阴性杆菌感染（如败血症、腹膜炎、坏死性胆管炎等）、中毒性菌痢、中毒性肺炎、暴发型流行性脑脊髓膜炎、流行性出血热等。休克并非由于细菌直接侵入血流所致，而是与细菌释放毒素有关，尤其是内毒素。

(四)过敏性休克

过敏性休克是一种较少见的休克类型，是人体接触某些生物制品、药物、动植物性致敏原产生的过敏反应，引起周围血管扩张，毛细血管床扩大，血浆渗出，血容量相对不足。常伴有喉头水肿，支气管痉挛所致的呼吸困难。

(五)神经源性休克

神经源性休克是外伤、剧痛、脑脊髓损伤等原因导致。由于神经作用使血管运动中枢功能受到抑制，引起周围血管扩张，有效循环血量相对不足。

(六)其他

尚有内分泌功能不全（如肾上腺皮质功能减退，甲状腺功能减退等）及内分泌功能亢进（如甲状腺危象、甲状旁腺功能亢进、类癌及原发性醛固酮增多症等）所致的休克。

临床上感染性休克、心源性休克和低血容量性休克较常见。

二、休克的病理生理

休克病因各异，类型不一，但致组织器官微循环灌流量不足是各类休克共同的发病基础，即休克发生后机体重要器官微循环处于低灌注状态，导致细胞缺血缺氧，细胞代谢异常，继续发展可导致细胞损害，代谢紊乱，组织结构损伤，重要器官功能失常，最终出现多器官功能障碍综合征（MODS）。根据休克发展过程中微循环的变化规律，以典型的失血性休克为例，休克时微循环的改变大致可分为如下三个时期。

(一)微循环缺血期(休克代偿期、缺血性缺氧期)

由于有效循环血容量显著减少，引起动脉血压下降。此期主要特征是缺血。此期机体通过一系列代偿机制调节和矫正所发生的病理变化，如通过心率加快促进心排血量增加以维持循环相对稳定，通过选择性收缩外周和内脏的小血管使循环血量重新分布，保证心、脑等重要器官的有效灌注。若能在此期去除病因积极治疗，休克较容易纠正。

(二)微循环淤血期(可逆性失代偿期、淤血性缺氧期)

休克未能及时纠正，病情继续发展，因代偿机制而选择性收缩的毛细血管前括约肌失去代偿性紧张状态，而后括约肌仍处于收缩状态，导致毛细血管中血流淤滞，组织细胞存在严重的淤血性缺氧，外周阻力显著下降，机体逐渐由代偿向失代偿发展，微循环将进一步因动静脉短路和直捷通路大量开放，使原有的组织灌注不足更为严重。临床表现为血压进行性下降、意识模糊、发绀和酸中毒，病程发展到失代偿期。

（三）微循环衰竭期（失代偿期、微循环衰竭期）

当休克失代偿期持续较长时间后，休克进入难治期或不可逆期，失代偿期时出现的某些脏器的微循环淤滞更加严重，由于组织缺少血液灌注，细胞处于严重缺氧和能量缺乏的状态，引起细胞自溶并损害周围细胞，导致器官出现功能障碍，最终引起多个器官功能受损。

第二节　休克的病情评估

> **案例导入**
>
> 病人，女，26岁，初中教师，半小时前因"宫外孕、出血性休克"急诊手术。入手术室时，神志清，T 37.2℃，P 92次/min，BP 99/60mmHg，硬膜外麻醉成功后，突然出现意识丧失，面色苍白，口唇四肢末梢严重发绀，脉搏、血压均测不出，血氧饱和度迅速下降至20%。
>
> **问题：**
> 1. 病人的休克指标有哪些？
> 2. 如何准确判断病情？

一、休克的资料收集

通过细致观察，正确检查，准确地收集主、客观资料，可及时发现休克早期表现，为休克的诊治争取有利时机。

（一）主观资料

因休克病人病情危重，简单沟通后，应先行抢救，待病情稳定后再详细询问。注意询问休克症状发生的原因、时间及经过等。了解病人是否有伴随症状及出现时间、程度和特点；是否进行补液治疗；是否应用升压药物，药物名称、剂量、治疗后反应等，了解既往病史。

（二）客观资料

采用"一看"：观察神志、口唇和皮肤色泽、毛细血管充盈等；"二摸"：触摸脉搏、肢端温度；"三测"：测量血压、中心静脉压；"四记"：记录尿量、出入液量、各项检测指标。重点评估以下内容：

1.临床观察

（1）**神志**：是否清楚，有无躁动不安、表情淡漠。

（2）**口唇和皮肤**：注意色泽、温度、湿度。四肢湿冷、苍白是周围血管阻力改变的线索。

（3）**血压**：是诊断休克的重要指标。如收缩压<90mmHg，或高血压病人收缩压下降至原来平均水平30%以下，脉压<20mmHg，并有组织灌流减少的其他表现即可诊断为休克。需要注意的是，部分病人休克早期血压无明显下降，仅表现为脉压的缩小。

（4）**脉搏**：应注意其速率、强度及节律等。收缩压下降前可以触及脉搏加快，这是早期诊断的主要依据。

（5）**呼吸**：应注意速率、节律及有无代谢性酸中毒引起的呼吸变化。

（6）**尿液**：尿量减少，是观察休克的重要指标。尿量是反映肾灌注情况的指标，同时反映其他器官灌注情况，也是反映临床补液及应用利尿、脱水药物是否有效的重要指标。休克时应留置导尿管，动态观察每小时尿量，抗休克治疗时尿量应大于20ml/h。尿量稳定在30ml/h以上时，表示休克已纠正。尿比重主要反映肾血流与肾小管功能，抗休克治疗后血压正常，但尿量少且比重增加，表示血管收缩仍存在或血容量不足。

（7）**毛细血管充盈时间**：是否有充盈时间延长，正常者可在 1s 内迅速充盈，超过 2s 为毛细血管充盈延迟。

（8）**颈静脉**：是否塌陷或充盈。

2. 血流动力学监测

（1）**中心静脉压**（CVP）：主要反映相对血容量，反映全身血容量及心功能方面要比动脉压早，正常值为 5~12cmH$_2$O（0.49~1.18kPa）。CVP<5cmH$_2$O（0.49kPa）时，表示血容量不足；CVP>15cmH$_2$O（1.47kPa）时，则表示心功能不全、静脉血管过度收缩或肺循环阻力升高；CVP>20cmH$_2$O（1.96kPa）时，则表示存在充血性心力衰竭。

（2）**肺动脉楔压**（PAWP）：反映左心房平均压，与左心室舒张末期压密切相关，反映肺循环阻力的情况。是估计血容量和监测输液速度的良好指标。PAWP 正常值为 6~12mmHg。过低提示血容量不足；过高如>18mmHg，提示输液过量、心功能不全；如>30mmHg，将出现肺水肿。临床上如果 PCWP 升高，即使 CVP 尚属正常，也应限制补液量，以免加重肺水肿。

（3）**休克指数**：临床上常用脉率/收缩压（mmHg）计算休克指数，帮助判定休克的有无及轻重。指数为 0.5 多表示无休克；1.0~1.5 有休克；>2.0 为严重休克。

3. 实验室及其他检查 生化指标的监测如血电解质、血糖、丙酮酸、乳酸、血清转氨酶、氨等血液生化指标。动脉血气分析（PaO$_2$、PaCO$_2$）、DIC 的检测、心电图、胸部 X 线等。

二、休克的病情判断

（一）分期的判断

1. 早期 病人神志清楚，但烦躁不安，可伴焦虑或激动；皮肤苍白，口唇甲床轻度发绀，四肢湿冷；心率加快、脉搏细速，能测量；收缩压偏低或接近正常，脉压缩小；尿量减少。

2. 中期 病人神志虽清，但表情淡漠、反应迟钝；表浅静脉萎陷，皮肤发绀，出现花斑，四肢厥冷；心音低钝，脉搏细速，呼吸浅速；血压下降，收缩压降至 80mmHg 以下或测不出，脉压小于 2.7kPa（20mmHg），尿量减少（<20ml/h），并出现代谢性酸中毒。

3. 晚期 病人昏睡或昏迷，面色青灰，明显发绀，呼吸急促或潮式呼吸，血压<60mmHg 或测不出，脉搏细弱或摸不清。可发生弥散性血管内凝血（DIC），严重者可导致心、肺、肾、脑等多器官功能衰竭，甚至死亡。

（二）病因鉴别

1. 如果有以下情况，应考虑是低血容量性休克：①有腹泻、呕吐史，失液量大，且其失液量与低血压不平行；②急腹症合并休克者；③有创伤失血、失液史；④有晕厥史且血红蛋白进行性下降。

2. 如果有喉头水肿、哮鸣音、用药或虫咬史，应高度怀疑过敏性休克。

3. 如果有颈静脉怒张、心音遥远，应考虑心包积液；如果有颈静脉怒张、心音不遥远、肝大，应考虑右心室梗死、肺梗死致心源性休克。

4. 如果有颈椎损伤、四肢瘫痪，应考虑神经源性休克。

5. 长期服用激素者，应考虑肾上腺皮质功能低下致内分泌性休克。产后大出血、闭乳、闭经、垂体手术史者，应考虑垂体危象。

6. 如在大手术、创伤、烧伤、移植、肠梗阻、输血或血制品的情况下出现全身炎症反应甚至休克时，应高度怀疑感染性休克。

第三节　救治与护理

案例导入

　　病人，男，40 岁，一日前被木棒击中腹部，于受伤后 32h 因腹痛加剧入院，T 38.1℃，R 20 次/min，P 120 次/min，BP 60/36mmHg。急性痛苦面容，额部有汗，四肢湿冷，神志恍惚。皮肤黏膜无出血点，浅表淋巴结不大、头颈、胸肺无异常。心律齐，P 120 次/min，Hb 112g/L，WBC 13×10^9/L，入院后腹腔穿刺 1 次，抽出淡褐色混浊液体 5ml，有粪臭味。腹部平坦、腹部肌肉紧张，呈板状腹，全腹均有压痛及反跳痛。

　　问题：
　　1. 休克病人的救治原则有哪些？
　　2. 如何准确判断病情？

一、救治原则

　　休克的纠正有赖于早期诊断和治疗，早期发现和消除休克的病因同样至关紧要。抗休克治疗越早越好，治疗人员必须分秒必争。对不同类型的休克，应立即控制病因，遏止病情发展，及时给予适当的处理，终止病程进一步恶化，避免发生多器官功能衰竭，有助于改善病人的预后。

（一）基本原则

　　迅速解除休克病因，尽快恢复有效循环血量，纠正微循环障碍，改善心脏功能，恢复正常代谢，并根据病情做相应处理。重点是尽快恢复组织灌注和保证供氧。

　　1. 恢复有效循环血量　是抗休克的基本措施，也是纠正休克引起的组织低灌注和缺氧的关键。

　　2. 消除病因　要根据休克发生不同的病因，给予相应的处置。失血性休克病人，应立即止血；感染性休克病人，应积极治疗感染。

　　3. 纠正酸中毒　应积极防治，纠正和维持病人的酸碱平衡。

　　4. 应用血管活性药物　在充分扩容的前提下应用血管活性药物，缓解周围血管舒缩功能的紊乱，以维持脏器灌注。

　　5. 改善微循环　对明确诊断的 DIC，可采用肝素抗凝，也可使用抗纤维蛋白溶解药、抗血小板药等。

　　6. 保护脏器功能　防治肾衰竭、急性呼吸窘迫综合征（ARDS）、多器官功能障碍综合征（MODS）等并发症。

　　7. 皮质类固醇和其他药物的应用　可用于感染性休克和其他较严重的休克。

（二）各型休克救治要点

　　1. 低血容量性休克　止血，输血，补充血容量，应用血管活性药，纠正酸中毒。

　　2. 心源性休克　心电监护，镇静止痛，控制心力衰竭，抗心律失常，补充血容量，应用血管活性药和保护心肌药物。

　　3. 感染性休克　清除感染灶，应用抗生素，纠正酸中毒，补充血容量，应用血管活性药和激素。

　　4. 过敏性休克　使用肾上腺素、抗组胺药、激素，补充血容量，应用升压药、葡萄糖酸钙。

　　5. 神经源性休克　止痛，应用肾上腺素，补充血容量，应用升压药。

二、护理要点

（一）紧急护理

　　1. 采取合适体位　一般取仰卧中凹位，即头胸部抬高 20°~30°、下肢抬高 15°~20°，抬高头胸部使膈肌下降,增加肺活量,抬高下肢有利于增加回心血量,从而相应增加循环血容量。休克严重的头部应放低,脚稍抬高。头部受伤、呼吸困难或有肺水肿者不宜采用此法,而应稍抬高头部。此外,有条件者可以使用抗休克裤。

2. **妥善安置并监护**　保持病人安静,就地抢救,避免搬运和远距离抢救。若在医院内应将病人安置在抢救室或 ICU,连续监测生命体征及病情,包括心率、呼吸、血压、血氧饱和度、尿量等,密切观察其病情变化。

3. **保持呼吸道通畅并吸氧**　保持呼吸道通畅,用鼻导管法或面罩法吸氧,必要时建立人工气道,呼吸机辅助通气。一般采用鼻导管持续给氧,氧流量为 2~4L/min,直至休克好转。当病人发绀明显或发生抽搐时,需要加大吸氧流量至 4~6L/min。休克时,组织细胞缺血、缺氧,吸氧可保证全身各脏器有足够的氧量,纠正组织细胞缺氧,以维持各脏器功能。

4. **建立静脉通道**　静脉输液可迅速补充有效循环血容量,是纠正休克的最根本措施。一般建立两条静脉通道,一条通道用于快速扩容,另一条通道用于给予抗生素或血管活性药等药物。有条件者,可安置深静脉导管。在紧急情况下,也可做静脉切开加压输液。

5. **注意保暖**　适当加盖棉被、毛毯,但不宜用热水袋。如高热首选物理降温。

6. **止血**　止血是治疗失血性休克的根本措施,表浅伤口、四肢血管出血采用压迫或使用止血带暂时止血,待休克初步纠正后,再进行根本的止血,在难以用暂时止血的措施控制出血时(如肝、脾、肾破裂等),在扩容的同时积极术前准备,进行手术治疗。

7. **镇痛**　肌内注射、静脉推注吗啡、盐酸哌替啶等镇痛药。颅脑外伤、呼吸困难、急腹症诊断未明者禁用。

8. **留取标本**　根据病情立即留取标本做血常规、血型、血浆蛋白、血细胞比容、血气分析等,定期检测动脉血气,可了解休克时酸碱代谢变化情况和严重程度。

(二)液体复苏护理

根据病人的实际情况选择合适的液体种类补足血容量,补液量应以能维持组织的良好灌注为宜,心功能不全时应控制补液量。补液最好在血流动力学监护下进行。一般补液原则是先快后慢,心功能不全时应控制输液速度,避免发生或加重肺水肿和心力衰竭。低血容量性休克和创伤性休克病人,血容量明显不足,输液速度要快,首先在 30min 内快速输入 1 000~2 000ml 平衡盐液(碱中毒或肝功能不全者慎用平衡盐液),然后再补充胶体液,晶体和胶体的比例一般为 3:1。若休克不好转,可再快速输入平衡盐液 1 000ml。若血压仍不回升,应及时输入全血或成分血。对心源性休克,如急性心肌梗死,过分控制液体只会使病情复杂化,此时首先输液至肺动脉楔压(PAWP)15~18mmHg,排除低血容量状态后处理心泵功能不全。

(三)血管活性药应用护理

临床常将血管收缩剂与血管扩张药联合应用于休克的抢救,以兼顾各重要脏器的血液灌注水平。血管收缩剂主要用于休克早期,以短期维持重要脏器灌注为目的,也可作为休克治疗的早期应急措施,不宜长久使用,用量也应尽量减小。使用血管收缩剂时要防止药物外渗,以免引起局部组织坏死,一旦发生,可用盐酸利多卡因或扩张血管药物局部封闭。

扩血管药物主要扩张毛细血管前括约肌,以利于组织灌流,使用扩血管药前,必须充分扩容,否则将导致明显血压下降,用量和使用浓度也应从最小开始。

开始用升压药或更换升压药时须从最低浓度、小剂量、慢滴速开始,最好用输液泵来控制滴速。每 5min 测血压 1 次,根据血压的高低适当调节药物浓度,待血压平稳及全身状况改善后改每15~30min 测量 1 次血压、脉搏、呼吸,并按药物浓度及剂量计算输液速度。使用期间准确记录给药时间、剂量、速度、浓度及血压变化,保证液体的均匀输入,病人平卧位,如感到头痛、头晕、烦躁不安应立即停药,并向医生汇报。停药时要逐步减量、降低药物浓度,不可骤停以防血压波动过大。

（四）动态观察病情

休克是一个动态变化过程，要取得最好的治疗效果，必须加强动态观察，对任何细微的变化都不能忽视，并作出科学的判断。

1. 密切观察脉搏、呼吸、血压的变化 根据病情 15~30min 测量一次。

2. 体温 每 4h 测一次，休克病人体温常低于正常，但感染性休克可出现高热。护理时应注意保暖，如盖被、低温电热毯或空气调温等，但不宜用热水袋加温，以免烫伤和使皮肤血管扩张，加重休克。高热病人可采用冰袋、冰帽或低温等渗盐水灌肠等方法进行物理降温，也可配合室内通风或药物降温。

3. 意识 当脑细胞轻度缺氧时，病人表现烦躁不安或兴奋，甚至谵妄，随休克加重，由兴奋转为抑制，病人表现精神不振，反应迟钝，甚至昏迷。对谵妄病人应适当加以约束以防意外损伤，亦可使用镇静药，但需注意血压。

4. 皮肤色泽及末梢循环 病人皮肤色泽、温度、湿度能够反映体表的血液灌注情况。正常人轻压指甲或唇部时，局部因暂时缺血而呈苍白色，松压后迅速转红润。轻压口唇、甲床苍白色区消失超过 1s，为微循环灌注不足或有淤滞现象。休克时病人面色苍白、皮肤湿冷表明病情较重，肤色从苍白转为青紫则提示进入严重休克，由发绀又出现皮下瘀点、瘀斑、注射部位渗血则提示有 DIC 的可能，应立即与医生联系。如病人四肢温暖，皮肤干燥，压口唇或指甲后苍白消失快（<1s），迅速转为红润，表明血液灌注良好，休克好转。

5. 注意尿量、颜色、比重、pH 病情重及尿少者应留置导尿，每小时记录一次尿量。尿量可反映肾功能的变化，尿量和尿比重反映肾脏毛细血管的灌流量，也是内脏血液流量的一个重要指标。如经扩容后尿量仍少于 25~30ml/h，应与医生联系，协助医生进行利尿试验，如经治疗尿量稳定在 30ml/h 以上则提示休克好转。

6. 测中心静脉压 CVP 可作为调整血容量及心功能的标志。休克期 CVP 在 10cmH₂O 以下应补充血容量，但不宜使其超过 12~15cmH₂O，否则有发生肺水肿危险，如 CVP 高于 15cmH₂O，而休克尚未纠正者，应给予强心药。

（五）防治感染的护理

休克时，病人机体处于应激状态，免疫功能低下，易继发感染，应采取以下措施积极防治：

1. 严格按照无菌原则进行各项护理操作。
2. 做好口腔护理，加强皮肤护理。
3. 做好各种管道的管理与护理，预防各种感染。
4. 预防肺部感染，避免误吸，使用叩背、雾化或祛痰药促进吸道分泌物及时排出，必要时吸痰。
5. 做好创面或伤口的护理，及时更换敷料，保持创面或伤口清洁干燥。
6. 遵医嘱合理使用抗生素。
7. 提供合理的营养，增强机体抵抗力。

（六）预防压疮和意外受伤

休克的病人病情重，需要卧床休息，应保持床单整洁干燥，定时翻身、拍背、按摩，保护好受压部位，做好皮肤护理。烦躁或神志不清的病人，应加床边护栏以防坠床，必要时可用约束带固定四肢，以防病人自行将输液管道或其他引流管拔出。

（七）心理护理

休克的强烈刺激，抢救措施繁多而紧急，加之仪器的使用，易使病人产生恐惧、焦虑、紧张、烦躁不安，应做好以下护理：

1. 护士应积极主动配合治疗，认真、准确无误地执行医嘱。
2. 保持镇静，忙而不乱，快而有序地进行抢救工作，以稳定病人和家属的情绪并取得信任和配合。

3. 病情稳定后及时做好安慰和解释工作，将病人病情的危险性和治疗、护理方案告诉家属，指导家属帮助病人配合治疗及护理，树立战胜疾病的信心。

● 思政案例

果敢担当　严谨细致

绿色通道护航生命，救死扶伤"医"路担当

"张主任，急诊科马上送来一名失血性休克的病人，怀疑是宫外孕……"

李女士，28岁，停经51d，3周前阴道出血同月经量，自认为月经来潮。今晨7时许李女士突然出现下腹痛，呈持续性疼痛，伴肛门坠胀感，起床后突然晕倒在家中。血液检查结果：血β-hCG 2 700IU/L。彩超提示：右侧附件区不均质包块（6.2cm×2.3cm），盆腔积液8.8cm，肝肾隐窝4.0cm，透声欠佳。此时，李女士面色苍白，四肢湿冷，血压下降，如不及时救治，必将危及生命。

张主任立即联系手术室，要求开通绿色通道，紧急行腹腔镜手术。置入腔镜后，先处理盆腹腔积血及凝血块，探查发现腹腔内出血已达2 000ml，但双侧输卵管、卵巢外观均正常，并未发现妊娠包块，输卵管伞端也未发现有活动性出血。经过反复认真探查，发现直肠子宫陷凹有鲜红色血液不断渗出，最终在直肠子宫陷凹靠近右侧宫骶韧带处发现1.5cm×1.5cm×1.0cm包块，呈紫红色，局部血运丰富，有活动性出血，证实是腹腔妊娠包块，于是立即手术处理。术中术后共输注悬浮红细胞6单位，新鲜冷冻血浆600ml。经过紧张激烈的抢救，李女士血压慢慢开始回升，转危为安。

这个案例告诉我们：一名合格的医务工作者，既要有处理紧急病情时的果敢担当精神，又要有处理复杂病情时的严谨细致作风。

（梁春艳）

1. 简述休克的分类。
2. 简述休克病人重点评估内容。
3. 简述休克的救治原则。
4. 简述休克病人病情动态观察要点。

ER 5-3

练习题

第六章 | 创 伤

教学课件

思维导图

ER 6-1 ER 6-2

学习目标

1. 掌握颅脑创伤、胸部创伤、腹部创伤、泌尿系统创伤、骨折的伤情评估、救治与护理；多发伤、复合伤的概念、救治与护理。
2. 熟悉创伤的分类、创伤评分系统；多发伤、复合伤的伤情评估。
3. 能正确判断创伤病人的严重程度并进行合理有效的急救措施。
4. 具备珍惜生命、爱护生命的意识，具有关心爱护病人的职业素养。

随着现代社会的发展，创伤的发生率逐年增高。据统计，我国每年创伤病人高达 6 200 万，每年创伤致死人数高达 70 万到 80 万，包括高空坠落伤、重大灾难事故死亡等。这也是 45 岁以下人群的第一死亡原因。对创伤展开积极的救护措施，挽救病人生命是急救护理学的重要任务。

第一节 概 述

案例导入

病人，女，29 岁，右腰部撞伤局部疼痛、肿胀，尿液呈淡红色。查体：右肾区触痛明显。
问题：
1. 该病人最可能的诊断是什么？
2. 如何评估该病人伤情的严重程度？

创伤（trauma）有广义和狭义之分。广义的创伤是指由机械、物理、化学或生物因素引起的组织结构破坏和/或功能障碍。狭义的创伤是指机械性因素所造成的组织结构破坏和/或功能障碍。

一、创伤的分类

对创伤进行分类，有利于了解创伤部位、特点及严重程度，以便作出快速准确的伤情评估与救护措施。

（一）按创伤类型分类

根据皮肤或黏膜的完整性是否受到破坏，分为开放性创伤和闭合性创伤两大类。

1. 开放性创伤 有创伤伤口、外出血，伤口与外界相通，易发生感染，可伴有内脏或深部组织损伤。常见的类型有擦伤、刺伤、切割伤、裂伤、撕脱伤、砍伤和火器伤等。

2. 闭合性创伤 皮肤或黏膜保持完整，无破裂及外出血。可伴有内脏损伤，病情隐匿，易漏诊与误诊。常见的类型有挫伤、扭伤、挤压伤、爆震伤、关节脱位或半脱位、闭合性骨折和闭合性内脏伤等。

（二）按创伤部位分类

根据创伤发生部位的不同，可分为颅脑伤、颌面颈部伤、胸部伤、腹部伤、骨盆部伤、脊柱脊髓伤、上肢伤、下肢伤等。

（三）按受伤组织与器官的多少分类

根据受伤组织与器官的多少分为单发伤和多发伤。

二、创伤的评分系统

创伤评分系统是将病人的生理指标、解剖指标作为评价标准，予以量化和权重处理，赋予每个指标不同分值并计算总体得分，用以确定病人的伤情严重程度。便于客观而准确地对创伤严重程度进行判断，并预测创伤结局以及评估救治质量。

创伤评分系统包括院前创伤评分系统和院内创伤评分系统。院前创伤评分系统是在灾难现场和到达医院之前，由急救人员或医生对伤员伤情的严重程度作出简单的评价和分类，用以判断伤情、指导救治。因现场急救条件有限，这类评分系统一般简便易行，但不够精确，判断预后的能力较差，常用的有院前指数（prehospital index，PHI）、修正的创伤计分（revised trauma score，RTS）、CRAMS 计分法和创伤指数（trauma index，TI）。院内创伤评分系统预测、评估创伤的准确率高，但相对复杂、耗时较多，常用的有简明损伤分级法（abbreviated injury scale，AIS）、损伤严重度评分（injury severity score，ISS）、创伤和损伤严重程度评分（trauma and injury severity score，TRISS）和创伤严重程度特征评分法（A severity characterization of trauma，ASCOT）。

第二节　一般创伤

> **案例导入**
>
> 病人，男，28 岁，5h 前摔伤右前臂。查体：T 36.6℃，P 89 次 /min，R 20 次 /min，BP 108/70mmHg，神志清楚，右前臂肿胀，皮肤瘀斑、破损出血，剧痛并有短缩畸形。
>
> **问题：**
>
> 1. 该病人最可能的诊断是什么？
> 2. 对该病人如何评估伤情？
> 3. 该病人急诊室急救的重点是什么？

一、分类

1. 颅脑创伤　颅脑创伤是一种常见损伤，大多伤情较重，病情发展快，死亡率及致残率高。可分为头皮损伤、颅骨骨折与脑损伤，头皮损伤包括头皮血肿、头皮裂伤、头皮撕脱伤，颅骨骨折包括颅盖骨折、颅底骨折，脑损伤包括脑震荡、脑挫裂伤、颅内血肿、脑水肿等。

2. 胸部创伤　胸部创伤常见于交通事故、挤压伤、摔伤及锐器伤，包括胸壁、胸腔内脏器以及膈肌的直接或间接损伤，如胸壁挫伤、连枷胸、血气胸、纵隔气肿、心脏压塞、膈肌损伤等，有时可合并腹部创伤。

3. 腹部创伤　腹部创伤包括单纯腹壁损伤、腹腔内脏器伤或腹膜后脏器伤。多数腹部创伤伴有严重的内脏伤，可因伴有腹腔实质脏器或大血管的损伤导致大出血而死亡。空腔脏器损伤破裂时，可发生严重的腹腔感染而威胁生命。腹部的开放性创口，可合并腹腔脏器膨出伤。处理内脏膨出伤时需要注意，膨出的内脏勿强行还纳，以免加重腹腔感染，同时还应避免脏器受压致缺血缺氧性脏器坏死而危及生命。

4. 泌尿系统创伤　泌尿系统创伤多因弹片、枪弹、刀刃等锐器伤或骨盆骨折、医源性因素如侵入性器械操作所致，常伴有胸部、腹部创伤，包括肾损伤、输尿管损伤、膀胱损伤和尿道损伤。

5. 骨折　骨折多见于交通事故、高处坠落、体育活动及严重挤压伤。根据发生部位的不同，可伴有不同脏器或组织的损伤。如骨盆骨折常伴有大量出血及继发盆腔内脏器损伤，损伤膀胱、直肠和泌尿生殖器时可引起严重污染。如脊柱脊髓伤可造成脊神经损伤，不仅危及生命，且常伴有截瘫，预后差。

二、伤情评估

（一）危及生命的伤情评估

创伤病人的早期检查，应首先判断有无致命伤，快速判断病人呼吸、循环、中枢神经系统的症状与体征，以确保优先救治对生命威胁大的伤情，保证病人生命。

1. 呼吸道与颈椎　检查呼吸道是否通畅，有无颈椎伤。

2. 呼吸检查　检查呼吸频率、节律，有无呼吸困难，双侧胸廓是否对称，有无开放性气胸或张力性气胸。

3. 循环检查　测量脉搏及血压，观察面色及四肢温度，是否发生出血及出血量多少，判断有无休克。

4. 中枢神经系统检查　意识状态、瞳孔大小及对光反射。

（二）全身伤情评估

在进行紧急伤情检查后、病人生命体征相对平稳的情况下，及时进行全身伤情评估，以避免漏诊、误诊，导致延误治疗。检查顺序可以参考 CRASHPLAN 方案，即心脏（cardiac）、呼吸（respiratory）、腹部（abdomen）、脊柱（spine）、头颅（head）、骨盆（pelvis）、四肢（limbs）、动脉（arteries）、神经（nerves）。应详细了解受伤史并尽早进行各项辅助检查，以便合理正确施救。

三、救治与护理

（一）现场救护

创伤救治的黄金时间是伤后 30min 内，在此阶段病人若能得到及时有效的救护，其死亡率与伤残率将大大下降。急救人员到达现场后，应立即将病人转运到安全环境下施救，排除可能造成进一步损伤的原因。搬运病人时动作轻稳，切忌强行拉扯拖拽，以免造成进一步损伤。对心搏骤停的病人立即实施心肺复苏，条件允许的情况下尽早气管插管。检查病人有无呼吸道梗阻及窒息，保持呼吸道通畅。有外出血的病人应尽快止血并抗休克治疗。在做好相应处理后，及时转运到医院进一步救治。

（二）急诊科救护

及时、有效的急诊科救护是挽救生命、减少伤残的关键环节，创伤病人的急诊救护应以维持生命、最大限度地减轻创伤及防治并发症为目的。其次，在保存脏器和患肢的基础上尽可能保存其功能。

1. 颅脑创伤救护

(1)即刻护理措施：保持呼吸道通畅，清除咽部的血块和呕吐物并及时给予吸痰，有舌根后坠的病人放置口咽通气管，必要时行气管插管或气管切开，并给予高流量、高浓度吸氧。为保证通气效果，应使病人呈过度通气状态（呼吸频率约 24 次 /min），$PaCO_2$ 保持在 25~30mmHg，以免血管收缩引起脑部缺血。

(2)摆放体位：意识清楚的病人应采取头高足低位，有利于颅内静脉回流，减轻脑水肿。昏迷病人或吞咽功能障碍者宜取侧卧位或头偏向一侧的平卧位，以免呕吐物、分泌物误吸引起窒息。

（3）**密切观察病情变化**：每30~60min 监测生命体征一次并做好记录。控制体温，避免加重脑缺氧性损伤。有急性颅内压升高的病人，应注意观察库欣反应及其变化。脑室引流的病人要注意观察引流液的颜色、量和引流速度，警惕脑室内活动性出血及脑室感染的发生。

（4）**及时手术**：生命体征不稳定、病情未见缓解并有颅内压持续升高的病人应立即手术，按照急诊手术要求进行必要的术前准备。

2. 胸部创伤救护

（1）**即刻护理措施**：胸部创伤病人多伴有呼吸困难，应首先检查呼吸道是否通畅，彻底清除口咽部血液、异物、分泌物，给予高流量吸氧，必要时行气管插管或气管切开术，给予人工通气支持或机械通气。

（2）**摆放体位**：病人应取半卧位，可使膈肌下降，增大胸腔容积，有利于呼吸。此外半卧位有助于胸腔内渗出物聚集于胸腔最低点，便于引流管引流。

（3）**观察病情变化**：每30min 测量一次生命体征。密切观察病人意识状态、胸式呼吸和腹式呼吸情况，是否出现烦躁不安、口渴、面色苍白、血压下降、发绀等变化。如病人生命体征不稳定，且伴有开放性气胸、张力性气胸或进行性血胸，应立即手术。

（4）**监护胸腔闭式引流**：行胸腔闭式引流的病人，注意保持引流管通畅，密切观察引流液的颜色、量及性质。气胸者若引流管内不断有气体逸出，病人呼吸状态无好转，则提示可能有肺及支气管的损伤，应剖胸探查修补裂口。若引流液为鲜红或暗红色，每小时液体量超过200ml，并持续3h 以上，提示胸腔内有活动性出血，应及时报告医生积极处理。

3. 腹部创伤救护

（1）**即刻护理措施**：腹部创伤病人常伴有内脏出血，引起失血性休克。病人到达急诊室后应立即给予高流量吸氧，并尽早手术探查，处理内脏出血、修补脏器损伤、引流腹腔积液、控制感染等。生命体征平稳且病情较轻的病人，可在严密观察病情下先采取非手术治疗，并做好急救处理和术前准备。

（2）**摆放体位**：未发生休克者取半卧位，有助于改善病人呼吸功能，缓解腹痛、腹胀，并有利于腹腔渗出液的引流；有休克表现的病人应采取仰卧中凹位，以增加回心血量，改善重要脏器的血液灌注情况。

（3）**观察病情变化**：密切观察病人生命体征是否平稳，注意腹部体征，如发现可疑情况应及时行剖腹探查术。

（4）**建立静脉通路**：腹部创伤并伴有腹腔实质性脏器损伤者，需要立即为病人补液，迅速建立两条以上静脉通路，防治失血性休克。

4. 泌尿系统创伤救护

（1）**即刻护理措施**：肾脏是实质性脏器，创伤后常伴有大量出血，病人到达急诊室后应立即给予高流量吸氧，以维持血氧饱和度。

（2）**观察病情变化**：严密监测血压、脉搏、呼吸、神志及全身症状。动态观察尿液颜色及尿量，如出现血尿，观察其颜色变化，若血尿颜色逐渐加深，说明出血加重。观察腹膜刺激征，判断出血及尿外渗情况，积极做好术前准备。

（3）**迅速建立静脉通路**：肾挫伤生命体征平稳者，保守治疗；肾裂伤者需手术修补；伴有严重出血病人应立即快速补液，防治失血性休克。

（4）**卧床与休息**：肾损伤病人如生命体征平稳，可在严密病情观察下采取保守治疗，嘱病人绝对卧床至少2周；若保守治疗失败，病人生命体征不稳，并伴有活动性出血，应立即手术治疗。

5. 骨折救护

（1）**即刻护理措施**：四肢骨折需尽快制动、固定，避免二次伤害；怀疑脊柱创伤者应卧于硬板床上，使用颈托或支具固定颈椎，尽量避免移动；骨盆创伤可使用骨盆固定带，减少出血，减轻疼痛。大血管出血者，可采用止血带止血法。

（2）**观察病情变化**：密切关注意识、脉搏、呼吸、血压及伤处情况，注意观察肢端是否出现剧痛、麻木、皮温降低、皮肤苍白或青紫、脉搏减弱或消失等血液灌注不足的表现，警惕骨-筋膜室综合征和周围重要血管、神经损伤的发生。

（3）**迅速建立静脉通路**：有活动性出血的病人，加压包扎止血，开放静脉通道，防止失血性休克的发生。

（4）**伤处处理**：根据骨折情况选择合适的复位方式，复位后持续固定在良好位置直至骨折愈合，在不影响固定效果的情况下，循序渐进地进行功能锻炼，防止并发症的发生，及早恢复功能。

第三节　特殊创伤

> **案例导入**
>
> 　　病人，女，38 岁，擦玻璃时从自家三楼阳台滑落，伤后 30min 急诊入院。查体：T 37℃，P 120 次 /min，R 25 次 /min，BP 70/60mmHg，神志清楚，面色苍白，口渴明显。颈部疼痛，活动受限。左上腹部明显压痛，腹腔穿刺可见不凝固血液。双小腿开放性骨折，右小腿伤口处有鲜红色血液喷出。
>
> 　　**问题：**
>
> 　　1. 该病人目前最可能的诊断是什么？
>
> 　　2. 该病人院前急救的重点是什么？

一、分类

（一）多发伤

多发伤指机体在单一机械致伤因素作用下，同时或相继出现两个或两个以上解剖部位的损伤。

多发伤至少应包括以下三方面内容：一是两个或两个以上解剖部位或脏器同时或相继发生创伤；二是各部位伤中至少有一处为较严重损伤，即使单独存在也可危及生命；三是各部位的损伤均为同一机械因素造成。单一解剖部位的多处损伤应称为多处伤，而非多发伤。

多发伤的临床特点是病人伤势重、并发症多、早期致死率高，诊断困难，易漏诊、误诊等。

（二）复合伤

复合伤指两种或两种以上致伤因素同时或相继作用于机体所造成的损伤。解剖部位可以是单一的，也可以是多部位或多脏器的，如大面积烧伤合并骨折。

绝大多数复合伤发生突然，伤情来势汹汹、变化迅速，严重者甚至在短时间内发生死亡。

（三）特殊复合伤

特殊复合伤常见类型包括放射复合伤、烧伤复合伤、化学复合伤。

1. 放射复合伤　是指人体同时或相继遭受放射性因素、机械性因素的作用造成两种或两种以上不同的复合伤。在核电站事故、核爆炸时常有多种致伤因素同时作用于机体，其中以合并烧伤、冲击伤较为多见。

2. 烧伤复合伤　多见于战争时期，日常生活中各种意外爆炸（锅炉爆炸、瓦斯爆炸、火药爆炸等）、电击和交通事故也可发生。战争引起烧伤复合伤多为烧伤合并冲击伤，而平时则多合并各种脏器和组织的机械性损伤。

3. 化学复合伤 各种创伤合并化学药剂中毒或损伤者，称为化学复合伤。多见于战争时期使用化学武器，民用化学致伤因素中最常见的是农药、强酸、强碱、工业有害气体与溶剂等。

（四）挤压伤

挤压伤是指人体肌肉丰富的部位，如四肢、躯干受重物长时间挤压后所造成的损伤。挤压伤轻者表现为受压部位肿胀、感觉迟钝或缺失、运动障碍；重者则出现肌红蛋白血症、一过性肌红蛋白尿、高钾血症，引起以肌红蛋白尿为特点的急性肾衰竭，称为挤压综合征。挤压伤可分为：①暴力性挤压伤，如手、脚被门窗、机器、车辆等暴力所致；②冲击性挤压伤，如爆炸冲击造成的内脏破裂等。

知识拓展

多部位伤、联合伤、合并伤

1. 多部位伤 又称多处伤，有三层含义：①在同一解剖部位或脏器有两处以上的损伤，如刀刺伤所致小肠多处穿孔；②同一致伤因素引起同一解剖部位两处以上脏器的损伤，如刀刺伤所致的肠穿孔和肝破裂，或上、下肢或整个体表共有多个伤口等；③多部位损伤，但均为轻伤，每一损伤创伤评分<3分。

2. 联合伤 指相邻两个解剖部位均发生损伤，一般指胸腹联合伤（同时膈肌破裂）。

3. 合并伤 指前一种伤为主后一种伤为辅的两个或多个部位伤，如颅脑创伤合并肺损伤。

二、伤情评估

（一）多发伤的伤情评估

1. 危及生命的伤情评估

（1）**循环及出血量的评估**：首先迅速判断有无心搏骤停，通过观察脉搏频率、节律及血压情况，了解出血量多少，判断是否发生休克。具体方法如下：

1）通过脉搏快速评估血压及伤情：急救现场通过脉搏评估血压，及时发现内脏活动性出血及休克。如能触及颈动脉、股动脉或桡动脉搏动时，收缩压分别≥60mmHg、≥70mmHg、≥80mmHg。脉搏<50次/min或>120次/min则提示严重创伤。

2）通过毛细血管充盈时间评估组织灌注情况：正常人除去压力后2s内甲床恢复到正常红润状态，再充盈时间延长是组织灌注不足的早期指征之一。

（2）**意识状态评估**：通过意识、瞳孔大小、肢体活动情况评估，及时发现颅脑损伤。

（3）**呼吸评估**：重点了解病人有无呼吸道梗阻。观察呼吸频率及节律，呼吸频率<10次/min或>30次/min提示严重创伤。发绀是缺氧的典型表现，如面色、口唇、甲床、皮肤出现紫绀，动脉血氧饱和度常低于85%。

2. 全身伤情评估 多发伤病人损伤部位多，伤情变化迅速且突然，临床表现复杂。及早准确的伤情判断是提高多发伤抢救成功率的关键。因此，在不耽误抢救的前提下，有的放矢，简明扼要地询问病史和重点查体，尽量减少搬运病人，力争在最短时间内对伤情作出全面评估。为了避免漏诊，可按照"CRASHPLAN"系统检查程序进行评估，并结合受伤原因和经过，综合实验室检查和X线摄片、CT、MRI等影像检查结果的基础上确立损伤救治的先后顺序。应注意实际应用中不必强求严格"CRASHPLAN"顺序，如果大血管损伤与四肢损伤并存时，前者优先。

（二）复合伤的伤情评估

1. 危及生命的伤情评估 应重点关注是否发生要害部位大出血、休克、有害气体急性中毒或窒息、急性肺水肿、肺出血、急性心力衰竭、多器官功能障碍等，这些均为复合伤伤者主要的致死原因。

2. 全身伤情评估 复合伤致伤因素复杂,损伤部位不同,致伤因素强度、种类不同,临床表现也各不相同。为了及时有效进行救治,必须对复合伤的伤情进行分度。复合伤的分度以各单一伤的伤情为基础,以中等以上损伤复合后常出现复合效应为依据进行划分,可分为轻度、中度、重度和极重度四级。

(三) 特殊复合伤的伤情评估

1. 危及生命的伤情评估 首先应明确有无危及生命的复合伤,如心搏骤停、呼吸道梗阻、内脏大出血等。如烧伤复合伤应迅速判断烧伤面积和深度,是否合并吸入性烧伤,是否发生休克及其严重程度。

2. 全身伤情评估 在结合病史的基础上,尽量做到全面细致,既要重视特殊伤情的存在,如烧伤、化学伤、放射伤,又不能遗漏重要脏器的冲击复合伤。尽可能做较为全面的体格检查和辅助检查,必要时重点复查,警惕多发伤的可能性。

(四) 挤压伤的伤情评估

1. 危及生命的伤情评估 询问病人挤压时间,观察伤肢肿胀、疼痛及局部皮肤颜色、温度、肢体感觉、运动及远端动脉搏动等情况。高钾血症、急性肾衰竭和休克是挤压综合征早期死亡的主要原因。

(1) **高钾血症**:肌肉坏死,细胞破裂,细胞内的钾离子大量转移至细胞外,同时因肾衰竭,钾离子无法及时排出体外。在少尿期,24h内血钾的浓度可升高至致命水平。

(2) **低血容量性休克**:大多数病人由于挤压伤的剧烈刺激,组织广泛破坏、代谢产物聚集、毒素吸收,造成血管扩张、通透性增加,血浆大量渗出,有效循环血量减少,血压下降,而迅速发生休克。

2. 全身伤情评估 重点评估血压、脉搏、尿量、尿色和血钾的浓度变化,有异常应警惕挤压综合征的发生。

(1) **挤压综合征**:好发部位依次为小腿、前臂、大腿、臀部、上臂和躯干。以全身性表现为主,可有休克、肌红蛋白尿、急性肾衰竭、高钾血症等。

(2) **其他**:此外还可出现代谢性酸中毒、氮质血症、高血磷、低血钙等一系列表现。

三、救治与护理

(一) 多发伤的救治与护理

1. 现场救护 原则是抢救生命第一,就地取材,优先处理危及生命的伤情,如心跳、呼吸骤停、窒息、大出血、张力性气胸和休克等。

(1) **脱离危险环境**:迅速协助病人脱离危险环境,避免再损伤的发生。

(2) **心肺复苏**:心搏骤停的病人需立即行胸外心脏按压及口对口人工呼吸,判断并消除导致心跳、呼吸骤停的原因。有条件的及时进行除颤。

(3) **改善通气功能**:呼吸道梗阻或窒息是病人死亡的主要原因之一。对呼吸道梗阻者,现场须简单、果断、迅速通畅气道。具体方法包括:清理口腔、鼻腔内血块、呕吐物及分泌物等;深昏迷及舌根后坠的病人,通过抬起下颌、将头后仰的方式打开气道,使下颌角与耳垂的连线与地面垂直。现场也可以用粗针头做环甲膜穿刺,必要时行气管插管或气管切开术,以彻底解除呼吸道梗阻,维持呼吸功能。

(4) 及时补液,充分供氧。

(5) **止血**:常用的止血方法有直接压迫止血法、指压止血法、加压包扎止血法、填塞止血法和止血带止血法。

(6) **包扎**:目的是保护伤口,减少污染,压迫止血,固定骨折。最常用的材料有绷带、三角巾和四头带。如现场条件有限,可用清洁毛巾、枕巾、床单、衣服等替代。

（7）**固定**：怀疑有骨折时现场应做临时固定，目的是减轻疼痛、减少出血、避免骨折断端损伤血管和神经，有利于搬运和转送。固定物可就地取材，选用木板、竹竿、树枝等，若缺乏固定材料，可行自体固定法，如将受伤上肢固定于胸廓上，受伤下肢固定于健肢上等。

（8）**搬运**：病人经过初步处理后，需从现场送到医院进一步检查和治疗。正确的搬运方式可减少病人痛苦，避免继发损伤。多采用担架或徒手搬运。

（9）**尽快处理开放性气胸**：迅速用厚敷料封闭伤口，使开放性气胸变为闭合性气胸，防止纵隔扑动的发生。

（10）**穿透伤处理**：躯体任何部位的穿透伤、伤处异物均不可在现场取出，以免造成大出血。

（11）**离断肢体现场处理**：救治现场需保存好离断肢体。将病人离断肢（指）用无菌敷料或清洁布包扎3~5层，装入塑料袋内，袋口扎紧防止冰水浸入，把塑料袋装入干燥的容器，再将容器置入装有冰块的大容器内，使周围温度保持在2~4℃为宜。忌冲洗、浸泡、涂药等，断肢（指）应随病人一同立即送往医院（图6-1）。

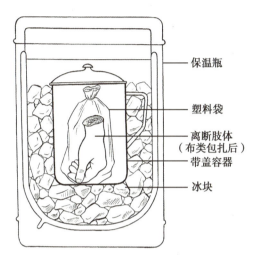

图6-1　离断肢体运送时冷藏法

2. 转运与途中救护　转运途中的监护是多发伤救治过程中控制伤情及预防二次损伤的重要环节。根据病情按照以下原则进行转运，可最大限度地降低转运途中病人的死亡率，为院内救治争取时机。

（1）**直接转运**：抓住"黄金30min"尽快科学地对创伤评估和处置后，及早安全转运至就近医院。

（2）**先救后送**：就地取材，优先处理危及生命的伤情，病情相对稳定后迅速转运。

（3）**边转运边监测**：在转运途中，做好呼吸、循环功能监测。密切观察病人意识、瞳孔、面色等变化，若病情突然恶化，应立即实施抢救。

（4）**边转运边联络**：转运途中应与医院联络，提前告知病情及院前急救情况，以便做好接诊准备。

3. 院内救护　院内救治一般优先处理下述三种伤情，即气道梗阻、出血、休克。

（1）**解除气道梗阻**：紧急情况可做环甲膜穿刺或环甲膜切开，必要时给予气管插管或气管切开。

（2）**控制出血**：可在原包扎物外面再用敷料加压包扎，并抬高肢体。对活动性大出血的病人，应迅速钳夹止血。怀疑有腹腔内出血者，做好相应的术前准备。

（3）**抗休克**：尽快开放两条及以上静脉通路，可采用静脉留置针或进行深静脉置管，快速扩充血容量，保证抗休克治疗需要。必要时可使用抗休克裤，并留置导尿管观察每小时尿量，以了解灌注情况。

（4）**密切观察**：密切观察病人生命体征、意识、瞳孔的变化，同时做好循环系统、呼吸系统、泌尿系统的监测及记录，发现异常及时通知医生并配合抢救。

（5）**止痛和预防感染**：对多发伤的病人，应给予镇静药止痛，早期应用抗生素，预防感染。

（6）**其他**：做好伤口护理、心理护理，维护各器官功能，协助医生做好相关检查和术前准备等。此外还应及时补充营养，做好生活护理（图6-2）。

（二）复合伤的救治与护理

1. 现场救护　救护原则是救命第一、救伤第二，迅速、安全地将伤员撤离现场而不增加新的损伤。优先处理危及生命的复合伤，如重要血管和内脏损伤、开放性颅脑损伤和颅内出血、严重挤压伤和大出血、窒息、心搏骤停等，同时注意休克的防治，降低伤员死亡。对于不危及生命或肢体存活的复合伤，应待病人病情平稳后再行后续处理。

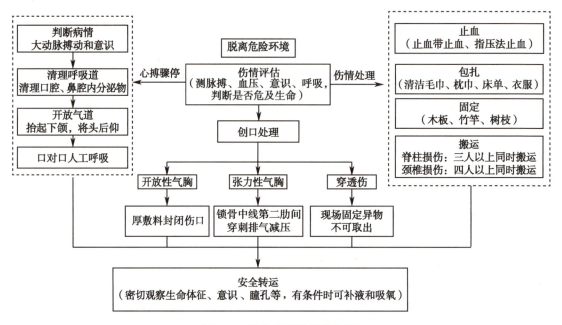

图 6-2　外伤现场急救流程图

2. 转运途中救护　转运途中的监护对于复合伤救治仍旧是控制伤情及预防二次损伤的重要环节。应在病情相对稳定后及早转运至医院,加强途中监护,提前告知医院做好接诊准备。

3. 院内救护

（1）**合理安排手术顺序**:根据受伤器官的严重性和重要性,按紧急、急性和择期的顺序进行安排。若都属于紧急或急性时,首先行紧急气管切开术、颅脑损伤手术。手术过程中先行无菌手术（闭合伤手术）,再行污染手术（包括开放伤和空腔脏器破裂）。

（2）**早期加强脏器保护**:复合伤病人内脏损伤往往出现较早,如不及时给予治疗,既耽误其功能恢复,也会对伤员的救治和预后造成影响。

（3）**重视感染的防治**:复合伤尤其是合并烧伤、开放性损伤和空腔脏器损伤时,伤员受感染风险急剧增加,应尽早遵医嘱使用抗生素,防治感染。还应警惕破伤风等特殊感染,给予破伤风抗毒素或破伤风免疫球蛋白。

（三）特殊复合伤的救治与护理

1. 现场救护

（1）**烧伤复合伤**:原则是积极抗休克、纠正低血容量,防止继发损伤,处理危及生命的复合伤。根据现场情况及时处理大出血、窒息等危及生命的并发症,不危及生命的可暂不处理。立即脱去着火的衣服,来不及脱衣服者可就地迅速卧倒,滚动以扑灭火焰。尽量避免剧烈活动,以减轻心肺负担、避免加重出血。

（2）**化学复合伤**:应立即使用抗毒剂（表 6-1）,采取防护措施,及时进行创伤止血、包扎、固定,尽快撤离染毒区,送外科或中毒中心处理。

1）若为皮肤染毒,先用纱布、手帕等蘸去可见液体,避免来回擦拭扩大染毒范围,再用消毒剂消毒。因消毒剂对皮肤的刺激性,消毒 10min 后应用清水冲洗干净。无消毒剂时,清水、肥皂水、2% 碳酸氢钠溶液等都可以替代使用。大面积皮肤染毒时可全身清洗消毒。

2）若有伤口,立即除去伤口内毒液,四肢可在伤口上方扎止血带,用稀释后的消毒液或大量清水反复冲洗伤口,简单包扎,于半小时后放开止血带。

3）眼部染毒即刻用 2% 碳酸氢钠液或大量清水反复彻底冲洗。

4）经口中毒者,立即催吐、洗胃。洗胃液及呕吐物及时予以消毒处理。

表 6-1　常用的抗毒剂

毒剂类型	抗毒剂
神经性毒剂	阿托品、东莨菪碱、氯解磷定
糜烂性毒剂	硫代硫酸钠(用于硫芥)、二巯丙醇、二巯丙磺钠
全身性毒剂	亚硝酸异戊酯(吸入)、亚硝酸钠、硫代硫酸钠
窒息性毒剂	乌洛托品、氧气雾化吸入氨茶碱
刺激性毒剂	抗烟剂(氯仿、酒精、氨水等合成)吸入、滴眼、外涂,二巯基类
失能性毒剂	毒扁豆碱、解毕灵

5)呼吸道吸入中毒应立即转移到通风环境或吸氧,必要时给予高压氧治疗。

(3)**放射复合伤**:应重视抗休克和保护心功能,早期外科处理、控制感染和调节免疫;控制肠源性感染,恢复肠道功能;保护造血功能,促进造血重建,尽快应用抗辐射药物。具体措施:①救护人员做好个人防护,如戴口罩、围毛巾、扎好袖口裤脚等,有条件的穿特制防护服,防止进一步沾染。②迅速去除致伤因素,伤处先洗消再处理,并将洗消的污水和污物深坑掩埋。③根据伤情进行急救处理。④迅速撤离现场,关闭辐射区,伤员按照病情的轻重缓急转送。

2. **转运途中救护**　尽快将伤员转运至后方单位,接受进一步诊治。远离致伤环境,就近急救和转运。

3. **院内救护**

(1) 及早判断复合伤的部位、类型、程度,做全面细致的检查。根据抗毒剂的不同,选择外涂、口服、吸入或者静脉等途径应用抗毒剂。

(2)**保持呼吸道通畅**:清除口鼻分泌物;呼吸停止者给予人工辅助通气;昏迷病人发生舌后坠可用口咽通气道维持通气;呼吸道烧伤、严重呼吸困难的伤员做气管切开。

(3)**快速补液**:烧伤复合伤应较单纯烧伤的补液量更充足,复苏补液基本上可按单纯烧伤的预计量补充,还要适当补充晶体液及一定量的全血。

(4)**创面处理**:烧伤创面处理原则为保护创面、减少渗出,预防和控制感染,清除坏死组织,积极预防烧伤后期瘢痕挛缩畸形,争取最大限度地恢复功能和外貌。有伤口出血时及时包扎、止血、输血等。开放性气胸应立即封闭伤口。

(5)**早期抗辐射处理**:遵医嘱早期使用抗放射药物,还可应用阻吸收和促排泄的方法,胃肠道选择含漱、催吐或洗胃、导泻或口服吸附沉淀剂,呼吸道可用雾化吸入法、祛痰法等,注意多饮水、使用利尿药。

(6)**防治肺水肿和脑水肿**:①严格卧床休息;②早期给氧,必要时行气管插管、机械通气;③严格控制输液速度和输液量;④使用甘露醇或呋塞米进行脱水治疗。

(7)**抗感染**:使用抗生素,调节机体免疫功能,预防或控制感染。

(8)**防止并发症**:有水、电解质及酸碱平衡紊乱者根据具体情况输液,并注意预防休克、DIC 和多器官功能障碍等危险情况发生。

(四)挤压伤的救治与护理

1. 现场救护

(1)**脱离危险环境**:医护人员到达现场后,应迅速解除重物对病人的挤压,切忌强拉伤肢。若因肢体受挤压时间较长、挤压严重无法解救者,为保全生命,可行现场截肢手术。解救前应建立静脉通路,及时扩充血容量,预防休克发生。

(2)**患肢的现场处理**

1)制动:减轻疼痛,减少坏死组织分解产物的吸收。

2）迅速降温：将患肢暴露在空气中或用冷水降低肢体温度，降低组织代谢速度，减少毒素吸收。注意事项：①禁止抬高、按摩或热敷患肢，以免加重损伤肌肉的缺氧程度；②禁止使用止血带：挤压伤的伤肢有开放伤口出血时，应予以止血，但应禁止加压包扎，更不可用止血带止血。

2. 转运途中救护　挤压伤病人转运途中救护原则同多发伤，但对严重挤压伤伴有休克的病人，做好必要的呼吸、循环功能监测是安全转运的关键。

3. 院内救护

（1）**防治休克**：根据病人临床表现、血压、中心静脉压等情况合理选择补液、输血、抗休克治疗，同时注意调节水、电解质紊乱及酸碱平衡失调。

（2）**病情观察**

1）观察局部皮肤颜色、温度、肢体感觉、运动及远端动脉搏动情况等。

2）观察病人意识、瞳孔、血压、脉搏、呼吸、体温及尿量等改变。

（3）**预防并发症**

1）急性肾衰竭：挤压伤的治疗重点是积极纠正酸中毒，治疗高钾血症，防治急性肾衰竭。重点观察记录尿量、尿色、pH等，及时发现肌红蛋白尿。

2）防止肢体坏死：经过一段时间观察，患肢血液循环情况仍未改善，患肢肿胀严重，局部张力高，伴有运动、感觉障碍且肉眼可见茶褐色尿时应及时报告医生，并做好切开减压准备，以保证肢体血液循环，防止缺血性坏死。当患肢肌肉已坏死并出现早期急性肾衰竭症状或全身中毒症状严重、经切开减压等处理仍不见症状缓解，甚至危及病人生命时，可行截肢手术。

（4）**心理护理**：对突发意外创伤无论伤情轻重、个体差异，病人都需要不同程度的心理支持。与病人进行直接或间接真挚的交流、关心爱护病人，会减轻其心理上的痛苦。

（5）**其他**：此外还应及时补充营养，做好生活护理。

第四节　创伤救护基本技术

本节介绍创伤救护基本技术，包括止血、包扎、固定和搬运四部分内容。

一、止血

成人全身血液占其体重的8%左右，当失血量达到总血液量的20%以上时，可出现面色苍白、四肢发冷、呼吸急促、脉搏快而细、血压下降、意识模糊等失血性休克症状；当出血量达到总血液量的40%时，就会发生严重的并发症甚至危及生命。及时有效止血对挽救创伤病人的生命极为重要。

（一）创伤出血的种类及部位的判断

创伤出血一般分为内出血和外出血，血液从体表伤口流出，称为外出血，易被发现；内出血则是体内深部组织、内脏等损伤发生的出血，血液流入组织或体腔内，易被漏诊。按照损伤血管的不同，可分为：

1. 动脉出血　出血速度快、量大，血液鲜红色，呈喷射状、波动性向伤口外涌出。

2. 静脉出血　持续向外溢出暗红色血液，速度缓慢。

3. 毛细血管出血　伤口血液鲜红色向外渗出，可自行凝固止血。

（二）如何选择止血方法

1. 根据受伤部位、受伤时长判断大概出血量。

2. 仔细观察伤口的出血情况，初步判断出血种类，根据出血部位及现场所具备的条件选择适当的止血方法。

（1）**动脉出血**：可先采用指压法止血，再根据情况使用填塞止血法或止血带止血法。

（2）**静脉出血**：可直接压迫伤处止血，用手或者其他物品在伤口上方的敷料上施加压力，以减少出血量。

（3）**毛细血管出血**：出血可自行停止，先用流动清水或使用皮肤消毒液将伤处冲洗干净，再用纱布、绷带加压包扎即可。

（三）常用的止血方法

1. 指压止血法　指压止血法是一种简单的临时止血方法，根据动脉的走向，在伤口的近心端，用手指压迫动脉，达到临时止血的目的。因动脉常伴有侧支循环，故此法止血效果有限。此外施救者需清楚了解出血区域动脉血供，甚至会因此法导致其他有效止血方法延迟实施，故此法目前不作为首选。常见各部位止血指压方法见图6-3~图6-8。

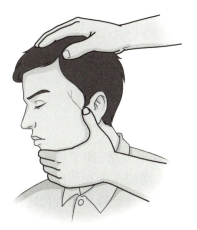
图6-3　颞动脉的指压止血法

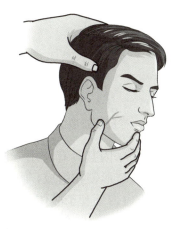
图6-4　面动脉的指压止血法

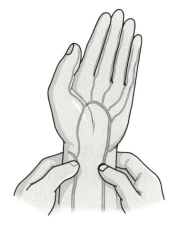
图6-5　桡动脉、尺动脉的指压止血法

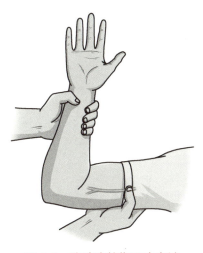
图6-6　肱动脉的指压止血法

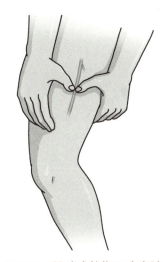
图6-7　股动脉的指压止血法

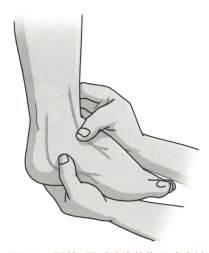
图6-8　胫前、胫后动脉的指压止血法

2. 加压包扎止血法　此方法适用于静脉出血和毛细血管出血。先用超过伤口范围的无菌敷料或干净的布料盖住伤口，再用绷带或三角巾加压包扎，松紧度以能达到止血为宜。

3. 止血带止血法　止血带止血法是快速有效的止血方法，一般用于四肢大动脉出血，或当其他止血方法无效及不能用加压包扎止血时。常用的止血带有橡皮止血带、旋压止血带、卡扣式止血带和充气止血带。现场急救时可用绷带、布带、三角巾、领带等代替，但禁止使用细绳索、铁丝或电线等充当止血带。常用的止血带止血法包括以下几种：

（1）**橡皮止血带止血法**：先用绷带或毛巾等物覆盖住要扎止血带的部位，一手用拇指、示指、中指捏紧止血带短端，手心向上放在扎止血带的部位，另一只手持长的尾端中段绕伤肢一圈压住左手捏着的短端,再绕一圈,把止血带尾端塞入左手的示指与中指之间夹紧,在两圈止血带内向下牵拉,使之成为一个活结(图6-9)。

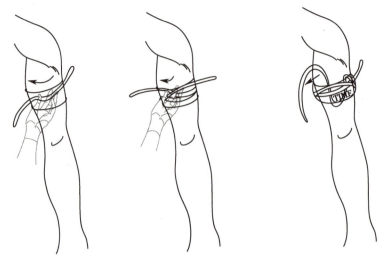

图 6-9　橡皮止血带止血法

(2)**旋压止血带止血法**:起源自战地救护,因其具有使用方便、止血效果可靠、便于携带等优点。它由摩擦带扣、旋棒、固定带、自粘带和C形锁扣组成,通过旋转旋棒增加布带局部压力以达到止血的目的。具体使用方法如下:先将止血带环套于肢体,拉紧自粘带,转动旋棒加压并固定于C形锁扣内(图6-10)。

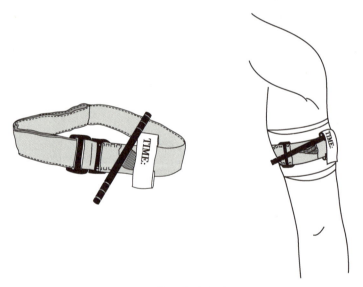

图 6-10　旋压止血带止血法

(3)**卡扣式止血带止血法**:是利用卡扣式止血带,先将松紧带绕患肢一圈,然后把插入式自动锁卡插进活动锁开关内,一只手按住活动锁开关,另一只手拉紧松紧带,直至伤口不再出血为止。

(4)**充气止血带止血法**:将袖带绑在伤口的近心端,充气施加压力起到止血的作用。此种止血法是根据血压计原理设计,特点是压力均匀,止血效果好。分为电动充气和手动充气两种,电动充气式因需要电源,且携带不方便一般用于手术室;手动充气式携带方便,不受场地限制。

(5)**布带止血带止血法**:又称为绞棒止血带止血法。将三角巾折成带状,绕患肢两圈作为衬垫,再将两端向前拉紧打活结,取一根木棒、笔或筷子等作为绞棒插在活结旁的圈内,提起绞棒按顺时针方向绞紧,待触不到远端动脉搏动时将绞棒一端插入活结内,最后拉紧活结固定(图6-11)。

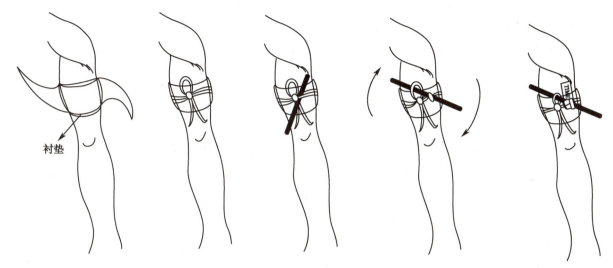

图 6-11　布带止血带止血法

（6）止血带使用的注意事项

1）抬高患肢：止血带使用之前应抬高患肢2~3min，以增加静脉回心血量，减少出血。

2）部位要准确：止血带应扎在靠近伤处的近心端、伤口上方5~10cm处，上肢在上臂上1/3处，下肢在大腿中上段，避免结扎在关节、伤口或被刺穿的部位。前臂与小腿不宜扎止血带，因动脉走行于两骨之间，血流阻断不完全，止血效果不佳。

3）衬垫要垫平：止血带不可直接扎在皮肤上，止血带和皮肤间应放置平整的衬垫，以免损伤皮肤。紧急时，可将裤脚或袖口卷起当做衬垫，将止血带扎在其上。

4）松紧要适当：以出血停止且刚好摸不到远端动脉搏动为宜。

5）标记明显：止血带扎好后必须在明显的部位注明使用时间（24h制，精确到分钟），以便医护人员后续处理。每间隔1h放松止血带1~2min，最长使用时间不超过4h。

6）快速转运：为了防止远端肢体缺血性坏死，原则上应尽量缩短使用止血带的时间，使用止血带后应尽快将伤员转送至医院进行后续治疗。

二、包扎

包扎的目的在于保护伤口、减少感染，固定敷料、骨折夹板以减轻病人痛苦，也可用于压迫止血等。原则上包扎前要先保护创面，包扎时松紧要适度，肢体应处于功能位，打结时要避开伤口、肢体内侧和坐卧受压的位置。包扎要求动作轻、快、准、牢。最常用的包扎材料有绷带、三角巾、四头带和多头带等。

（一）绷带包扎

绷带包扎是非常实用的包扎方法，通常适用于固定敷料、夹板和受伤部位，保护伤口、减少感染、加压止血。绷带的种类和规格很多。常用的绷带种类有纱布绷带、弹力绷带和石膏绷带等。按照不同伤口和肢体的粗细程度选择规格。根据肢体的部位不同变换其包扎方法。绷带包扎（图6-12）的基本方法如下：

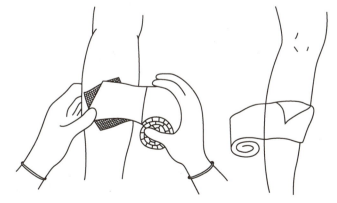

图 6-12　绷带包扎起始法

1.环形包扎法　将绷带头斜置于包扎部位下方的远心端，环形缠绕一周，将倾斜露出的一角反折于绷带上,再用绷带平行环绕两圈,结束与开始相同,仍旧环绕两圈。适用于小伤口及各种绷带包扎法的起始和结束(图6-13A)。

2. 蛇形包扎法 起始用绷带做环形包扎两圈,然后将绷带倾斜向上缠绕,每圈绷带间隔宽度为绷带的宽度,互不遮盖。适用于伤口敷料的快速固定和夹板固定等(图6-13B)。

3. 螺旋形包扎法 起始用环形包扎两圈后,将绷带倾斜向上环形重叠缠绕,缠绕时后一圈覆盖上一圈绷带的1/3~1/2,此方法适用于粗细大致相等的部位(图6-13C)。

4. 螺旋反折包扎法 此方法与螺旋包扎法基本相同,只是每圈螺旋向上包扎时必须向下反折一次,反折时用左手拇指按压住绷带中间部位,右手将绷带反折向下拉紧缠绕肢体,反折部位应位于相同的部位,使之成一条直线。此法适用于粗细差别较大的部位,如前臂、小腿等。应注意绷带反折处要避开伤口和骨突起处(图6-13D)。

5. 8字形包扎法 在受伤部位远端起始两圈环形包扎,再从上至下、从下至上的围绕伤口重复做8字包扎,每缠绕一圈覆盖上一圈绷带1/3~1/2,此法适用于四肢关节及肢体粗细不等的部位包扎(图6-13E)。

6. 回返式包扎法 起始两圈环形包扎后,由助手按压住绷带的反折端,将绷带由肢体顶端向前、向后来回反折,通常从中间位置开始,接着各圈一左一右交替包扎,每一来回均覆盖前一次的1/3~1/2,直到包住整个伤口顶端。最后用环形包扎法将反折处压住固定。此法适用于头部、截肢残端、肢体末端等部位的包扎(图6-13F)。

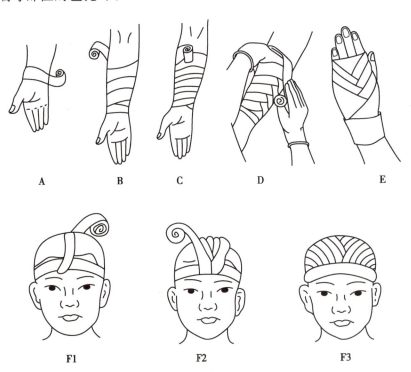

图6-13 绷带包扎的常用方法

A. 环形包扎法;B. 蛇形包扎法;C. 螺旋形包扎法;D. 螺旋反折包扎法;
E. 8字形包扎法(手部);F. 回返式包扎法(头部)。

ER 6-3

绷带包扎的
常用方法

(二) 三角巾包扎

三角巾用途广泛,展开可用于躯干和四肢的伤口包扎,亦可折叠成条带状作为悬吊带或捆扎带用于包扎、固定等。三角巾的规格为底边长130cm,顶角到底边的高为60cm,侧边(顶角到底角)为85cm,顶角的带子长45cm(图6-14)。

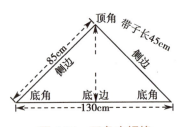

图6-14 三角巾规格

1. 头面部三角巾包扎

（1）**头顶部帽式包扎法**：将三角巾的底边向内折约 2 指宽，放在病人前额眉弓上，盖住头顶，顶角向后，将两底边沿两耳上方向后牵拉至枕外隆凸下方，压住顶角并在顶角上方交叉后再向前经两耳上方绕至前额一侧眉弓上打结固定。最后向下牵拉顶角将头顶部三角巾收紧，再将顶角向上反折、整理嵌入底边内（图 6-15）。

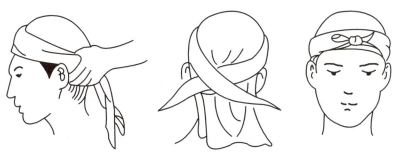

图 6-15　头顶部包扎法

（2）**头、耳部风帽式包扎法**：将三角巾顶角和底边中点各打一个结，顶角的结置于前额中央，头部套入风帽内，向下拉紧两个底角，再将底边向外反折 2 指宽的边，左右交叉包绕兜住下颌，绕至枕后打结固定（图 6-16）。

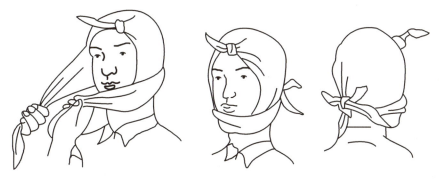

图 6-16　风帽式包扎法

（3）**面具式包扎法**：将三角巾顶角打结套在颌下，罩住头部及面部，将底边两端拉紧至枕后交叉，再绕到前额打结固定，之后小心在眼、鼻、口部各剪一小口，便于视物与通气。

2. 肩部三角巾包扎

（1）**单肩燕尾式包扎法**：将三角巾折成燕尾巾，夹角朝上，角度约 90°，向后的一角压住向前的一角，放于伤侧肩部，燕尾底边绕上臂在腋前方打结固定，将燕尾两角分别经胸、背部拉到对侧腋下打结固定（图 6-17）。

（2）**双肩燕尾式包扎法**：将三角巾折成两尾角等大的燕尾巾，夹角向上对准颈后部正中，双燕尾由前向后分别包绕左右肩部到腋下，在腋后打结固定（图 6-18）。

3. 胸部三角巾包扎

（1）**单侧胸部展开式三角巾包扎法**：三角巾顶角向上覆盖伤侧肩部，垂在背部，使三角巾底边正中央位于伤处下侧，将底边两端环绕躯干在背侧后方打结，用顶角上的带子与底边打结处再次打结（图 6-19）。

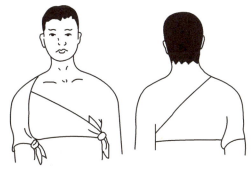

图 6-17　单肩燕尾式包扎法

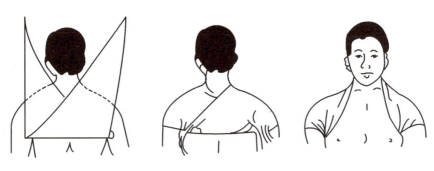

图 6-18　双肩燕尾式包扎法

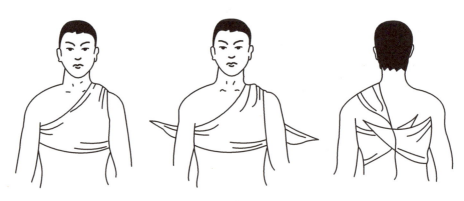

图 6-19　单侧胸部展开式包扎法

（2）**双侧胸部燕尾式包扎法**：将两底角折成燕尾状，并在折叠处反折一道边，横放于胸部，利用顶角延长带在侧胸壁与底边打结，再将两底角向上翻折，分别放于两肩上并拉至颈后将燕尾巾收紧，用一侧底角的带子绕过横拉的延长带提到对侧颈后侧方与另一底角打结（图 6-20）。

4. **腹部三角巾包扎**　三角巾顶角向下，底边横放于腹部，两底角在腰侧后方打结固定，顶角及延长带从两腿间拉至腰侧后方与底角打结固定。

5. **四肢三角巾包扎**

（1）**上肢悬吊包扎法**：展开三角巾，顶角向外，一侧底角置于健侧肩上，伤肢保持功能位，将三角巾的另一角向上悬兜住伤肢，绕过颈部在健侧肩后侧方与另一底角打结固定，伤肢手指要暴露出来以便观察血运（图 6-21）。

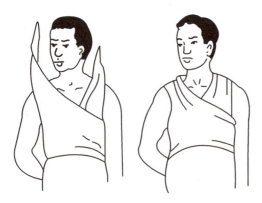

图 6-20　双侧胸部燕尾式包扎法

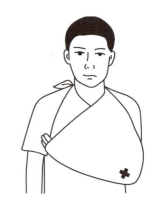

图 6-21　上肢悬吊包扎法

（2）**手（足）包扎法**：将手（足）放在三角巾上，指（趾）间加衬垫，手指（足趾）对准三角巾的顶角，将顶角反折盖住手（足）背部，再将三角巾两边分别折向手（足）方向，使之符合手（足）的形状，然后将两底角环绕手腕（脚踝）部打结固定（图 6-22）。

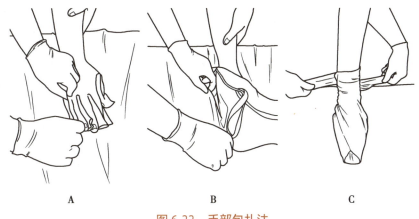

A   B   C

图 6-22   手部包扎法

ER 6-4

三角巾包扎的
常用方法

（三）包扎的注意事项

在进行伤口包扎时，动作轻柔，松紧要适宜，在敷料妥善固定的基础上，既要起到压迫止血的效果，又不影响肢体的血液循环。包扎的注意事项如下：

1. 包扎部位伤口先进行简单清创后覆盖无菌敷料，敷料大小超出伤口边缘 5~10cm，再进行包扎。伤口内有异物现场处理时不可取出。病人取舒适体位，注意保持伤侧肢体功能位。

2. 如有外露的骨折断端或腹腔内脏器，不可还纳，以免污染。腹腔组织脱出时，应先用干净器皿保护以免受压再用敷料包扎。

3. 根据肢体伤口的范围和伤肢周径的不同选用宽度适宜的绷带。包扎时，从肢体远心端向近心端包扎，以促进静脉血液回流。

4. 包扎时每周需压力均匀、松紧适度，太松易导致敷料脱落或移位，过紧则影响局部血液循环。

5. 包扎时肢端（如手指、脚趾）需外露，以便观察肢体血运情况。

6. 包扎固定时，通常将结打在肢体的外侧面，不能打在伤口上、骨隆突处或受压部位。挤压伤伤肢严重肿胀者，应注意外固定包扎不可过紧，以防发生骨 - 筋膜室综合征。

7. 解除绷带时，先松解固定结或取下胶布，再用两手传递松解，紧急情况下或绷带被伤口分泌物浸透干涸时，可用剪刀或刀片将绷带剪开。

三、固定

骨折的临时固定，目的是对伤处加以稳定，减少活动，减轻疼痛，防止伤员在运送过程中遭到进一步损伤，便于转运。

（一）骨折固定的材料

1. **夹板**   夹板包括木质夹板、金属夹板、充气式夹板、石膏夹板或可塑性卷式夹板等，必要时也可就地取材，如竹板、木棍、树枝、健侧肢体等。

2. **衬垫**   衬垫可选用毛巾、纱布、棉布，紧急情况下也可用衣物代替。

（二）常见的骨折临时固定方法

1. **上臂骨折固定法**   有夹板的情况下，可将患肢屈曲贴在胸前，在上臂外侧和内侧各放一块夹板，再用三角巾叠成带状或用绷带将骨折部位上下两端固定并吊于胸前（图 6-23）。无夹板的情况下，可取两块三角巾，一块将患肢弯曲 90° 吊于胸前，用另一块折成长带将上臂固定于侧胸部。

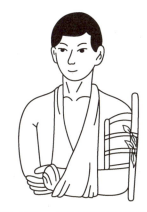

图 6-23   上臂骨折夹板固定

2. **前臂骨折固定法** 将两块夹板分别放在前臂的内侧和外侧，外侧夹板长度要超过腕关节和肘关节，拇指向上，使伤肢保持功能位，用三角巾或绷带固定夹板，再用三角巾悬吊于胸前。

3. **大腿骨折固定法** 若使用卷式夹板，其长度应从髋关节至踝关节，多余部分在足底折回，将双下肢并列对齐，在髋关节、膝关节、大腿根处、踝关节等部位垫好衬垫，再用绷带或三角巾在骨折近心端、骨折远心端、髋关节、膝关节、踝关节处依次固定，踝关节应采用8字形固定，使脚掌与小腿呈直角。

若使用普通夹板，外侧夹板上至腋下、下至足跟，内侧夹板自大腿根部至足跟，除关节、骨隆突处放置衬垫外，空隙处也需要加垫填实，固定部位依次为骨折近心端、骨折远心端、腋下、腰部、髋关节、小腿及踝部（图6-24）。无夹板时可将双下肢并列对齐，在两腿之间加衬垫，后在骨折近心端、骨折远心端、髋关节、膝关节和踝关节处依次固定。

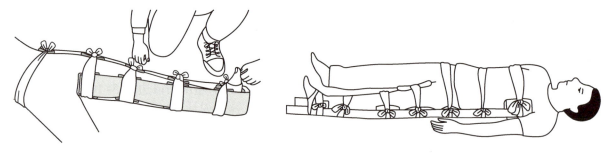

图 6-24 大腿骨折夹板固定

4. **小腿骨折固定法** 若使用卷式夹板，其长度是上端超过膝关节，下端超过踝关节，多余部分在足底折回，将双下肢并列对齐，在膝关节、踝关节等部位垫好衬垫，再用绷带或三角巾在骨折近心端、骨折远心端、膝关节、踝关节处依次固定，踝关节应采用8字形固定，使脚掌与小腿呈直角。若使用普通夹板，外侧夹板上至髋关节、下至足跟，内侧夹板自大腿根部至足跟，除关节、骨隆突处放置衬垫外，空隙处也需要加垫填实，固定部位依次为骨折近心端、骨折远心端、髋关节、大腿及踝部。无夹板可参考大腿无夹板固定的方法。

5. **脊柱骨折固定法** 病人俯卧于脊柱板或硬木板上，用约束带或绷带固定伤员，防止脊柱弯曲或扭转。在病人胸、腹部分别垫上软枕或衬垫以减轻局部组织受压程度（图6-25）。

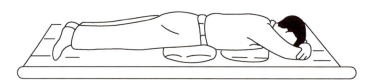

图 6-25 脊柱骨折固定

（三）固定的注意事项

1. 若伤肢同时有出血及开放性伤口，要先止血，再包扎，最后固定。开放性骨折断端明显外露时，现场勿进行还纳，以免造成感染。若有休克，应先行抗休克处理。

2. 怀疑脊柱骨折、下肢骨折时，切勿随意搬动病人，应就地临时固定。

3. 夹板长度适合，固定时应超过骨折处上、下各一个关节。

4. 夹板等固定材料不可直接接触皮肤，应先加衬垫或毛巾等物，尤其是骨隆突处、神经或血管浅表部位和悬空处需加以保护再放置夹板，使各部位受压均匀，固定牢固。

5. 用绷带固定夹板时，为减少伤肢充血水肿，应从骨折下端缠起。固定上下肢时需露出指（趾）端，便于观察血液循环情况。若发现指（趾）尖苍白、发冷、麻木疼痛、水肿或青紫时，可能是包扎固定过紧所致，应立即放松重新包扎固定。

6. 保持肢体处于功能位，上肢呈屈曲位，下肢伸直。

7. 骨折固定后不可随意搬动伤员，还需避免不必要的活动，以免造成二次损伤。

四、搬运

搬运是将重症、脊柱损伤或不能行走的伤员通过徒手、担架或其他运输工具迅速搬离现场，移动至救护车、送至相对安全的地方或医院进一步救治。

（一）常用的搬运方法

1. 徒手搬运法 在没有任何搬运器材的情况下，通过人力进行搬运，用于转运路程较短、病情较轻的伤员。

（1）**单人搬运法**：可采用背、抱或扛等方法进行搬运（图6-26）。

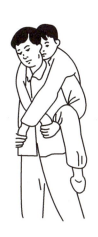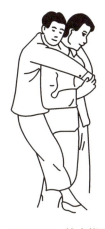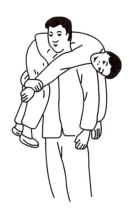

图 6-26　单人搬运法

（2）**双人搬运法**：主要有座椅式、拉车式和平抬平抱式。

1）座椅式搬运法：两人将双手相互交叉，分别抓住自己和对方的手腕搭成座椅式，伤员坐在上面。此方法适用于头部伤（无昏迷）、血气胸、双小腿骨折等伤员（图6-27）。

2）拉车式搬运法：两人一前一后，后者将两手插到伤者腋下，将其抱在怀里，前者抬起伤员双腿，站于伤员腿间，两人同一方向抬起伤员（图6-28）。

3）平抬（平抱）式搬运法：两人平行将伤员平抱，也可一前一后、一左一右地将伤员平稳抬起。以上方法有脊柱损伤和腹部损伤的伤员均不适合。

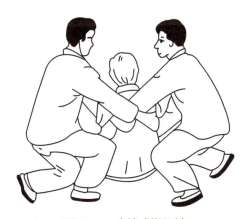

图 6-27　座椅式搬运法

（3）**三人或多人搬运法**：三人并排将伤员平稳抱起或抬起（图6-29），同一步伐前行。多人可面对面站立，将伤员平抱搬运。

2. 担架搬运法 适用于各类伤员，特别是休克、颅脑损伤、脊柱骨折、四肢骨折等病情较重的伤员，是最常用的搬运方法。

（1）**常用的担架种类**：帆布担架、被服担架、板式担架、铲式担架和充气式担架。

（2）**搬运担架的动作要领**：伤员上担架时，要由3~4人分别用手托伤员的头、胸、骨盆和腿，动作一致地将伤员平放到担架上，并加以固定。如颈椎骨折时，还要有专人牵引固定头部，避免进一步损伤。

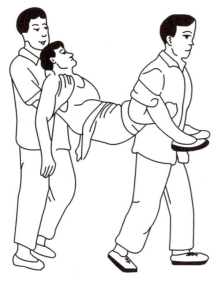

图 6-28　拉车式搬运法

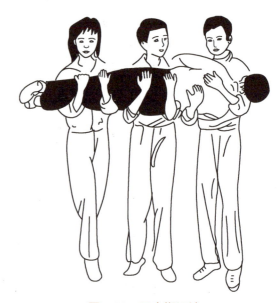

图 6-29　三人搬运法

（二）特殊伤员的搬运方法

1. 腹部内脏脱出伤员　应使伤员平卧、双腿抬起，放松腹肌，防止内脏继续外溢。禁止将已脱出的内脏还纳回腹腔，以免感染。应先用干净的湿敷料覆盖外溢的内脏，再用保鲜膜或干净的塑料袋覆盖湿敷料上，取三角巾或毛巾等物做一个略大于脱出物的环，包围住脱出的内脏，再取大小适合的碗或者盆扣在环上，最后用三角巾包扎固定。包扎后屈曲下肢，在双膝下加一软枕（图 6-30）。

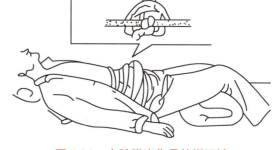

图 6-30　内脏脱出伤员的搬运法

2. 昏迷伤员　将伤员侧卧或俯卧在担架上，头偏向一侧，防止分泌物堵塞呼吸道引起窒息（图 6-31）。

3. 骨盆骨折伤员　伤员仰卧于硬质担架上，用三角巾包扎固定其骨盆后，双膝屈曲，膝下加垫（图 6-32），骨盆两侧放置沙袋或衣物等加以固定，以防转运途中晃动。

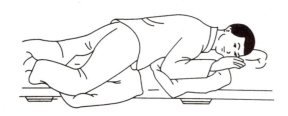

图 6-31　昏迷伤员的搬运法

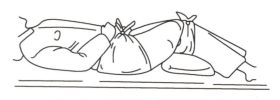

图 6-32　骨盆骨折伤员的搬运法

4. 脊柱、脊髓损伤的伤员　搬运此类伤员时，严禁扭转颈部与躯干，要使脊柱伸直，应由四人同时搬运，其中一人负责头部牵引固定，保持头部与躯干成一条直线，另外三人托住躯干及下肢，同步将伤员抬起，并将伤员轻轻平放于脊柱板或硬质担架上。颈椎损伤者及时使用颈托和头部固定器，在伤员的肩、腰、膝、踝关节下均应加垫，再将伤员用约束带固定于担架上，防止搬运过程中伤员跌落担架（图 6-33）。

5. 颅脑损伤的伤员　应先保护好暴露出的脑组织，切记不可还纳外溢的脑组织，防止颅内感染的发生。用毛巾或衬垫将伤员的头部垫好，防止颠簸震动加重颅脑损伤。

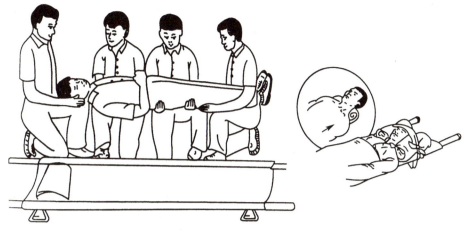

图 6-33　颈椎损伤伤员的搬运法

6.伤口有异物的伤员　先将异物固定好，再包扎伤口，方可搬运，现场禁止擅自将异物拔出。搬运的过程中，避免挤压、碰撞，防止刺入物继续深入（图6-34）。

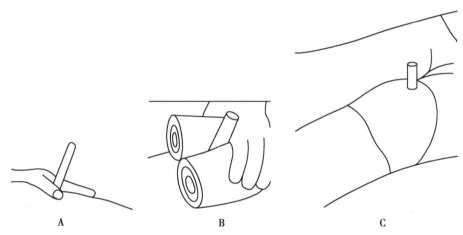

图 6-34　伤口有异物伤员的搬运法
A、B.固定异物；C.包扎后搬运。

（三）搬运过程中的注意事项

1.搬运途中担架保持平稳，尽量防止颠簸、震动，减少伤员的痛苦。

2.搬运担架或脊柱板过程中，伤者应头部向后，便于观察伤员的病情变化。

3.应根据伤情采取正确的搬运方法，以免给伤员造成二次损伤。

● 思政案例

思政元素

初心不忘　义无反顾

4名医学生救治严重车祸伤者

"我才20岁，救救我……"2022年的一天，凌晨0时30分左右，一名小伙因车祸左腿严重受伤，大动脉血管破裂，膝关节处肌肉离断，髌骨与股骨外露，伤口长达40cm，他倒在血泊中不停呻吟，命悬一线。

"我们是医学生，让我们看看！"危急时刻，路过的4名医学生立即上前施救，他们一边联系急诊科交代病情，一边探查伤口，就地取材抽出腰间皮带进行止血。在为伤者紧急止血后，4人与救护车一同将伤者送至医院急诊科紧急手术，术后伤者生命体征逐渐平稳。正是他们在现场采取了紧急止血等行之有效的急救措施，才给伤者争取了手术机会，从而挽回伤者年轻的生命。这充分彰显出医学生救死扶伤的医者大爱，更凸显了医学生肩负性命相托的崇高使命。

（连坤娜）

思考题

1. 简述多发伤早期评估的主要内容。
2. 简述多发伤急救的基本原则。
3. 简述多发伤与复合伤的区别。
4. 简述止血带使用、包扎、固定、搬运的注意事项。

ER 6-5

练习题

第七章 | 急性中毒的救护

教学课件　　思维导图

学习目标

1. 掌握常见急性中毒的护理评估、现场急救要点及护理措施。
2. 熟悉急性中毒概念、常见类型和健康指导。
3. 了解急性中毒的病因和发病机制。
4. 能进行急性中毒的救护操作,学会急性中毒救护的基本技术。
5. 具有争分夺秒的抢救意识、关心爱护病人的职业素养。

第一节　急性中毒概述

案例导入

病人,女,52岁,因"昏迷30min"被急救车送入急诊。30min前与家人吵架,后被家人发现其神志模糊,身边有敌敌畏500ml空瓶,口中有大蒜味。查体:T 36.2℃,P 75次/min,R 32次/min,BP 96/60mmHg,神志不清,双侧瞳孔缩小,对光反射消失,双上肢肌肉颤动,皮肤湿冷,口唇发绀,口鼻吐大量白色分泌物,双肺布满湿啰音,心音低钝,律齐,未闻及杂音,腹软。

问题:

1. 病人最可能的诊断是什么?主要依据是什么?
2. 护士应配合医生采取哪些紧急救护措施?

一、概述

急性中毒(acute poisoning)是指毒物短时间内或一次超量经皮肤、黏膜、呼吸道、消化道等途径进入人体,使机体受损并引起组织、器官功能障碍。其发病急,症状重,病情变化快,不及时治疗常危及生命。

(一)病因

1.职业中毒　在毒物的生产、运输、保管及使用过程中,不注意劳动保护或违反安全防护制度,密切接触有毒原料、中间产物或成品而引起中毒。

2.生活中毒　在生活中误食、意外接触有毒物质、用药过量、自杀或谋害等情况下,使毒物进入人体引起中毒。

(二)毒物的吸收、代谢和排泄

1.吸收　毒物可经呼吸道、消化道、血管和皮肤黏膜等途径进入机体。

2.代谢　毒物吸收后主要在肝脏经氧化、还原、水解和结合作用进行代谢。多数毒物代谢后毒性降低,但也有少数毒物代谢后毒性反而更强,如对硫磷经氧化后变成对氧磷,毒性较原来约增加300倍。

3. 排泄 肾脏是毒物排泄的主要器官。气体和易挥发毒物,多经呼吸道排出,某些重金属可从消化道、乳腺、汗腺、皮脂腺和泪腺排出。

(三)中毒机制

1. 局部刺激、腐蚀作用 强酸、强碱对皮肤、黏膜有直接的刺激和腐蚀作用,可吸收组织中的水分,并与蛋白质或脂肪结合,造成细胞的变性、坏死。

2. 缺氧 一氧化碳、氰化物等窒息性毒物通过阻碍氧的吸收、输送和利用而导致组织器官缺氧,使器官功能发生障碍。

3. 中枢神经抑制作用 有机溶剂和吸入性麻醉药具有强亲脂性,可通过血脑屏障抑制中枢神经系统,从而抑制脑功能。

4. 抑制酶的活性 许多毒物因其本身或其代谢产物抑制酶的活力而产生毒性作用,如有机磷农药可抑制胆碱酯酶。

5. 干扰细胞膜或细胞器的生理功能 如四氯化碳经代谢产生三氯甲烷自由基,能使肝细胞中的线粒体、内质网变性,导致肝细胞坏死。

6. 受体的竞争 如阿托品阻断毒蕈碱受体。

二、护理评估

(一)健康史

详尽的中毒史是诊断的重要依据。询问病人及家属发病现场情况及采取的紧急处置等。了解中毒症状出现的时间,中毒途径、剂量、时间等相关信息。

(二)身体状况

1. 一般情况 一般情况包括神志、瞳孔、呼吸、血压、脉搏、体温、心率、心律、血氧饱和度、皮肤色泽、尿量等。

2. 症状和体征

(1)**皮肤黏膜灼伤**:强酸、强碱中毒可引起皮肤黏膜灼伤;亚硝酸盐、苯胺中毒引起皮肤发绀;阿托品、颠茄中毒引起颜面潮红;四氯化碳中毒引起黄疸。

(2)**眼部症状**:瞳孔缩小见于有机磷杀虫药、镇静催眠药中毒;瞳孔扩大见于阿托品、酒精中毒。

(3)**神经系统症状**:有机磷杀虫药、镇静催眠药中毒作用于中枢神经系统引起昏迷;铅中毒引起肌纤维颤动;一氧化碳中毒可致意识障碍。

(4)**呼吸系统症状**:有机磷杀虫药中毒常见蒜臭味;氰化物中毒呼气有苦杏仁味;硫化氢中毒为蛋臭味;镇静催眠药、吗啡中毒使呼吸减慢。

(5)**循环系统症状**:强酸、强碱引起化学烧灼伤后致血浆渗出,发生低血容量性休克;洋地黄、阿托品中毒兴奋迷走神经致心律失常;奎尼丁、窒息性毒物中毒引起心脏停搏。

(6)**消化系统症状**:一般可有恶心、呕吐、腹泻,严重时可致胃肠道穿孔及出血坏死性肠炎;四氯化碳中毒损害肝脏可有腹水。

(7)**泌尿系统症状**:引起肾缺血、肾小管堵塞,最终致急性肾衰竭。

(8)**血液系统症状**:阿司匹林、抗肿瘤药中毒可致血小板减少,引起出血;氯霉素、抗肿瘤药、苯等中毒致白细胞减少和再生障碍性贫血。

(三)辅助检查

收集遗留毒物、呕吐物、胃内容物、血、尿、粪便标本进行毒物检测。标本尽量不放防腐剂,尽早送检。

三、急救要点

急性中毒发病急、病情进展迅速,可发生呼吸抑制、休克、神志障碍等。因此,对中毒病人必须争分夺秒进行有效救治(图7-1)。

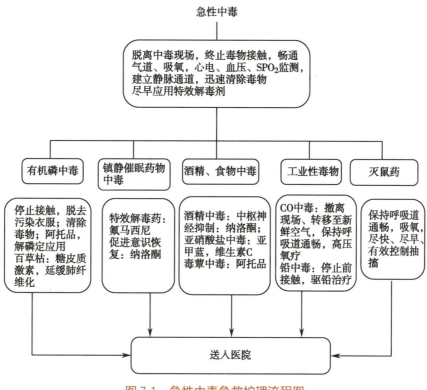

图7-1　急性中毒急救护理流程图

(一)评估生命体征

若病人出现呼吸循环功能不稳定,如呼吸心搏骤停,应立即进行心肺复苏。保护大脑功能。

(二)立即终止接触毒物

口服中毒者,立即停服;毒物经呼吸道吸入者,立即将病人脱离现场,移至空气新鲜、通风良好的环境;经皮肤、黏膜接触者,立即脱掉被污染的衣物,用清水彻底清洗接触部位,忌用热水。

(三)清除胃肠道尚未被吸收的毒物

1.催吐(emesis)　催吐常在洗胃之前,可起到减少吸收、迅速清除毒物的作用。

(1)**适应证**:神志清醒的病人。

(2)**禁忌证**:昏迷、抽搐状态;误服强酸强碱及其他腐蚀性毒物中毒者;有高血压、冠心病等基础性疾病者;有食管胃底静脉曲张、消化性溃疡等疾病者;年老体弱、孕妇。

(3)**方法**:让病人饮温水200~300ml,用手指、压舌板或匙柄等刺激舌根或咽后壁以催吐,使病人呕吐,反复进行多次,直至胃内容完全吐出。取头侧位以避免呕吐物堵塞呼吸道而窒息。

2.洗胃(gastric lavage)　口服毒物洗胃要尽早;一般在服毒后4~6h内洗胃;但对饱腹、胃内容物多者,即使超过6h,也需洗胃。

(1)**适应证**:经口中毒时,胃内容物尚未完全排空者。

(2)**禁忌证**:吞服强酸、强碱腐蚀性毒物、食管胃底静脉曲张、溃疡病近期有出血等。

(3)**洗胃液的选择及量**:洗胃液的选择见表。灌入30~35℃洗胃液200~300ml,最多不超过500ml,以免引起胃扩张,促进毒物吸收。洗胃液总量一般为2~5L,甚至可用到10~20L。反复灌洗,直至吸出澄清无味液体为止。对不明原因中毒,一般用清水洗胃。特殊洗胃液及注意事项见表7-1。

表 7-1　特殊洗胃液及注意事项

洗胃液	毒物	注意事项
鸡蛋清	腐蚀性毒物、硫酸铜、铬酸盐	
液体石蜡	硫黄、汽油、煤油、甲醇等	口服液体石蜡后再清水
1:5 000 高锰酸钾溶液	镇静安眠药、有机磷、毒蕈碱	对硫磷中毒禁用
1% 活性炭悬浮液	河豚毒素、生物碱	
2% 碳酸氢钠	有机磷、苯、汞等	敌百虫及强酸中毒时禁用
10% 氢氧化镁悬浊液	硝酸、盐酸、硫酸等	
3%~5% 醋酸、食醋	氢氧化钠、氢氧化钾等	
清水或生理盐水	砷、硝酸银或不明原因中毒	
5%~10% 硫代硫酸钠	氰化物、汞、砷、碘	
0.3% 氧化镁	阿司匹林、草酸	
1%~3% 鞣酸	洋地黄、吗啡、阿托品、发芽马铃薯、毒蕈	

3. 导泻（catharsis）　洗胃后灌入导泻药清除肠道内尚未吸收的毒物，常用硫酸镁或硫酸钠，一般不用油类泻药，避免促进脂溶性毒物的吸收。严重脱水及口服强腐蚀性毒物的病人禁止导泻。

4. 全肠道灌洗（enema）　适用于除腐蚀性毒物外口服中毒超过 6h、导泻无效及肠蠕动被抑制的毒物（如巴比妥类、颠茄类、阿片类等）中毒病人。

（四）促进已吸收毒物的排出

1. 利尿　最简单的利尿方法是足量补液，静脉滴注葡萄糖、生理盐水，或用甘露醇、呋塞米等利尿药，增加尿量，促进毒物排出。另外，改变尿液的 pH，也可促进毒物由尿液排出。对于急性肾衰竭者，需要用透析疗法。

2. 氧疗　一氧化碳中毒时，吸氧可促使碳氧血红蛋白解离，加速毒物排出。高压氧疗是一氧化碳中毒的特效疗法。

3. 血液净化　血液净化要尽早。常用方法包括血液透析、血液灌流和血浆置换。

（五）特效解毒剂的使用

1. 有机磷杀虫药的解毒药　主要有阿托品、碘解磷定、氯解磷定、双复磷。

2. 中枢神经抑制药的解毒药

（1）纳洛酮为吗啡受体拮抗药，是阿片类麻醉药的解毒药，对麻醉镇痛药所致的呼吸抑制有拮抗作用。

（2）氟马西尼是苯二氮䓬类中毒的特效解毒剂。

3. 高铁血红蛋白血症解毒药　亚甲蓝小剂量可使高铁血红蛋白还原为正常血红蛋白，用于治疗亚硝酸盐、苯胺等中毒。

4. 氰化物中毒解毒药　可使用高铁血红蛋白形成剂（如亚硝酸钠、大剂量的亚甲蓝等）结合供硫剂（硫代硫酸钠）联合解毒，采用亚硝酸盐 - 硫代硫酸钠疗法。

5. 金属中毒解毒药　二巯基丙磺酸钠用于治疗汞、砷、铜、锑等中毒。

（六）对症治疗

对症治疗的目的是维持和保护重要脏器功能。

1. 观察病情，若病人出现心搏骤停，应立即进行心肺复苏。

2.保持呼吸道通畅,条件允许时尽早采用气管插管、呼吸机等辅助治疗。

3.脑水肿、休克、脏器衰竭等情况需立即救治,水、电解质及酸碱平衡紊乱立即给予纠正。

4.感染时适当使用抗生素,给予营养支持。

四、护理措施

1.病情观察

(1)密切观察病人神志、瞳孔、生命体征、血氧饱和度、药物疗效及中毒症状,做好心电监护并记录。

(2)保持呼吸道通畅,及时清除呼吸道分泌物,根据病情给予氧气吸入。

(3)详细记录24h出入液量,注意观察病人尿量、皮肤弹性情况、呕吐及腹泻量,必要时留标本送检。若存在水、电解质、酸碱失衡,应及时给予对症处理。

2.洗胃
严格掌握洗胃的适应证、禁忌证。洗胃前做好各项准备工作。洗胃时,插胃管动作规范、轻柔。首次抽吸物应留取标本做毒物鉴定。拔胃管时,先将胃管尾部夹住,以免拔管过程中管内液体反流入气管。洗胃后观察并记录洗胃液的量、颜色及病人反应。在洗胃过程中,严密观察病情,防止出现心搏骤停、窒息、胃穿孔、中毒加剧等。

3.生活护理

(1)休息及饮食:急性中毒病人应卧床休息;病情允许时,鼓励其进食高蛋白、高热量、高维生素的无渣饮食。腐蚀性毒物中毒早期给予乳类流质饮食。

(2)口腔护理:腐蚀性毒物中毒者应做好口腔护理,并观察口腔黏膜情况。

4.对症护理
惊厥、抽搐发作时应做好安全防护,避免受伤。

5.心理护理
评估病人中毒原因,做好心理护理。对服毒自杀者,耐心做好心理疏导,防范病人再次自杀。

6.健康教育

(1)普及防毒知识:结合地域特点,加强宣传教育,介绍毒物的预防和急救知识。

(2)预防生活中毒:不食有毒或变质食品,平时低温保存,食物食用时要彻底加热。不服过期或变质药物。

(3)加强毒物保管:严格执行农药管理规范,对农药杀虫剂和灭鼠剂,标记清楚,防止误食。

第二节　常见农药中毒

一、有机磷杀虫药中毒

案例导入

病人,男,16岁,与母亲吵架后口服不明液体50ml,20min后被家人送到医院。查体:头晕、乏力、支气管分泌物增多、呼吸困难,流涎、多汗、呼吸有蒜臭味。心率为100次/min,瞳孔针尖样大小。

问题:

1.如何对病人进行病情评估?

2.该病人如何救护?

（一）概述

有机磷杀虫药中毒（organophosphorus insecticides poisoning）是急诊常见的危重症，在我国毒物中毒疾病中的发病率一直居于首位。有机磷杀虫药具有蒜样臭味，对人、畜均有毒性，在生产和使用过程中，若不注意防护，在生活中误服、误吸均可导致不同程度的中毒。

有机磷杀虫药主要经消化道、呼吸道、皮肤和黏膜吸收进入人体，迅速扩散到全身各脏器。其中毒机制主要是抑制体内胆碱酯酶的活性。有机磷杀虫药进入人体后与体内胆碱酯酶迅速结合形成磷酰化胆碱酯酶，使胆碱酯酶失去水解乙酰胆碱的能力，导致乙酰胆碱蓄积，引起胆碱能神经先兴奋后抑制的一系列症状，严重者可昏迷，甚至因呼吸衰竭而死亡。

（二）护理评估

1. 健康史　询问病人或家属有机磷杀虫药的接触或吸入时间、方式、种类、剂量等；慢性中毒注意职业情况；病人身体污染部位或呼出气味、呕吐物中闻及大蒜臭味有助于中毒诊断。

2. 身体状况　经皮肤吸收中毒，常在 2~6h 发病。大量口服 5~10min 出现中毒症状且病情进展迅速，主要为：

（1）毒蕈碱样症状：又称 M 样症状，最早出现，主要是副交感神经末梢兴奋所致，引起平滑肌痉挛和腺体分泌增加。表现为恶心、呕吐、腹痛、腹泻、大小便失禁、多汗、瞳孔缩小、流泪、流涎、心率减慢等，支气管痉挛和分泌物增加、气促、咳嗽，严重时出现急性肺水肿。此类症状可用阿托品加以拮抗。

（2）烟碱样症状：又称 N 样症状，是乙酰胆碱在横纹肌神经肌肉接头处过度蓄积和刺激，使面部、眼睑、舌、四肢及全身骨骼肌纤维颤动。严重者出现全身肌肉强直性痉挛。由于交感神经节受乙酰胆碱持续刺激，节后神经纤维末梢释放儿茶酚胺使血管收缩引起血压增高、心率加快和心律失常。此症状不能用阿托品拮抗。

（3）中枢神经系统症状：中枢神经系统受乙酰胆碱刺激后早期出现头痛、头晕、疲乏、共济失调，严重者谵妄、抽搐、昏迷，部分发生循环、呼吸衰竭而死亡。

（4）中间综合征：少数急性重症病人在急性中毒症状缓解后迟发性神经损害出现前，在急性中毒后 1~4d，出现一系列肌无力的症状，主要表现为眼睑下垂、眼外展障碍、面瘫、颈、上肢和呼吸肌麻痹，称中间综合征。发病机制可能和胆碱酯酶长期被抑制，影响神经肌肉接头处突触后的功能有关。

（5）迟发性脑病：急性中毒严重症状消失后 2~3 周，极少数病人可发生迟发性脑病，主要表现为肢体末端的感觉和运动障碍，可发生双下肢瘫痪、四肢肌肉萎缩等症状。

（6）中毒后"反跳"：部分病人急性中毒症状好转后数日至 1 周内病情突然急剧恶化，急性中毒症状卷土重来，甚至发生肺水肿或突然死亡，称为"反跳"。其死亡率占有机磷杀虫药中毒病人的 7%~8%。原因可能和残留在皮肤、毛发和胃肠道的有机磷杀虫药重新被吸收或解毒药过早停用等多种因素有关。

（7）病情严重程度：根据病情的轻重，可分为三度：

1）轻度中毒：全血胆碱酯酶活力为 50%~70%；以毒蕈碱样症状为主。

2）中度中毒：全血胆碱酯酶活力为 30%~50%；症状加重，瞳孔明显缩小、呼吸困难及肌束颤动等烟碱样症状。

3）重度中毒：全血胆碱酯酶活力 <30%；以中枢神经系统症状为主，瞳孔针尖样缩小、呼吸肌麻痹、肺水肿、脑水肿、昏迷。

3. 心理－社会状况　病人常因发病突然，出现焦虑、恐惧心理，蓄意服毒者可能会有抵触情绪，不配合治疗。

4. 辅助检查

（1）全血胆碱酯酶活力测定：是诊断有机磷杀虫药中毒的特异性指标。对判断中毒程度、指导治疗用药、疗效评价和估计预后都有重要的参考意义。正常人血胆碱酯酶活力为100%，当有机磷杀虫药中毒时，胆碱酯酶活力在70%以下。

（2）**尿中有机磷杀虫药分解产物测定**：如对硫磷和甲基对硫磷在体内氧化分解生成对硝基酚，检测尿中的对硝基酚，敌百虫中毒时尿液中会出现三氯乙醇，有助于中毒的诊断

5. 治疗要点

（1）**立即终止接触毒物**：使用杀虫药中毒者，立即撤离现场，到空气新鲜处。脱去污染衣物，用肥皂水彻底清洗皮肤、毛发和指甲。口服中毒者，无禁忌证时应尽早现场催吐，洗胃应在中毒后尽早进行，早期、彻底的洗胃是抢救成功的关键。

（2）**应用特效解毒药**：要早期、足量、联合、重复给药，常用药物氯解磷定、碘解磷定及阿托品，也可使用盐酸戊乙奎醚，复方解毒剂。

（3）**对症治疗**：维持呼吸循环功能，积极治疗脑水肿，维持水、电解质、酸碱平衡。

（三）护理诊断／问题

1. 急性意识障碍：昏迷 与有机磷杀虫药中毒有关。

2. 体液不足：脱水 与有机磷杀虫药致严重呕吐、腹泻有关。

3. 气体交换受损 与有机磷杀虫药中毒致细支气管分泌物过多有关。

4. 有误吸的危险 与意识障碍有关。

5. 低效性呼吸型态：呼吸困难 与有机磷杀虫药致肺水肿、呼吸中枢受抑制有关。

6. 潜在并发症：呼吸、心搏骤停 与重度中毒引起呼吸、循环衰竭有关。

（四）护理措施

1. 迅速清除毒物 接触中毒时立即脱去污染衣服，用肥皂水（敌百虫除外）彻底清洗被污染的皮肤及毛发（忌用热水或酒精擦洗），然后用微温水冲洗干净。吸入性中毒者，立即撤离中毒现场，移至空气新鲜处。口服中毒者，立即选择适当的洗胃液彻底洗胃，洗胃要及时、反复进行。敌百虫中毒时宜用清水洗胃，忌用碳酸氢钠溶液和肥皂水洗胃。对硫磷、乐果、马拉硫磷等中毒忌用高锰酸钾溶液洗胃。若不能确定有机磷杀虫药种类，则用清水或0.45%盐水洗胃；洗胃过程中应密切观察病人生命体征的变化，若发生呼吸、心搏骤停，应立即停止洗胃并现场抢救。留取病人的血液标本，进行胆碱酯酶活力检测。

2. 维持呼吸、循环功能 保持气道通畅，及时清除呼吸道分泌物，必要时建立人工气道或呼吸机辅助呼吸。充分给氧，氧流量4~5L/min。心搏骤停时，立即行心肺复苏，维持水、电解质、酸碱平衡。

3. 观察病情

（1）密切观察病人的生命体征、神志、瞳孔及皮肤有无出汗、腺体的分泌增加情况。阿托品化和阿托品中毒的剂量接近，因此使用过程中严密观察病情变化。注意阿托品化和阿托品中毒的不同反应（表7-2）。

表7-2 阿托品化与阿托品中毒的主要区别

项目	阿托品化	阿托品中毒
神经系统	意识清楚或模糊	明显躁动、抽搐、幻觉、谵妄
皮肤	颜面潮红、干燥	颜面及皮肤潮红
瞳孔	由小扩大后不再缩小	明显散大，直径常>5mm
体温	正常或轻度升高	高热，>39℃
心率	≤120次/min，脉搏快而有力	心动过速，甚至有心室颤动发生

(2)病情稳定后，仍须观察有无"反跳现象""中间综合征""迟发性脑病"等的发生。

4. 特效解毒剂的应用和护理

（1）阿托品的应用：每次用药前须观察病人瞳孔的大小及听诊肺部啰音，以利于调整用药剂量，防止过量引起阿托品中毒。阿托品化是指应用阿托品后，病人瞳孔较之前扩大，口干和皮肤干燥、颜面潮红、心率加快、肺部啰音消失等；应逐渐减少阿托品用量。如病人出现明显躁动、谵妄、昏迷及尿潴留等，则提示阿托品中毒。一旦发现阿托品中毒，立即停药，酌情给予毛果芸香碱对抗、补液、利尿；积极防治呼吸循环衰竭、脑水肿及代谢性酸中毒等。

（2）胆碱酯酶复能剂：有解磷定、碘解磷定等，能使被抑制的胆碱酯酶恢复活力，解除肌束颤动等烟碱样症状，且与阿托品有协同作用；因此，要尽早联合阿托品用药。注意观察用药效果及不良反应。

5. 心理护理 护士应主动关心病人的心理状况，及时沟通病情，同情体贴病人，保护好病人的隐私，使其积极配合治疗。

6. 健康指导

（1）普及有机磷杀虫药中毒的预防及急救知识，生产有机磷杀虫药时遵守安全操作规程，生产人员注意防护。严格有机磷杀虫药的保管、运输和使用，应专库贮存、专人保管，专车运输。喷洒杀虫药时应遵守操作规程，人要处于上风处，加强个人防护，穿长袖衣裤和鞋袜，戴口罩、帽子及手套，喷洒后用肥皂（敌百虫禁用）洗净手和脸，方能进食，污染衣物要及时洗净。农药盛具要专用，严禁装食品、牲口饲料。

（2）病人出院后，仍需要在家休息 2~3 周，按时服药，不可单独外出，以防发生迟发性神经病。

（3）对于因自杀而中毒病人，应教会病人采用与朋友诉说、运动、旅游等方法减压，树立生活的信心，并应争取获得社会多方面的情感支持。

（五）护理评价

1. 病人意识由昏迷转为清醒。
2. 病人未发生水、电解质、酸碱平衡紊乱。
3. 病人呼吸困难症状得到缓解。
4. 病人及家属能说出正确的服药方法及疗效观察。

二、百草枯中毒

> **案例导入**
>
> 病人，女，32 岁，因"自服百草枯约 15ml，伴腹痛 2h"急送入院。2h 前与家人争吵，后自服百草枯液约 15ml，立即出现恶心，呕吐出少量胃液，伴口腔、咽轻微烧灼感，剑突下、上腹部烧灼样疼痛，呈进行性加重。
>
> **问题：**
> 1. 病人中毒程度如何？
> 2. 护士应配合医生采取哪些紧急救护措施？

（一）概述

百草枯（paraquat）是灭生型除草剂，对人、牲畜有很强的毒性作用。百草枯可经皮肤黏膜、胃肠道和呼吸道吸收，口服中毒更多见。中毒者因多脏器功能衰竭而迅速死亡，小剂量中毒引起迟发性肺纤维化。

(二) 护理评估

1. 健康史 询问病人或其家属百草枯接触史、时间、途径等，自服、误服百草枯的量、时间等。

2. 身体状况

(1) 局部刺激反应

1) 皮肤接触部位发生接触性皮炎、皮肤灼伤，表现为红斑、水疱、溃疡。

2) 高浓度的百草枯溶液接触手指后，可致指甲脱色、断裂甚至脱落。

3) 接触眼睛后，引起结膜和角膜水肿、灼伤和溃疡。

4) 经呼吸道吸入后，产生鼻、喉刺激症状和鼻出血等。

(2) 呼吸系统：为最突出和最严重的损伤。小剂量中毒者早期可无呼吸系统症状，少数病人表现为咳嗽、咳痰、胸闷、胸痛、呼吸困难、发绀及肺水肿。大剂量中毒者在 24~48h 出现逐渐加重的呼吸困难、发绀、肺水肿和肺出血。常在 1~3d 内因急性呼吸窘迫综合征（ARDS）死亡。部分幸存者经 1~2 周后可发生肺间质纤维化，出现进行性呼吸困难，导致呼吸衰竭而死亡。

(3) 消化系统：口服中毒者口腔烧灼感，唇、舌、咽及食管、胃黏膜溃疡，伴恶心、呕吐、腹痛、腹泻，甚至出现呕血黑便、胃肠道穿孔。部分病人中毒后 2~3d 出现中毒性肝病。

(4) 泌尿系统：中毒后 2~3d 可出现尿频、尿急、尿痛等膀胱刺激症状，血常规、血肌酐及尿素氮升高，严重者可致急性肾衰竭。

(5) 中枢神经系统：表现为头晕、幻觉、抽搐和昏迷。

(6) 其他：可有发热、心肌损害、纵隔气肿、皮下气肿、贫血。

(7) 临床表现分型

1) 轻型：百草枯摄入量 <20mg/kg，无明显症状或仅表现口腔黏膜糜烂、溃疡及呕吐、腹泻等胃肠道症状，多数能完全恢复。

2) 中、重型：百草枯摄入量 20~40mg/kg，服后立即呕吐、多系统受累，数小时内出现口腔和喉部溃疡、腹痛、腹泻，1~4d 出现心动过速、肾衰竭、肝损伤，在 2~3 周内出现咳嗽、咯血、胸腔积液、肺纤维化，多数病人死于呼吸衰竭。

3) 暴发型：百草枯摄入量 >40mg/kg，病人 1~4d 死于多器官衰竭。口服后立即呕吐者，数小时到数天内出现口腔和喉部溃疡、腹痛、腹泻、胰腺炎、中毒性心肌炎、肝肾衰竭、抽搐、昏迷甚至死亡。

3. 心理和社会状况 评估病人情绪是否稳定及对治疗的配合程度。早期表现为激动、烦躁、不配合治疗；中期表现为后悔、抑郁；后期则为恐惧、悲哀。

4. 辅助检查 血液、尿液中药物浓度测定，有诊断意义。血清百草枯浓度≥30mg/L，预后不良。服毒 6h 后尿液可测出百草枯。

5. 治疗要点 百草枯目前尚无特效解毒药，但接触土壤后迅速失活，必须在中毒早期控制病情，阻止肺纤维化的发生。

(1) 立即给予催吐：催吐并口服白陶土悬液。眼睛受污染时立即用流动清水冲洗，时间 >15min。

(2) 减少毒物进一步吸收：尽快脱去污染的衣服，用肥皂水彻底清洗被污染的皮肤、黏膜、毛发等；本品具有腐蚀性，洗胃时避免动作太大，以防胃和食管穿孔。

(3) 促进毒物排泄：除了静脉滴注解毒药物、利尿药外，最好在服毒后 6~12h 内进行血液灌流或血液透析。首选血液灌流，其对毒物的清除率是血液透析的 5~7 倍。

(4) 防止肺纤维化：尽早遵医嘱给予自由基清除剂，如维生素 C、维生素 E、还原型谷胱甘肽、茶多酚等。早期大剂量应用糖皮质激素，延缓肺纤维化的发生。肺损伤早期可给予正压机械通气联合治疗，应尽量避免氧疗，降低对肺组织损害，降低百草枯中毒的死亡率。

（三）护理诊断／问题

1.气体交换受损 与百草枯中毒致细支气管分泌物过多有关。

2.恐惧 与呼吸困难反复发作伴濒死感有关。

3.潜在并发症：窒息。

4.知识缺乏：缺乏对疾病过程及病情变化的相关知识。

（四）护理措施

1.急救配合 卧床休息，做好催吐、洗胃、补液、给药等治疗配合工作。对危重者做好呼吸道的管理，必要时给予吸痰或气管切开置管。

2.病情观察 心电监护，密切监测生命体征，尤其是血氧饱和度及血气分析，观察病人呼吸频率、节律、深浅程度及四肢、口唇颜色，观察有无水电解质紊乱、休克等情况，观察呕吐、腹泻、消化道出血等情况，记录24h出入量。

3.肺功能监测及护理 肺是百草枯中毒的主要靶器官。因此，要密切监测病人的呼吸频率、节律，血气分析及血氧饱和度的变化。病人绝对卧床休息，当$PaO_2 < 40mmHg$或出现ARDS时给予低流量吸氧，尽早应用PEEP机械通气。

4.血液净化护理 采用血液灌流时须严密观察穿刺部位有无渗血、出血倾向，同时观察生命体征变化，发现异常立即报告。准确记录24h尿量，观察尿液颜色、性状，必要时留取标本送检。

5.对症支持护理 口服中毒者，急性期应禁食，做好口腔溃疡、炎症的护理；应用质子泵抑制剂保护消化道黏膜，保护肝肾功能，积极控制感染。

6.健康指导

（1）严格执行农药管理规范生产及销售，药品中加入警告颜色、恶臭剂、催吐剂，防误服。

（2）开展安全用药教育，正确使用除草剂，注意个人防护。

（五）护理评价

1.病人呼吸困难症状得到缓解或减轻。

2.病人焦虑、恐惧心理逐渐消除。

3.病人无窒息等并发症的发生。

知识拓展

百草枯中毒发病机制

1.百草枯对机体抗氧化防御系统的毒性作用，百草枯毒性的主要分子机制是对机体氧化-还原系统的破坏和细胞内的氧化应激反应。

2.百草枯引起的细胞因子变化，细胞因子在百草枯中毒大鼠急性肺损伤致肺纤维化中可能起关键的作用。

3.百草枯引起的基因表达变化，基因表达改变可能会成为今后百草枯中毒肺损伤的研究方向之一。

4.百草枯肺损伤可能与联吡啶阳离子产生胞内钙超载有关。

5.内皮素可能与百草枯中毒导致的多器官功能衰竭有关，可作为评价多器官功能衰竭程度的临床指标之一。

第三节　常用药物中毒

案例导入

　　病人，女，21岁。口服地西泮200片，被发现时呼之不应，急送入院，查体：BP 80/50mmHg，P 110次/min，神志不清，潮式呼吸，双侧瞳孔缩小，口唇发绀，双肺闻及干湿啰音，各种深、浅反射消失。

　　问题：

　　1. 病人的中毒程度如何？

　　2. 护士应配合医生采取哪些紧急救护措施？

一、镇静催眠药中毒

（一）概述

　　镇静催眠药是中枢神经系统抑制药，具有镇静、催眠、抗惊厥等作用。小剂量可使人处于安静或嗜睡状态。过量可麻醉全身，一次服用大剂量可引起急性中毒。长期滥用催眠药可引起耐药性和依赖性而导致慢性中毒。突然停药或减量可引起戒断综合征。常见镇静催眠药见表7-3。

表7-3　常见镇静催眠药分类

类别	主要药物
苯二氮䓬类	地西泮、氟西泮、氯硝西泮、氯氮䓬、艾司唑仑
巴比妥类	巴比妥、苯巴比妥、异戊巴比妥、司可巴比妥
非巴比妥非苯二氮䓬类	水合氯醛、格鲁米特、甲喹酮
吩噻嗪类（抗精神病药）	奋乃静、氯丙嗪、三氟拉嗪
抗抑郁药	氟西汀、舍曲林、帕罗西汀

（二）护理评估

　　1. 健康史　询问病人有无镇静催眠类药物史，包括服药种类、剂量、时间，病人有无情绪激动，用药前后有无饮酒史。

　　2. 身体状况

　　（1）苯二氮䓬类和巴比妥类中毒

　　1）轻度中毒：表现为嗜睡、神志恍惚、言语不清、步态不稳，反应迟钝，有判断力和定向障碍，各种反射存在，生命体征正常。

　　2）中度中毒：表现为浅昏迷、呼吸浅而慢、腱反射消失，角膜反射、咽反射仍存在。

　　3）重度中毒：深昏迷、瞳孔散大或缩小、休克、呼吸抑制甚至停止。多因呼吸、循环衰竭致死。

　　（2）吩噻嗪类药物中毒：最常见的为锥体外系反应，表现为：①帕金森病综合征；②急性肌张力障碍反应，如斜颈、吞咽困难、牙关紧闭；③静坐不能。

　　（3）非苯巴比妥非苯二氮䓬类中毒：水合氯醛中毒，可有心律失常，心、肝、肾功能损害。

　　3. 心理-社会状况　病人因误服中毒，常表现为焦虑、恐惧，自杀服毒者可能会有抵触情绪，不配合治疗。

　　4. 辅助检查　病人的胃内容物、血液、尿液药物浓度测定。

5. 治疗要点

急性中毒的治疗

1）清除毒物：①洗胃、导泻，首选生理盐水；②强力利尿、碱化尿液；③血液净化：苯二氮䓬类、苯巴比妥和吩噻嗪类（如氯丙嗪）中毒者病情危重，可采用血液透析或血液灌流。

2）维持昏迷病人的重要脏器功能

①保持气道通畅、给氧：深昏迷者气管插管，应用呼吸机辅助呼吸。

②低血压或休克病人首先建立静脉通道补液扩容。

③心电监护：心律失常给予利多卡因。

④维持水、电解质及酸碱平衡。

3）应用特效解毒剂：氟马西尼是中枢性苯二氮䓬类药物特效解毒剂。

4）慎用中枢兴奋剂：纳洛酮能有效拮抗镇静安眠药引起的意识和呼吸抑制。

【护理诊断／问题】

1. 清理呼吸道无效　与咳嗽反射减弱或消失、药物对呼吸中枢抑制有关。

2. 组织灌注量改变　与急性中毒致血管扩张有关。

3. 有皮肤完整性受损的危险　与病人昏迷卧床有关。

4. 潜在并发症：昏迷。

【护理措施】

1. 急救配合　出现中毒者，立即停药。取仰卧位头偏向一侧，保持呼吸道通畅；密切观察生命体征、意识、瞳孔等，记录24h出入量；建立静脉通道给药、补液。

2. 迅速清除毒物

（1）**立即催吐、洗胃**：用1:5 000高锰酸钾溶液或温水洗胃，服药量大者即使服药超过6h仍需洗胃，昏迷病人不能催吐。

（2）**活性炭**：能够吸附各种镇静催眠药。

（3）**强化碱化利尿**：用呋塞米和碱性液，对长效巴比妥类有效。

（4）**血液透析、血液灌流**：适用于苯巴比妥和吩噻嗪类中毒的危重病人。

3. 维持重要脏器功能　呼吸衰竭者立即行气管插管、呼吸机辅助呼吸。心电监护、心律失常者酌情应用抗心律失常药。

4. 应用特效解毒药　氟马西尼是苯二氮䓬类特效解毒剂，巴比妥类及吩噻嗪类中毒目前尚无特效解毒剂。

5. 生活及饮食护理　做好口腔及皮肤护理，指导病人有效咳嗽、更换体位等预防肺部感染的方法。加强营养，神志清楚者可给予高热量、高蛋白、高维生素易消化饮食，昏迷者超过3~5d可鼻饲，以提高机体抵抗力。

6. 心理护理　做好沟通与心理疏导，尤其对服药自杀病人，倾听其自杀原因，疏导不良情绪，避免再度自杀。

【护理评价】

1. 病人呼吸道未发生阻塞。

2. 病人机体组织灌注量未明显减少。

3. 病人皮肤未发生破损。

4. 病人无潜在并发症发生。

二、麻醉镇痛类药物中毒

（一）概述

阿片类药物常见的有阿片、吗啡、海洛因等，长期使用会产生依赖，一次性过量使用或频繁应用可引起中毒。阿片的主要有效成分为吗啡（约 10%），吗啡对中枢神经系统的毒性表现为既兴奋又抑制的双重作用，但以抑制为主。

（二）护理评估

1. 健康史　有过量或频繁口服、吸食、注射阿片类药物史，尤其是吸毒者多见。

2. 身体状况

（1）轻度急性中毒：病人表现为头晕、头痛、恶心、呕吐、兴奋或抑郁，或有幻觉、失去时间和空间感觉，还可伴便秘、尿潴留及血糖增高。

（2）重度中毒：有昏迷、针尖样瞳孔、高度呼吸抑制等三大特征。可先出现短暂兴奋症状，如呕吐、烦躁不安、谵妄、面色潮红、心动过速；但很快进入抑制期，面色苍白、发绀、感觉迟钝、肌肉无力、呼吸缓慢、昏睡、瞳孔明显缩小；进而昏迷，脊髓反射增强，常有惊厥、牙关紧闭、角弓反张，呼吸先变浅慢，继之出现叹息样呼吸或潮式呼吸，可出现肺水肿、发绀、四肢厥冷、体温下降、各种反射消失，锥体束征阳性；最后呼吸衰竭死亡。

3. 心理－社会状况　病人因误服中毒，常表现为焦虑、恐惧，自杀服毒者可能会有抵触情绪，不配合治疗。

4. 辅助检查　采集残留毒物、呕吐物、胃内容物、尿液做化学定性检查有助于诊断。

5. 治疗要点

（1）清除毒物，减少吸收：口服中毒者应立即彻底洗胃，口服时间超过 6h 的仍应洗胃，禁用盐酸阿扑吗啡催吐。如发现皮下注射过量吗啡，应迅速用止血带扎紧注射部位上方，局部冷敷以延缓吸收，止血带应间歇放松。

（2）吸氧：可吸入含 5% 二氧化碳的氧。严重者可行气管插管或切开，机械通气辅助呼吸。

（3）应用特效解毒剂：烯丙吗啡（纳洛芬，nalorphine）因化学结构与吗啡相似，故可竞争性拮抗吗啡的药理作用，一般在应用后 1~2min 内显示效果；纳洛酮（naloxone）是阿片受体专一结合的竞争性的拮抗药，亲和力远较吗啡强，用药后同样能迅速地逆转阿片中毒症状，也可选用。可与烯丙吗啡交替使用，以增强疗效。

（4）必要时应用呼吸兴奋剂：发现呼吸进行性变浅变慢，血氧饱和度持续下降时，可应用呼吸兴奋剂，忌用士的宁和印防己毒素。本病昏迷后易并发肺部感染，用药前必须保证气道本身的通畅。

（5）对症治疗后支持治疗。

【护理诊断/问题】

1. 清理呼吸道无效　与咳嗽反射减弱或消失、药物对呼吸中枢抑制有关。

2. 低效性呼吸型态　与药物对呼吸中枢抑制有关。

3. 焦虑或恐惧　与自杀服毒有关。

4. 潜在并发症：昏迷。

【护理措施】

1. 急救配合　出现中毒者，立即停药。取仰卧位头偏向一侧，保持呼吸道通畅；密切观察生命体征、意识、瞳孔等，记录 24h 出入量；建立静脉通道给药、补液。

2. 迅速清除毒物

（1）立即催吐、洗胃：口服中毒者应立即彻底洗胃，口服时间超过 6h 的亦应洗胃，用 1∶5 000 高锰酸钾溶液洗胃，昏迷病人不能催吐。

（2）**吸入活性炭**：能够吸附各种麻醉镇痛药。

3. 维持重要脏器功能 呼吸衰竭者立即行气管插管、呼吸机辅助呼吸。心电监护、心律失常者酌情应用抗心律失常药。

4. 应用特效解毒药

（1）**烯丙吗啡**：可竞争性拮抗吗啡的药理作用，应用后，一般在 1~2min 内显示效果。用法：首次剂量 5~10mg 静脉注射，20min 重复一次，总量＜40mg。

（2）**纳洛酮**：阿片受体拮抗药，能迅速地逆转药物中毒所致的昏迷和呼吸抑制。用法：首次剂量 0.4~0.8mg，静脉注射，10~20min 重复一次，直至呼吸抑制解除或总量达 10mg。

5. 生活及饮食护理 做好口腔及皮肤护理，指导病人有效咳嗽、更换体位等预防肺部感染的方法。

6. 心理护理 与病人进行沟通和心理疏导，对服药自杀的病人做好疏导，避免轻生。

【护理评价】

1. 病人呼吸道未发生阻塞。

2. 病人增加有效呼吸，呼吸道通畅。

3. 病人缓解焦虑、恐惧。

4. 病人无潜在并发症发生。

第四节　常见工业化中毒

一、急性一氧化碳中毒

案例导入

病人，男，68 岁，昏迷 30min，被救护车急送入院。30min 前家人发现其叫不醒，房间内有一个煤火炉，未见异常药物。查体：T 36.8℃，P 98 次/min，R 24 次/min，BP 160/90mmHg，昏迷，皮肤黏膜无出血点，瞳孔等大等圆，对光反射灵敏，口唇樱桃红色，肺部清音，腹软，肝脾未触及。

问题：

1. 病人的中毒程度如何？评估的依据是什么？

2. 应采取哪些紧急救护措施？

（一）概述

一氧化碳（carbon monoxide，CO）是无色、无臭、无味的气体。人体过量吸入而发生一氧化碳中毒，俗称煤气中毒。生活中冬季煤炭炉取暖而门、窗紧闭，工业生产中，管道泄漏或通风不良。火灾现场，空气中一氧化碳浓度较高，易中毒。一氧化碳吸入人体后，立即与血液中的血红蛋白结合，形成稳定的碳氧血红蛋白 COHb。COHb 无携氧功能，并使血红蛋白氧解离曲线左移，血氧不易释放给组织，造成细胞缺氧。大脑和心脏对缺氧最敏感，最易遭受损害，重症者可发生脑疝，危及生命。

（二）护理评估

1. 健康史 高浓度的一氧化碳吸入史，是诊断的主要依据。询问病人中毒时所处的环境、停留时间以及突发昏迷情况。

2. 身体状况 主要表现为缺氧，中毒严重程度取决于空气中 CO 浓度及接触时间。可分为轻度、中度和重度中毒。

(1) **轻度中毒**：血液 COHb 浓度为 10%~20%。病人头痛、头晕、恶心、眩晕、四肢无力、嗜睡等，甚至有短暂的晕厥。迅速脱离中毒环境，吸入新鲜空气或氧疗后症状消失。

(2) **中度中毒**：血液 COHb 浓度可高于 30%~40%。病人口唇黏膜呈樱桃红色，出现呼吸困难、意识模糊、谵妄、浅昏迷、瞳孔对光反射迟钝、判断力下降、运动失调、腱反射减弱。若抢救及时，可无明显后遗症。

(3) **重度中毒**：血液 COHb 浓度高达 40%~60%。病人出现深昏迷、呼吸抑制、颈强直、肺水肿、脑水肿、心力衰竭、各种反射消失、大小便失禁、四肢厥冷，面色呈樱桃红色。若抢救不及时可能致死。

(4) **迟发性脑病**：重度中毒病人抢救清醒后，经过数天或数周表现正常或接近正常的"假愈期"后再次出现以急性痴呆为主的一组神经精神症状。如谵妄、帕金森病、继发性癫痫、偏瘫等。

3. 心理－社会状况　重度中毒者清醒后可因并发症、后遗症而产生焦虑、悲观失望的心理反应。

4. 辅助检查　碳氧血红蛋白 COHb 测定可明确诊断。头部 CT、脑电图的检查均可出现不同程度的病变。

5. 治疗要点

(1) **及早脱离中毒环境**：发现中毒病人，立即开窗通风，断绝煤气来源，或脱离现场，移至空气清新环境。

(2) **保持呼吸道通畅**：松解衣领，注意保暖。

(3) **积极纠正缺氧**：尽早行高压氧治疗，迅速改善机体缺氧状态。

(4) **防治脑水肿**：脑水肿者常用 20% 甘露醇快速静脉滴注，酌情使用利尿药和糖皮质激素。

(5) **控制抽搐**：首选地西泮静脉注射；高热者可物理降温或人工冬眠疗法。

(6) **促进脑细胞代谢**：常用药物有细胞色素 c、大剂量维生素 B、维生素 C 等。

(7) 对症治疗有横纹肌溶解症者碱化尿液、适当利尿，防治急性肾衰竭。

（三）护理诊断／问题

1. 疼痛　与一氧化碳中毒引起脑缺氧有关。

2. 急性意识障碍、昏迷　与一氧化碳中毒有关。

3. 潜在并发症：迟发性脑病。

4. 知识缺乏：缺乏对一氧化碳中毒的预防常识。

（四）护理措施

1. 急救配合　立即开窗通风，将病人移至空气清新处，保持呼吸道通畅，昏迷病人头偏向一侧，及时清除口咽分泌物；如发生心搏骤停，须立即行心肺复苏。

2. 病情观察　中、重度中毒病人缺氧时间较长，应注意观察意识、瞳孔、生命体征及有无头痛、抽搐发作。观察尿量及颜色，记录 24h 出入液量。

3. 氧疗　给予病人面罩或鼻导管吸氧，氧流量在 8~10L/min。有条件者尽早行高压氧治疗，加速碳氧血红蛋白解离，促进一氧化碳排出。

4. 昏迷病人的护理　重度中毒昏迷伴高热和抽搐者应给予头部降温为主的冬眠疗法；积极防治脑水肿、肺水肿及水和电解质代谢紊乱等并发症。

5. 心理护理　中、重度病人因担心遗留后遗症常常焦虑不安，护士应给予安慰、鼓励病人积极配合治疗及功能锻炼以最大限度地促使机体功能康复。

（五）护理评价

1. 病人疼痛症状得到缓解。

2. 病人意识障碍程度逐渐减轻。

3. 病人无迟发性脑病的发生。

4. 病人及家属能够说出有关一氧化碳中毒的预防及急救方法。

二、铅中毒

案例导入

病人，男，35岁，因"近来头痛、头晕、记忆力减退，伴脐周、下腹部无固定性绞痛，按压腹部未见缓解"入院。主诉从事印刷厂铅水浇板工作5年余，查体：神志清楚，T 37.2℃，P 72次/min，R 20次/min，BP 120/70mmHg，尿铅12.5mol/L，尿 δ-氨基乙酰丙酸80.5mol/L，红细胞游离原卟啉3.5mol/L，心、肺、肝、脾未见异常，腹软。

问题：

1. 病人腹部绞痛，可能的诊断是什么？

2. 应配合医生采取哪些救护措施？

（一）概述

铅（lead）是一种金属，在生产、生活中接触机会较多，近年中毒呈增多趋势。可由呼吸道吸入其蒸气或粉尘，呼吸道中吞噬细胞将其迅速带至血液；也可经消化道吸收，进入血液循环而发生中毒。

（二）护理评估

1. 健康史　有过量铅接触史、误服铅化合物或近期服用含铅药物。反复阵发性腹部绞痛者，尤其是儿童、青少年，应警惕铅中毒可能。

2. 身体状况

（1）**消化系统**：最突出症状为腹部绞痛，多在脐周或位置不定，持续性、阵发性加剧，病人常用手重压腹部呈蜷曲体位以缓解疼痛。

（2）**神经系统**：神经衰弱症状是铅中毒早期和较常见症状，表现为头晕、头痛、记忆力减退、失眠多梦等。多发性神经病表现为感觉障碍、肌无力、肌肉麻痹，称"铅麻痹"，有"垂腕征""垂足征"。

（3）**其他**：血尿、蛋白尿、贫血等症状。

3. 心理-社会支持　儿童铅中毒的发病率较高，其家长害怕、焦虑，担心治愈效果不佳会遗留后遗症。

4. 辅助检查

（1）**血尿常规**：血铅超过2.4mmol/L；尿铅超过0.39mmol/L。

（2）**脑电图**：可见异常改变，低波幅慢波多见。

5. 治疗要点

（1）**一般治疗**：立即停止铅接触，迅速撤离铅粉尘、蒸气环境。口服中毒者查出毒物来源，停止食入，立即催吐、洗胃（可用1%碳酸氢钠或浓茶水），导泻。

（2）**排铅治疗**：首选依地酸二钠钙，肾脏损伤者禁用。

（3）**对症支持治疗**：腹部绞痛可肌内注射阿托品、山莨菪碱等，慎用镇痛药；中毒性脑病酌情应用甘露醇、呋塞米等。

（三）护理诊断/问题

1. 疼痛　与铅中毒引起腹痛有关。

2. 运动感觉障碍　与铅中毒致肌肉麻痹有关。

3. 潜在并发症：精神障碍、抽搐、昏迷。

（四）护理措施

1. **休息与体位**　腹痛急性发作时,卧床休息取舒适体位,多卧床休息,减少体力消耗,使腹痛减轻。

2. **病情观察**　密切观察病人意识及生命体征变化,腹痛部位、性质、程度。

3. **用药及生活护理**　观察排铅效果、尿铅浓度、解痉药疗效;保证脱水剂甘露醇静脉滴注速度,在 100 滴 /min 以上。加强生活护理及安全防护措施,防止意外,协助肢体康复训练。

4. **心理护理**　腹部绞痛往往给病人造成较大的恐惧。需要做好心理护理,关心、安慰病人、进行铅中毒的健康宣教,减轻病人焦虑和恐惧。

5. **健康指导**　汽车尾气往往含有大量的铅,不携带婴幼儿在汽车来往较多的马路附近玩耍;蔬菜水果食用前要洗净,以防农药残留导致铅中毒。

（五）护理评价

1. 病人腹痛症状得到缓解。

2. 病人焦虑、恐惧心理逐渐消除。

3. 病人未发生潜在并发症。

三、汞中毒

（一）概述

汞为银白色的液态金属,常温中即有蒸发。分为金属汞、汞盐、有机汞等。汞中毒以慢性为多见,主要发生在生产活动中,长期接触汞蒸气和汞化合物粉尘所致。大剂量汞蒸气吸入或汞化合物摄入即发生急性汞中毒。对汞过敏者,即使局部涂抹汞油基质制剂,亦可发生中毒。

（二）护理评估

1. **健康史**　有过量汞接触史或汞职业接触史。询问病人接触汞的时间、方式、经过等。

2. **身体状况**

(1) **急性汞中毒**:主要因口服金属汞或汞化合物等引起。病人在服后数分钟到数十分钟即引起急性腐蚀性口腔炎和胃肠炎。病人可有头晕、乏力、失眠、发热等神经系统和全身症状,明显的口腔炎和牙龈炎,流涎、口内金属味、牙龈红肿出血等,尿中出现蛋白、细胞管型,少数病人出现间质性肺炎。

(2) **慢性汞中毒**:常为长期接触汞蒸气所致。最先出现类神经症,头昏、头痛、失眠、多梦,随后有情绪激动或抑郁、焦虑和胆怯以及自主神经功能紊乱。发展到一定程度出现三大典型症状:脑衰弱综合征、肌肉震颤、口腔炎。肌肉震颤先见于手指、眼睑和舌,后累及手臂、下肢和头部,甚至全身。

3. **心理 - 社会支持**　因生活或工作中接触汞,对身体造成不良影响而害怕、焦虑,担心治愈效果不佳会遗留后遗症。

4. **辅助检查**　尿汞的检查是最重要的指标之一,血液的汞检测是急性汞中毒的相对可靠实验室指标之一。

5. **治疗要点**

(1) 催吐、洗胃、导泻,但禁忌用生理盐水洗胃。

(2) 迅速脱离现场,脱去污染衣服,静卧,保暖。

(3) **驱汞治疗**:首选二巯基丙磺酸钠,副作用小,效果好。

(4) **对症处理**:保持呼吸道通畅,维持水、电解质平衡,保暖。

（三）护理诊断 / 问题

1. **体液不足**　与汞中毒致呕吐、腹泻有关。

2. **疼痛**　与汞中毒引起腹痛有关。

3. **潜在并发症**:肌肉震颤、抽搐、昏迷等。

4. 焦虑或恐惧 与汞中毒担心预后有关

（四）护理措施

1. 急救配合 催吐、洗胃、导泻，但禁用生理盐水洗胃。迅速脱离现场，脱去污染衣服，静卧，保暖。

2. 病情观察 密切观察病人意识及生命体征变化。

3. 用药及生活护理

（1）**急性中毒**：二巯基丙磺酸钠；口服汞盐病人不应洗胃，需尽速灌服鸡蛋清、牛奶或豆浆，以使汞与蛋白结合，保护被腐蚀的胃壁，也可用 0.2%~0.5% 的活性炭吸附汞。

（2）**慢性中毒**：驱汞治疗的三个要点是小剂量、间歇用药和长期用药。二巯基丙磺酸钠为首选。125~250mg，肌内注射，每日一次，连续 3d，停 4d 为一疗程。一般用药 3~4 疗程；对汞毒性肾损害病人，尿量在 400ml/d 以上时可使用。

4. 心理护理 做好心理护理，关心、安慰病人、进行汞中毒的健康宣教，减轻病人焦虑。

（五）护理评价

1. 病人体液补足。

2. 病人腹痛症状得到缓解。

3. 病人无潜在并发症的发生。

4. 病人焦虑、恐惧心理逐渐消除。

知识拓展

常见化学物中毒应急救援指南

抢救人员须穿戴防护用具；速将病人移至空气新鲜处，去除污染衣物；注意保暖、安静；皮肤污染或溅入眼内，应迅速用流动清水冲洗各至少 20min。呼吸困难给氧，必要时用合适的呼吸器进行人工呼吸；立即与医疗急救单位联系抢救。

第五节　急性酒精中毒

案例导入

病人，男，36 岁，饮酒史 20 余年，聚会时"饮白酒约半斤后陷入昏迷"被急送入医院。查体：HR 132 次 /min，BP 85/60mmHg，呼吸慢而有鼾音。

问题：

1. 如何对病人进行评估？

2. 应尽快配合医生采取哪些救护措施？

一、概述

过量饮酒引起中枢神经系统由兴奋转为抑制的状态，伴有循环、呼吸、消化系统功能紊乱，称为急性酒精中毒（acute ethanol poisoning），俗称"醉酒"。当过量酒精吸收入人体，超过了肝脏的氧化代谢能力，即在体内蓄积并进入大脑，抑制中枢神经系统功能，引起共济失调，昏睡、呼吸或循环衰竭。同时在肝内代谢异常，导致代谢性酸中毒及糖异生受阻，引起低血糖症。

二、护理评估

1. 健康史　常有大量酗酒史或接触大量酒精蒸气。详细询问病人饮酒种类、饮酒量和饮酒时间，皮肤是否接触大量酒精，有无糖尿病、心脑血管疾病、肝脏疾病等基础性疾病。

2. 身体状况　中毒症状与饮酒量及个人耐受性有关，分为三期：

（1）**兴奋期**：血酒精浓度 >500mg/L，出现颜面潮红或苍白，有欣快感，语言增多、举止轻浮；呼出气带酒味。

（2）**共济失调期**：血酒精浓度 >1 500mg/L，表现为肌肉运动不协调，动作笨拙，步态不稳，言语含混不清、眼球震颤、出现恶心、呕吐。

（3）**昏迷期**：血酒精浓度 >2 500mg/L，病人昏睡状态、瞳孔散大、皮肤湿冷、发绀，大小便失禁。当血酒精浓度 >4 000mg/L，可出现呼吸、循环衰竭而危及生命。

3. 心理 – 社会状况　病人有无酒精依赖、情绪是否稳定，病人对治疗的配合程度。

4. 辅助检查

（1）**血清酒精浓度**：呼气浓度与血清酒精浓度基本相当。

（2）**血生化检查**：可见低钾血症、低血糖等，有肝功能异常时，警惕并发胰腺炎。

（3）**动脉血气分析**：呈代谢性酸中毒。

5. 治疗要点

（1）轻症病人无需治疗，卧床休息、保暖。重症者无禁忌证饮温水后催吐或洗胃，洗胃首选 2% 碳酸氢钠，其次为生理盐水，洗胃液量为 2 000~4 000ml，因酒精吸收快，洗胃应在摄入 1h 内进行。呕吐者应防止误吸窒息。兴奋躁动者予以保护性约束，防止外伤。

（2）**维持脏器功能**：昏迷病人注意有无呼吸中枢抑制。保持气道通畅，必要时气管插管、机械通气。维持正常心率、血压，水、电解质、酸碱平衡。

（3）**催醒、保护大脑功能**：常用纳洛酮 0.4~0.8mg 缓慢静脉推注，每 1~2h 一次，解除呼吸抑制和催醒。

（4）**促进酒精排出**：补液利尿，无糖尿病病史者可予葡萄糖加胰岛素疗法，积极补充 B 族维生素，加速酒精氧化代谢。血液或腹膜透析：急性中毒血酒精含量 >5 000mg/L；伴严重酸中毒或肝、肾功能不全时。

三、护理诊断 / 问题

1. **意识障碍**　与酒精作用于中枢神经系统有关。
2. **低效性呼吸型态**　与酒精抑制呼吸中枢有关。
3. **组织灌注量改变**　与药物作用于血管运动中枢有关。
4. **知识缺乏**：缺乏酒精对人体危害的相关知识。
5. **潜在并发症**：休克。

四、护理措施

1. 急救配合　卧床休息，注意保暖。昏迷者取平卧位，头偏向一侧，观察呕吐物的颜色、量和性状，必要时留呕吐物标本送检。急性中毒病人，轻者给予糖水、浓茶促进排泄。重者采用催吐、洗胃。必要时血液透析。躁动病人，酌情应用地西泮；禁用吗啡、氯丙嗪等镇静药。

2. 观察病情　严密观察意识、瞳孔及生命体征的变化，准确记录 24h 出入液量，若出现昏睡、发绀、大小便失禁，立即通知医生，配合抢救。密切观察有无低血糖、消化道出血、急性肾衰竭等并发症的发生。

3. 维持重要脏器功能　保持气道通畅，及时清除呼吸道分泌物，防止窒息，必要时气管插管；中枢性呼吸衰竭可遵医嘱用呼吸中枢兴奋剂，同时吸入含 5% 二氧化碳的氧气。遵医嘱用药、补液利尿等促进酒精的代谢、排泄。注意观察药物的疗效和不良反应。维持循环功能，保证正常血压；纠正低血糖，维持水、电解质、酸碱平衡。

4. 心理护理　做好健康教育，预防酒精中毒。兴奋躁动者予以心理安慰，对借酒消愁者要给予更多的同情和关心，使病人情绪稳定以配合治疗。

5. 健康教育　向病人讲解酒精及代谢产物对肝细胞损伤的严重性，经常过量会导致酒精性肝硬化。酒后驾车易造成交通事故，身心受伤甚至危及他人的生命。

五、护理评价

1. 病人未发生意识障碍。
2. 病人呼吸困难状况得到改善。
3. 病人未出现窒息症状。
4. 病人能够说出预防酒精中毒的方法。

第六节　食物中毒

一、细菌性食物中毒

> **案例导入**
>
> 　　大学生张某这天中午在学校食堂吃午饭，午饭后回宿舍午休，1h 后突然恶心、呕吐、腹痛、腹泻，之后同寝室的同学出现相同症状。经老师送入医院后，发现学校已经有很多同学陆陆续续来医院急诊科就诊，症状与自己极为相似。
>
> 　　**问题：**
>
> 　　1. 张某的临床诊断是什么？
>
> 　　2. 针对以上病情，采取哪些救护措施？

（一）概述

细菌性食物中毒（bacterial food poisoning）是由于食用被细菌或细菌毒素污染的食物后，引起以胃肠道症状为主要表现的急性中毒性疾病。本病多发于夏、秋季。因有共同传染源，发病较集中。

病因常为食物被细菌污染，食品储存不当或在较高温度下存放时间较长，食品未充分加热煮熟等。

（二）护理评估

1. 健康史　了解有无食入细菌污染的食物及饮料史。询问进食时间、进食情况以及同时进餐者情况。

2. 身体状况　分为胃肠型食物中毒和神经型食物中毒。

（1）胃肠型食物中毒：多见于餐后 0.5~48h 出现症状。以消化系统症状为主，表现腹痛、腹泻、呕吐症状，腹痛为上腹或脐周阵发性或持续性绞痛，腹泻一天几次至几十次不等，部分病人可出现脓血便、黏液便等。呕吐物为胃内容物，可含有胆汁或血液。

（2）神经型食物中毒：潜伏期多为 12~36h。以神经系统症状为主，如恶心、呕吐、头痛、头晕、乏力。眼肌瘫痪时可出现视物模糊、复视、瞳孔散大、眼睑下垂，对光反射消失。严重者可出现吞咽、咀嚼、发音困难，甚至呼吸困难，也可伴有便秘、腹胀、尿潴留。

3. **心理－社会支持状况**　评估病人因食物中毒情绪是否稳定，对治疗的配合程度。

4. **辅助检查**　对残余的食物、餐具、呕吐物及排泄物等进行细菌分离培养、菌种鉴定、毒素鉴定及血清学鉴定。

5. **救治措施**

（1）**现场救治**：病人立即停止继续进食可疑食物。呕吐严重者头偏向一侧，保持呼吸道通畅。脱水严重或休克病人迅速建立静脉通道、补液。重症者积极送往医院治疗。

（2）**清除毒物**：无呕吐、腹泻者立即催吐，用2%碳酸氢钠或1:5 000高锰酸钾溶液洗胃，可口服或经胃管注入活性炭混悬液，并用硫酸镁导泻。同时收集资料，进行流行病学调查及病原学检验，以便明确病因。

（3）**对症治疗**：纠正水、电解质紊乱，腹痛剧烈者可用解痉药如阿托品0.5mg肌内注射，酸中毒者可给予5%碳酸氢钠纠正，高热者用物理降温或解热药。

（4）**抗菌治疗**：症状较重者选用敏感抗生素如环丙沙星、氯霉素、庆大霉素等治疗。

（三）常见护理诊断／问题

1. **体液不足**　与中毒后频繁呕吐、腹泻丢失体液有关。

2. **腹泻**　与毒物对胃肠道的毒性有关。

3. **疼痛**　与毒物致胃肠道痉挛有关。

4. **营养失调：低于机体需要量**　与毒物刺激不能进食、呕吐、腹泻有关。

5. **低效性呼吸型态**　与频繁呕吐及神经性毒物对中枢的毒性刺激有关。

6. **焦虑**　与对疾病知识缺乏及担心预后有关。

（四）护理措施

1. **急救配合**　卧床休息，做好催吐、洗胃、补液、给药等治疗配合工作。对危重者做好呼吸道的管理，必要时给予吸痰或气管切开置管。如为集体食物中毒，应做好病人的分诊工作。

2. **病情观察**　密切监测生命体征，观察有无水电解质紊乱、酸中毒、休克等情况，观察呕吐、腹泻情况，记录24h出入量，留取呕吐物标本送检。

3. **对症护理**　腹痛剧烈者遵医嘱给予解痉药缓解症状；腹泻病人注意肛周护理，早期不用止泻剂；高热者遵医嘱给予物理或药物降温；脱水、休克者遵医嘱补液；酸中毒严重时注意给予补充碳酸氢钠。

4. **饮食护理**　呕吐、腹泻、腹痛剧烈者暂禁食，无以上症状者可给予清淡、易消化流质或半流质饮食，注意补充水分。

5. **用药护理**　对肉毒梭菌中毒者需及早应用多价抗毒素血清，注射前做药敏试验，阳性者采用脱敏疗法。感染性食物中毒者，遵医嘱应用抗生素。注意观察药物的疗效和不良反应。

6. **心理护理**　增加与病人的交流、沟通，做好心理疏导，给病人以战胜疾病的信心。

7. **健康教育**

（1）**防止污染**：购买有卫生检疫部门检疫图章的生肉；做好餐具、炊具的清洗消毒工作。

（2）**食品要低温储存**：肉制品应储存于10℃以下的低温条件，海产品上的副溶血性弧菌耐低温，在吃凉拌海蜇时，用醋泡或用100℃沸水漂烫数分钟。

（3）**彻底加热**：食物要彻底加热，杀灭病原体、破坏毒素。

（五）护理评价

1.病人未发生水、电解质、酸碱平衡紊乱。

2.病人疼痛症状得到缓解。

3.无营养失调。

4.病人增加有效呼吸，呼吸通畅。

5.病人缓解焦虑。

二、亚硝酸盐中毒

案例导入

病人，女，50岁，以"头晕伴恶心、呕吐30min"被急救车送入急诊。查体：HR 110次/min，BP 90/50mmHg，R 26次/min，SpO₂ 88%；神志清楚，面色苍白，口唇甲床发绀，上腹部压痛明显，病人自诉中午进食霉苋菜梗。

问题：

1. 如何对病人进行评估？
2. 护士应配合医生采取哪些紧急救护措施？

（一）概述

亚硝酸盐（nitrite）常见的是亚硝酸钠、钾，类似食盐和白糖，常因误用、误食中毒。亚硝酸盐中毒常见于食用加入过量硝酸盐或亚硝酸盐的腌制食品，如腌肉制品、新腌渍的咸菜。

亚硝酸盐是氧化剂，经消化道吸收后血中亚硝酸离子能迅速使血红蛋白氧化为高铁血红蛋白，失去携氧能力，引起组织缺氧，还可抑制心血管运动中枢，引起低血压，口服亚硝酸盐1~2g即可致死。

（二）护理评估

1.健康史 有接触、误食亚硝酸盐及进食大量新腌制的咸菜或腐败变质的蔬菜史。

2.身体状况 亚硝酸盐急性中毒的典型症状为高铁血红蛋白血症。早期表现为头痛、呕吐、腹痛、心率加快等，口唇、指甲、舌尖发绀，皮肤、黏膜、口唇、指甲下发绀明显。重度中毒病人，血中高铁血红蛋白含量>50%，皮肤黏膜发绀明显，出现呼吸困难、烦躁、抽搐、昏迷，常因呼吸衰竭而死亡。

3.心理和社会状况 急性发病者可有焦虑、恐惧心理，如被人蓄意伤害可能会情绪激动、并担心留有后遗症。

4.辅助检查 血高铁血红蛋白含量增高。

5.治疗要点

（1）**急救处理**：误服者立即催吐、洗胃、导泻。

（2）立即吸氧，保持呼吸道通畅，严重中毒者给予高压氧治疗。

（3）**亚甲蓝的应用**：小剂量亚甲蓝是亚硝酸盐中毒的特效解毒剂。

（三）护理诊断/问题

1.低效性呼吸型态：发绀 与亚硝酸盐抑制呼吸有关。

2.知识缺乏：缺乏亚硝酸盐对人体危害的相关知识。

3.潜在并发症：昏迷、抽搐、休克。

（四）护理措施

1.促进毒物排泄 神志清者给予温水催吐，洗胃。昏迷病人采用1:5 000高锰酸钾溶液洗胃。观察胃液的颜色、量、性状，留取标本送检，如为血性，应考虑胃黏膜损伤的可能，给予牛奶250ml灌入。

2.病情观察 观察病人的意识、生命体征、皮肤黏膜颜色、尿量等。病人有无面色苍白、四肢厥冷，呼吸困难等呼吸衰竭等情况。

3.保持呼吸道通畅 昏迷病人取平卧头偏向一侧，及时清除口鼻分泌物，防止舌后坠，避免在洗胃、呕吐过程中造成误吸。

4.氧气吸入 对危重病人给予氧气吸入，一般以6~8L/min面罩吸氧，必要时可行高压氧治疗。

5.建立静脉通路 立即建立静脉通路,给予亚甲蓝解毒剂及抢救药物,观察病人对药物的反应及药物的不良反应。呼吸衰竭者给予呼吸兴奋药,休克者酌情应用升压药。

6.心理护理 亚硝酸盐中毒一般发病急,病情危重,病人及其家属表现为紧张、焦虑。因此,护理人员应积极安慰和疏导病人;使其配合抢救。

(五)护理评价

1.病人的发绀症状得到缓解。

2.病人及家属能够说出预防亚硝酸盐中毒的方法。

3.病人未发生并发症。

三、毒蕈中毒

> **案例导入**
>
> 病人,女,50岁。因"进食野蘑菇,12h后,恶心、呕吐、视物模糊、语无伦次、多汗"被救护车急送入院。查体:T 37.2℃、HR 86次/min、R 20次/min、BP 120/60mmHg;表情兴奋,答非所问,双手震颤,听诊两肺呼吸音清,心律齐,腹软,肝脾未触及。
>
> **问题:**
>
> 1.病人最可能的诊断是什么?
>
> 2.护士应配合医生采取哪些紧急救护措施?

(一)概述

毒蕈又称毒蘑菇,含多种毒素,人误食毒蕈可引起中毒。一种毒蕈可以含有几种毒素,一种毒素又可以存在数种毒蕈中。

临床分型可分为:①胃肠炎型,表现为胃肠道炎;②神经精神型,有毒蕈碱、蟾蜍素等。可引起幻视、幻觉;③溶血型,引起溶血;④脏器损害型,有毒肽可引起急性肝炎、心肌变性和脑水肿。

(二)护理评估

1.健康史 有食用野蕈史,或者将毒蘑菇误认为无毒蘑菇食用。

2.身体情况

(1)**胃肠炎型**:出现恶心、呕吐、阵发性腹痛,以上腹和脐部为主,还可以出现水样便伴水、电解质失衡。

(2)**神经精神型**:有副交感神经兴奋症状,如流涎、流泪、多汗、瞳孔缩小。

(3)**溶血型**:早期出现恶心、呕吐、腹泻等消化系统症状,发病3~4d后出现贫血、黄疸、血红蛋白尿及急性肾衰竭。

(4)**脏器损害型**:此类型最为严重,死亡率最高,尤其对肝脏有严重损害,重者出现黄疸、肝坏死、昏迷。

3.心理-社会状况 急性发病者常表现紧张、焦虑,担心预后。

4.实验室检查 有相应的心、肝、肾等损害的生化异常改变。

5.治疗要点

(1)**一般治疗**:立即用1:5 000高锰酸钾溶液或浓茶水洗胃,然后进行硫酸镁20~30g导泻。

(2)**对症支持**:对脱水者应积极补液,纠正酸中毒、电解质紊乱;大量补液,应用利尿药加速毒物排泄。

(3)**阿托品应用**:用于解除毒蕈碱样症状,0.5~3mg肌内注射或静脉注射,酌情重复直至阿托品化后减量。

（4）血液净化。

（5）**巯基解毒剂**：二巯基丙磺酸钠 0.25g 肌内注射，维持 5~7d。

（6）保肝治疗。

（三）护理诊断／问题

1. 急性意识障碍：昏迷　与有毒蕈中毒有关。

2. 体液不足：脱水　与毒蕈中毒致严重呕吐、腹泻有关。

3. 有误吸的危险　与意识障碍有关。

4. 低效性呼吸型态：呼吸困难　与毒蕈中毒呼吸肌麻痹、呼吸中枢受抑制有关。

5. 潜在并发症：呼吸、心搏骤停　与重度中毒呼吸、循环衰竭有关。

（四）护理措施

1. 迅速清除毒物　采用洗胃、导泻方式来清除胃肠道内残留毒物。

2. 病情观察　密切观察病人的神志、瞳孔、生命体征、面色、肺部啰音。严重呕吐、腹泻者应记录 24h 出入量，观察呕吐物及排泄物的颜色和量，必要时留标本送检。

3. 保持呼吸道通畅　头偏向一侧防止误吸，及时清除呼吸道分泌物。给予氧气吸入，必要时气管插管。如发生呼吸、心搏骤停须立即心肺复苏。

4. 心理护理　关心病人，积极沟通病情，使其配合治疗。

5. 健康指导　指导病人能识别毒蕈而避免采食，对于色彩鲜艳，有疣、斑、沟裂，有蕈环及奇形怪状的野蕈皆不能食用。

（五）护理评价

1. 病人的意识障碍程度逐渐减轻。

2. 病人的脱水症状得到缓解。

3. 病人的呼吸困难程度逐渐减轻。

4. 病人能够说出毒蕈的识别方法。

● **思政案例**

思政元素

救死扶伤、德高医精

九十高龄农药中毒，医护协力起死回生

近日，一位病人家属将一面写着"救死扶伤　医术精湛"的锦旗，送到第三人民医院内科及全体医护人员手中，感谢他们以精湛的医术救治了爷爷。

这位老人已是 90 岁高龄，不慎农药中毒，发现时已经腹痛、恶心、呕吐，接近昏迷状态，病情十分危急。家属见状赶紧将老人送去了当地卫生院，医生接诊后，发现老人神志淡漠、呼吸急促，确诊为急性重度农药中毒。立即给予洗胃、导泻、吸氧，并给予解毒药物，保护脏器功能，维持脏器循环，1 周后老人顺利康复出院。

"健康所系，生命相托"。每一次面对生死攸关的抢救，医护人员从来没有一丝迟疑。病人生命健康是最大前提，全力、奋力、尽力救治每一位病人，保障病人的生命安全，恢复病人的健康，是医护人员的职责所在。要引导学生始终不忘医者初心，不畏急危重症，不负生命之托！

（彭天仪）

1. 简述一氧化碳中毒的主要临床表现及中毒程度的判断。

2. 简述镇静催眠药苯二氮䓬类和巴比妥类中毒轻、中度分类的临床表现。

3. 简述细菌性食物中毒的主要临床表现及救护措施。

4. 病人，女性，54岁，因与丈夫吵架，心情抑郁服用敌敌畏神志不清半小时，家人发现异常后，拨打急救电话，转往医院救治。急诊以有机磷中毒收住 ICU，病人既往有抑郁症病史。有机磷杀虫药中毒的主要临床表现和救护措施。

ER 7-3

练习题

第八章 | 灾害救护

教学课件

思维导图

学习目标

1. 掌握地震、交通事故和火灾的救护方法。
2. 熟悉并应用突发公共卫生事件的处理方法。
3. 了解灾害的分类以及自然灾害的特点。
4. 能与病人及家属进行沟通，开展健康教育。
5. 具有灾害救援的基本技术，能进行基本的灾害急救护理操作。

第一节 灾害概述

案例导入

地震发生时的现场救护原则

2021年5月22日2时，云南省大理州漾濞县、青海省果洛州玛多县发生了7.4级地震。地震发生后，应急管理部分别启动抗震救灾三级、二级应急响应，派出工作组分赴云南、青海，调派国家综合性消防救援队伍赴震区开展抢险救援，紧急调拨救灾物资全力支持地方抗震救灾，组织专家组开展灾情核查评估。

问题：

1. 简述地震现场救护的原则。
2. 如何做好检伤分类？

灾害（catastrophe）是一种自然或人为的破坏事件。随着人类社会的发展和进步，各种灾害事件频发，导致大量人员伤亡和财产损失，灾害发生呈现大规模、长久化的趋势。因此，灾害救援被推到一个前所未有的高度。提高医务人员应对各种自然灾害、公共卫生安全事件、意外事故、社会治安等突发事件的应对能力，成为当今社会各界关注的焦点。护士作为灾害医疗救援队伍中的主力军，发挥着重要作用，其灾害医学救援知识和技术的熟练掌握，对于减少灾害所致人员伤亡，提高受灾人群的健康水平具有重要意义。

一、灾害的定义及特点

（一）灾害的定义

灾害是指任何能引起设施破坏、经济严重受损、人员伤亡、生态破坏、人的健康状况及社会卫生服务条件恶化的规模超出社区承受能力，而不得不向社区外部寻求专门援助的事件。从灾害的定义可以看出，灾害必须具备两个要素：其一，灾害是自然或人为的破坏事件，具有突发性；其二，灾害的规模和强度应超出受灾地区自身的应对能力。

（二）灾害的特点

1. 对人类的生命与健康具有杀伤力。

2. 对人类心灵的创伤具有持久性。

3. 对社会的安定与发展具有破坏性。

4. 对国际政治、经济走向具有制约性。

二、灾害的分类

灾害形成的因素是多方面的，人们习惯上将灾害分为两大类：自然灾害和人为灾害。但将自然灾害和人为灾害截然分开显然是不科学的，在自然灾害中，其很多起因往往有人为的破坏，以及次生灾害中的人为因素。而在人为灾害中，自然条件所提供的便利加大了灾害的破坏性。

（一）按灾害发生的过程、性质和机制分类

1. **自然灾害**　主要包括气象灾害、地震灾害、洪水灾害、海洋灾害以及农作物灾害。

2. **事故灾害**　主要包括工矿商贸等企业的各类安全事故、交通运输事故、公共设施和设备事故、环境污染和生态破坏事件。

3. **公共卫生事件**　主要包括传染病疫情、群体性不明原因疾病、食品安全、职业危害、动物疫情，以及其他严重影响公众健康和生命安全的事件。

4. **社会安全事件**　主要包括恐怖袭击事件、经济安全事件和涉外突发事件。

（二）按灾害反应规模分类

1. **一级灾害**　指灾害发生地区的内部资源能够自然恢复原状的灾害。

2. **二级灾害**　指灾害规模比较大，需要邻近的地区帮助才能恢复的灾害。

3. **三级灾害**　指需要国家之间进行大规模救助的灾害。

第二节　灾害卫生应急体系的建立

一、定义与组成

1. **卫生应急体系相关概念**　卫生应急是指为了预防和处置突发公共卫生事件的发生，控制、减轻和消除各类突发公共事件引起的健康危害所采取的一切行动的总称。

2. **卫生应急体系的组成**　卫生应急体系是国家应急体系中的一个重要分支，是卫生系统的重要组成部分。主要包括应急保障系统、指挥决策系统、监测预警系统、应急处置系统、科技教育系统、风险沟通系统和应急队伍系统7大系统。

二、灾害卫生体系的应急预案

应急预案是为了保证迅速、有序、有效地针对已发生或可能发生的突发事件开展控制与救援行动，尽量避免事件的发生或降低其造成的损害，依照相关法律法规而预先制定的应急工作方案。灾害救助和灾害后支援是这个社会乃至全世界共同关注的问题，需要许多部门、机构的共同参与，其中医院的医疗救援贯穿于救助的全过程。为了进一步加强各级卫生部门对灾害医疗救援的应对能力，国家先后颁布多项规定，对灾害事故的防范和应急处置提出了规范。分类如下：

1. 总体应急预案是全国应急预案体系的总纲，是国务院应对特别重大突发公共事件的规范性文件。

2. 专项应急预案主要是国务院及有关部门为应对某一类型或某几类型突发公共事件而制定的应急预案。

3. 部门应急预案是国务院有关部门根据总体应急预案、专项应急预案和部门职责为应对突发公共事件制定的预案。

4. 地方应急预案具体包括省级人民政府的突发公共事件总体应急预案、专项应急预案；各市、地、县人民政府及其基层政权组织的突发公共事件应急预案。

5. 企事业单位根据有关法律制定的应急预案。

6. 举办大型会展或文化体育等重大活动，主办单位制定的应急预案。

及时的医学快速反应能力和应急能力，可有效缓解和降低受灾人群的生命危险，各类应急预案将根据实际情况不断补充与完善。

三、灾害卫生体系的组成

（一）灾害医疗救援队的组建

1. 灾害医疗救援队是灾害救援体系中的重要组成部分，灾害的特点决定了受灾地区的资源供给无力，承载救灾及维持生活的需求，需要外界帮助。因此，灾害救援队的作用极为重要。

2. 灾害环境中，医疗机构的双重特性（既是受灾主体，又是抗灾主体）让现场救援变得举步维艰。灾害中需要医疗机构采取较为灵活的组织运行模式，以小组为单位的灾害医疗救援队在灾害环境中更能发挥医疗救援的作用。

3. 灾害具有突发性、紧迫性、非预期性。无论是政府部门、专业科学机构，还是公众，在灾害发生时往往都无法做到冷静、有组织地应对。特别是在灾害初期，所采取的干预措施均是非常规化的。因此，需要医护人员因地制宜，力求以最少的资源消耗、最快的速度，保护尽可能多的受灾群众得到医疗救助。所以，必须有一批经过专门灾害医疗救援培训的医护人员，才能在灾害发生时迅速承担起灾害环境下的紧急医疗任务。

4. 灾害医疗救援队组建的投入随着社会经济高速发展，一些突发公共卫生事件的隐患逐渐凸显，突发公共卫生事件时有发生。我国灾害救援工作基础薄弱、发展缓慢。所有体系的实施联系都是由人来完成的，所有应急预案都由人来制定和执行，灾害现场或医疗机构具体的救治工作要由技术精湛、经验丰富的医护人员来完成。因此，在救援体系建设中，专业救援队伍的建设至关重要。

（二）灾害医疗救援队的模式

1. 行政层次分类模式

（1）**国家级灾害医疗救援队**：为满足不同级别灾害救援的需要，达到高效救援的目的，国内外都会在不同行政层次上建立不同的灾害医疗救援队。国家级别灾害医疗救援队通常规模较大、数量少，由国家部门投入组建、直接领导，能够承担更大规模的灾害救援，特别是跨区域甚至国际灾害救援。

（2）**地方级灾害医疗救援队**：地方级灾害医疗救援队是指由省市卫生行政部门、应急管理部门牵头组建的省市灾害医疗救援队，同时还包括各医院组建的灾害救援队。地方级灾害医疗救援队通常财政支持有限，规模相对较小，主要负责本区域灾害应急医疗救援任务。

2. 专业分类模式

（1）**综合型灾害医疗救援队**：其组建及训练针对各种类型的灾害，并不局限于某些灾害类型。此类救援队通常在灾害类型多样的区域由综合性医院或医疗机构组建。例如中国红十字 999 紧急救援队，其为综合型灾害医疗救援队的代表，在国内多次各类灾害救援中均可见到他们的身影。这类救援队救援资源和救援力量都相对集中，便于管理，避免针对不同类型灾害组建多支救援队的管理难题，是目前国内外灾害医疗救援队建设的主体。

（2）**专业型灾害医疗救援队**：除综合型灾害医疗救援队外，针对部分专业性较强的突发公共卫生事件，例如核辐射、生物传染病、化学中毒、恐怖袭击等，由相关管理部门组建专业化医疗救援队伍。

3.组建主体分类模式

（1）**以军队医疗为主体的灾害医疗救援队**：国内外都有以军队医疗为主体的灾害医疗救援队。2006年，我国颁布的《国家突发公共事件总体应急预案》就明确提出：中国人民解放军和中国人民武警部队是突发公共事件处置的骨干力量。我国国家地震灾害紧急救援队就是以军队医疗为主体的灾害医疗救援队的典型例子。

（2）**以地方医疗为主体的灾害医疗救援队**：地方医疗机构在社会体系中承担着公共卫生医疗、保健以及疾病预防等社会职能。在突发公共卫生事件中也义不容辞地承担着应急医疗救援任务。多数省、市、县级别的灾害医疗救援队都以地方医疗体系为主体建立灾害医疗救援队，在医疗救援工作中发挥了很好的作用。

（3）**以军民结合为主体的灾害医疗救援队**：由军队医疗机构和地方医疗机构联合组成的灾害医疗救援队在国际上也不少见。我国也有类似的尝试，例如2008年汶川地震时，广州军区武汉总医院与湖北省红十字会联合组建灾害医学救援队，在实际救援工作中起到良好的作用。

四、灾害医学救援中护士的角色与素质要求

（一）护士的角色要求

1.第一个阶段 准备/预备期即去灾害现场前的救援准备训练阶段，护士的角色着重于预防、保护和准备。护士的应急准备训练分三个层次：①个人的准备，包括身体、情感、军事技能、家庭支持等准备；②临床技能训练，主要包括创伤救护的技能、伤员分类和现场疏散，对伤员的评估、个人防护设备的使用等；③团队训练，包括操作能力、相关知识、领导和管理能力以及单位整合和认同的共同训练。

2.第二个阶段 反应/实施期即灾害中救援实施阶段，护士的主要角色包括与其他灾害救援人员的通信联系，建立伤员接收点（安置点）并进行伤员分类，对其他人员（如担架员、志愿者）的工作进行安排，安排伤员分流或转诊，救援区域的安全保障以及合理分配工作人员的职责等。

3.第三个阶段 恢复/重建/评价期即灾害后的评价阶段，护士要对安置区内的伤员进行护理，并给予合理的转诊。进行灾害设施的重建工作，恢复医院设施和修复损坏的设备。特别重要的是对现有的灾害应急反应计划进行评价，发现其不足，并提出修正意见。

（二）护士的素质要求

1.高尚的医德 高尚的医德要求护理人员不畏艰险，把伤员的痛苦和生命放在第一位，忧伤员之忧，想伤员所想，视伤员如亲人，具有无私的奉献精神。

2.积极而稳定的情绪 情绪是客观事物能否符合人的主观需要而引发的一种外在表现形式。在灾区面对危险的环境和失去家园心理脆弱的伤员，护理人员要很好地控制个人的负面情绪，始终保持情绪的积极、稳定、乐观，全身心投入到伤员的医疗救助工作中，忙而不乱地完成各项工作。

3.独立思考能力 灾区伤员多、病种多、伤情复杂，医护人员数量少，而需要救治的伤员多，这些客观情况要求护理人员要有独立思考的能力，在救治过程中及时发现问题，解决问题。

4.良好的沟通技巧 沟通是指人与人之间传达思想、观点或交换信息的过程。沟通分为语言沟通和非语言沟通。护士可利用工作间隙，综合运用语言和非语言沟通方式，多与伤员交流，促进伤员以积极的心态配合救治。

5.良好的身体素质 灾区的环境恶劣、生活条件差，护理人员每天要救治大批伤员，不能按时休息，生活缺少规律，并且随时有被疾病传染的危险。因此，强健的体魄、充沛的精力和良好的身体素质是对灾害护理人员最基本的要求。

（三）护士的技能要求

1. 敏锐的观察力，精准的判断力　护理人员依据快速检伤分类方法对伤员进行简单分类，尽一切努力确保危重伤员得到优先救治，伤情稳定后优先转送。

2. 扎实的理论基础，精湛的实践技能　现场伤员伤情复杂且严重，护士要坚持危重者优先、救命第一的原则进行救援，掌握基本的急救技能。

（1）**建立和保持气道通畅的护理技能**：如开放呼吸道，清除口鼻分泌物，必要时协助行气管插管或气管切开。

（2）**静脉穿刺技术**：输液通道是补液、扩容、抗休克的必备通道，是药物、血液和营养制品的供给线，是伤员的生命通道，因此护士应熟练掌握穿刺技巧。

（3）必要时就地取材、完善护理用具，为有效救治抢得先机，如树枝、布条制作夹板、绷带；棉布和报纸制作颈托等。

（4）做好转运和护送，途中的护理是伤员获得进一步救治的前提，同时转运途中保证吸氧、补液等治疗的有效性。

第三节　灾害现场救援

一、自然灾害

（一）概述

在诸多的自然灾害中，往往都掺杂了人为因素，这些人为因素包括但不局限于前期的自然环境的破坏、防灾减灾过程中的人为不当因素、次生灾害中的蓄意破坏等，因此，用"自然灾害相关灾害"更为合理些。

（二）自然灾害特点和分类

大部分自然带来的灾害是非人力可抗拒的，只能通过预防和抗灾来减轻损失。自然灾害在发生时，往往具有突发性、破坏性大、地势复杂、救援难度大等特点，因此可将自然灾害分为气象灾害、地震灾害、洪水灾害、海洋灾害以及农作物灾害。

1. 气象灾害　10余种，主要有以下种类：

①雨涝：内涝、渍水；②暴雨：山洪暴发、河水泛滥、城市积水；③干旱：农业、林业、草原的旱灾、工业、城市、农村缺水；④干热风：干旱风、焚风；⑤高温、热浪：酷暑高温、人体疾病、灼伤；⑥热带气旋：狂风、暴雨、洪水；⑦冷害：由于强降温和气温低造成作物、牲畜、果树受害；⑧冻害：霜冻，作物、牲畜冻害，水管、油管冻坏；⑨冻雨：电线、树枝、路面结冰；⑩结冰：河面、湖面、海面封冻，雨雪后路面结冰。

2. 地震灾害　①构造地震；②陷落地震；③矿山地震；④水库地震。

3. 洪水灾害　①暴雨灾害；②山洪；③融雪洪水；④冰凌洪水；⑤溃坝洪水；⑥泥石流与水泥流洪水。

4. 海洋灾害　①风暴潮：包括台风风暴潮、温带风暴潮；②海啸：分为遥海啸与本地海啸2种；③海浪：包括风浪、涌浪和近岸浪3种，就其成因而言又分台风浪、气旋浪；④海水；⑤赤潮；⑥海岸带灾害：如海岸侵蚀、滑坡、土地盐碱化、海水污染等；⑦厄尔尼诺的危害。

5. 农作物生物灾害　①农作物病害：主要有水稻病害240多种，小麦病害50多种，玉米病害40多种，棉花、大豆、花生以及麻类等多种病害；②农作物虫害：主要有水稻虫害252种，小麦虫害100多种，玉米虫害52种，棉花虫害300多种，及其他各种作物的多种虫害；③农作物草害：约8 000多种；④鼠害。

（三）自然灾害救护

1. 地震灾害

（1）地震灾害造成的主要伤害：机械性损伤、挤压综合征、感染性休克、体力不足、烧伤。

1）机械性损伤：建筑物倒塌、室内家具、设备等直接砸、压、埋的机械性损伤为地震伤的主要原因。地震伤中近 1/2 为多部位复合伤，如骨折、软组织损伤、挤压综合征等。骨折伤中约有 25% 为脊柱骨折，其中的 30%~40% 可并发截瘫，有相当数量的脊柱损伤可能因为搬运、运输不当产生症状或使其加重。

2）挤压综合征：这是地震中常见的损伤，特别是在城市伤员中居多。当人体受挤压的肌肉因缺血性坏死，坏死组织释放大量有害物质进入体内，可发生休克和急性肾衰竭。

3）感染性休克：地震现场环境严重污染，抢救伤员设施差，伤员伤口极易被各种致病菌感染。平时少见的破伤风杆菌和气性坏疽菌等厌氧菌对创口的威胁最大，病死率很高。

4）体力不足：被埋困于废墟中的人员，由于饮食来源完全断绝，加之长时间的消耗，体内储存物质枯竭，成为完全性饥饿状态，导致机体代谢紊乱、抵抗力下降、血压降低而濒临死亡。

5）烧伤：地震可使电器、炉火、煤气或其他易燃品发生事故而酿成火灾。随着我国城市建设进程加快，城镇数量增加，烧伤作为次生灾害愈益严重。化工企业、仓库、某些研究单位在地震时，可因设备损毁使毒剂大量外泄甚至爆炸，造成化学性中毒和化学性烧伤。

（2）现场救护原则：地震灾害的现场医疗救援应在现场地震灾害医疗救援领导小组的统一指挥下进行。医疗救援人员进入灾区后，在救灾部门救险人员支持帮助下，首先搜寻、集中伤员，然后检伤分类，先重后轻，现场抢救，及时转送。

1）检伤分类：面对大量伤员，必须对伤员的轻重缓急按照国际统一的标准进行检伤分类：分别用红、黄、绿、黑四种颜色，对危重、重、轻伤病员和死亡人员作出标志，以便后续救治辨认或采取相应的措施，以保证危害伤员及有抢救价值的伤员优先得到抢救，一般伤员得到及时治疗。

2）早期救治原则：呼吸道梗阻、窒息和心搏骤停，是地震伤员中最多见的危及生命的急症。早期处理原则是清除伤员呼吸道异物、血块、黏痰和呕吐物，解开伤员衣领和腰带，保持呼吸通畅；舌后坠造成的阻塞，立即用口咽管通气，或将舌牵出固定；心跳、呼吸骤停需要立即实施心肺复苏；脑外伤昏迷或严重胸外伤造成呼吸困难及窒息的，要尽早气管插管及辅助呼吸。

3）创伤伤员的处理：对创伤性休克伤员，采取平卧位或头略低位，保持呼吸道通畅。有创伤、出血应立即采取止血等处理，同时建立静脉输液通道，快速补充血容量。如内脏出血要剖腹探查止血，颅脑损伤伴有脑疝的伤员，要对脑部创伤进行处理，并尽快脱水降低颅内压。

4）大出血的处理：出血是造成创伤性休克的主要原因，现场早期可根据不同情况采取加压、填塞或上止血带等方法止血。上止血带后要做明显标记，记录上止血带时间，如无敷料，可选用干净的毛巾、软质衣服、手绢将伤口扎紧。

5）伤口的处理：伤口的创面要及时包扎，以免再污染。重伤肢体要加强固定，以减少继发损伤和疼痛。

6）骨折伤员的处理：凡是骨折、关节损伤、大面积软组织损伤者均应予以临时固定。凡开放性骨折者，绝不能在现场将断骨复位，以防止造成严重的血管和神经损伤以及感染，在现场只需做局部包扎固定，然后运送。固定器材可以是制式，也可就地取材，如树枝、手杖、雨伞、木棍。找不到固定物时，大腿骨折的固定，也可用健侧协助固定，如左大腿骨折时用右大腿做固定。

7）挤压综合征的处理：应尽快解除压迫，伤肢不应抬高，避免活动。对能行走的伤员应限制活动，不应热敷、按摩伤肢，以防加重肢体缺氧。肢体禁用加压包扎或止血带，病人口渴者可给予碱性饮料并及时运送。

8）搬动与转运原则：对于地震伤员，凡发现、怀疑有脊柱骨折时，搬运应十分小心，防止脊柱弯曲和扭转，以免加重伤情。对于怀疑脊柱或颈椎损伤的伤员，采用三人搬运或四人搬运法。成立转运小组，全面负责伤员的转运，并设立中转救援所，指定护送医疗队具体负责汽车、列车、飞机等不同交通工具的转运。长途转运中，要严密观察病情，安全护送到目的地。

2. 泥石流灾害

（1）泥石流的防护原则：①下雨天不要在沟谷中劳作；②一旦听到连续不断雷鸣般的响声，应立即向两侧山坡上转移；③在穿越沟谷时，应先观察，确定安全后方可穿越；④准备充足的食品和饮用水；⑤应事先在避灾场所搭建临时住所；⑥根据实际情况，适当地准备交通工具、通信器材、常备药品及雨具。

（2）现场救护原则

1）立刻与泥石流成垂直方向两边的山坡上面爬。

2）来不及奔跑时要就地抱住河岸上的树木。

3）水源被污染，应立刻停止使用被污染的水，以免发生中毒现象。

4）创伤处理：①窒息时，应该转移到安全地方后，紧急做气管切开；②对于颅脑损伤者，现场处理应该及时纠正头皮出血，并将开放性创伤转变成闭合性创伤，同时监测、控制颅内压；③胸腹部损伤的伤员，应该禁止饮食，同时监控呼吸运动，注意腹膜炎和腹腔内脏器出血的可能；④四肢骨折的伤员应该及时固定，并稳定在功能位，防止次生伤害。

3. 洪水灾害　洪水灾害是暴雨、急剧融冰化雪、风暴潮等自然因素引起的江河湖泊水量迅速增加，或者水位迅猛上涨的一种自然现象，洪水超过了一定的限度，给人类正常的生活、生产活动带来损失和祸害。洪水灾害对人身安全造成的伤害主要有窒息、溺水、感染、头颅损伤以及四肢的损伤等；对财产造成的损害主要有房屋的毁损、家畜的损失和良田的毁坏，以及道路设备的损坏。为了减少洪水灾害对人类生命财产的威胁，预防和自救十分重要。

（1）洪水灾害防护原则：洪水即将来临时，要做必要的物资准备，这样可以大大提高避险的成功率。

1）准备可以用作通信联络的物品，如手电筒、蜡烛、打火机等，准备颜色鲜艳的衣物及旗帜、哨子等，以防不测时做信号源使用。

2）准备一台无线电收音机，随时收听、了解各种相关信息。

3）洪水高发期，要储备好饮用水、保暖衣物和烧火用具等，多备罐装果汁和保质期长的食品，并捆扎密封，以防发霉变质。

4）准备保暖的衣物及治疗感冒、痢疾、皮肤感染的药品。

5）汽车加满油，保证随时可以开动。

6）偏僻山区一定要做好自力自救的准备，收集绳子或床单等东西，以备不时之用。

（2）洪水灾害现场救护原则

1）遭遇洪水时首先要往地势高的地方跑，并避免接触洪水，即使只有 15cm 水深的洪水，它的流动也是非常快的，并且冲击力很强。

2）避难者还要认清路标，在洪水多发地区，政府修筑有避难道路（一般来说，这种道路应是单行线，以减少交通混乱和阻塞）。在避难道路上，设有指示前进方向的路标，避难人群应很好地识别路标，避免盲目地走错路，再往回折返，与其他人群产生碰撞、拥挤等不必要的混乱。

3）在造成了人体的器官和组织伤害时，应该遵循创伤处理原则，按照先排险后施救、先救命后治伤的原则对伤口进行处理，同时加大抗感染力度和抗疫情措施。

4）尽可能及时转移至高地，并在救援力量帮助下远离灾区，并对洪水区域进行疫情监测和处理。

二、人为灾害

（一）概述

人为灾害主要是指由于人类自身的不合理行为对人类生命、财产所造成的危害和损失的现象及过程。根据不同分类标准，人为灾害可以划分为不同种类：如按照导致形成灾害的人员数目可以分为个体人为灾害与团体人为灾害；按照人为灾害发生时段的不同可以分为事前、事中与事后灾害；按照人们是否具有主观动机可以分为道德性灾害及过失性灾害；按照灾害对象不同可以分为管理灾害、技术灾害及社会灾害等。与自然灾害不同，人为灾害具有主观性，通过采取某些相应措施是可以提前预防或避免发生的。因此我们必须正视人为灾害，发挥主观能动性，逐步建立完善人为灾害防范体系，减少或避免人为灾害的产生。

（二）交通事故救护

车辆、船舶、飞行器在运行中发生的造成人员伤亡和财产损失的事故，统称为交通事故。在陆、水、空三大交通事故中，车祸约占死亡总数的 90% 以上。交通事故主体因素离不开人、工具、道路（航线）、自然环境四个方面。人是主导，驾驶员的失误，行人的乱闯，调度不周，外人的破坏（劫持、射击、放置爆炸物等），这些人为因素占交通事故的 1/2~2/3。交通工具机械故障、操作失灵，道路（航线）和港池欠佳，也是发生事故的原因。

交通事故所致的创伤一般属于严重的创伤，且多为多发性、创伤重、范围广、病情复杂、失血量多、死亡率较高。提高伤者的存活率是救治交通伤的首要目标，其次为减少伤残率。

交通事故现场救护原则：发生交通事故时，首先要保持头脑冷静，控制情绪，切莫惊慌失措，乱喊乱跑，造成现场更加混乱，同时应积极采取行动，抢救伤员。

1. 紧急处理 对于潜在休克的伤员及时抗休克处理；对于气道梗阻伤员要及时开放气道等。

2. 保护现场 确保环境安全，防止其他危险再度发生；维护秩序，并及时报警。

3. 心肺复苏 当发生呼吸停止、心脏停搏时，要及时对伤员进行心肺复苏抢救，以挽救伤员的生命，如能在 4min 内开始，成活率最高。

4. 控制严重出血 出血量超过 20% 时，可能引发休克，便会引起大脑供血不足，伤员出现意识模糊、口渴、头晕，甚至昏迷现象。应该及时采取压迫、填塞、止血带等方法迅速止血。

5. 搬运伤员 当意外伤害发生时，如果现场安全且伤情有效得到控制，宜在对重伤员就地检查伤势和初步处理后再搬运。搬运方法根据伤员的伤势情况、伤员的体质和搬运的远近及道路情况而定，主要搬运方法有：三人搬运法和四人搬运法。

（三）火灾救护

火灾是一种常见的灾害，它的形成既有自然因素的作用，也有人为因素的作用。随着工农业的机械化、自动化、电气化、化学化，交通运输的快速化、大型化，石油、天然气的大量开采利用，易燃易爆化学品的广泛应用，乡村生活的城市化，城市建筑的高层化，火灾隐患增加，给预防和扑灭火灾增加了难度。

1. 火灾现场的逃生和处理原则

（1）发现火情后，现场人员应保持冷静，明辨方向和火势大小，迅速使用起火现场的灭火器、消防栓、消防钩等各种消防器材在第一时间灭火，力争把火控制、扑灭在初期阶段。同时呼喊周围人员参与到灭火和报警中，并将事故报告给应急指挥部。

（2）应急指挥部根据火情发生的位置、扩散情况及威胁的严重程度通知起火部位，以及安全疏散的路线、地点、方法等。

（3）事故发生部门电工接到火情通报后，迅速关闭相关电源开关，迅速撤离失火现场，全面清理疏散人员。

（4）在逃离火场若遇浓烟时，警戒疏散人员应立即组织员工迅速选择与火源相反的通道脱离险地。还应尽量放低身体或是爬行，千万不要直立行走，以防止浓烟引起窒息。达到安全地带后，清点人员，确保人员全部撤离火灾现场。

（5）特大火灾现场逃生时，切忌慌乱盲目。如果逃生通道被火势封闭，应该紧闭门窗，并用湿毛巾或毛毯堵住缝隙，防止浓烟窜入室内。如果浓烟很大，可以考虑用湿毛巾捂住口鼻，但时间不宜过长，等待救援。

（6）如果楼房火灾现场不超过10m（三层左右），可以考虑结绳自救，但绳结必须牢靠，绳结相隔距离不超过30cm，最好采用国际逃生绳结。楼房如果通道畅通，可以考虑逃生到下一楼层，但不可乘用电梯。

（7）不可贪恋财物，条件允许及时离开火灾现场。如果选择匍匐前进，则应遵循统一执行的原则，以免发生踩踏，听从指挥，有序撤离。

（8）火灾扑灭后，应留有人员观察现场情况，防止复燃（图8-1）。

2. 火灾现场的现场救护原则

（1）救护组对火灾现场伤员进行护理，对重伤者要立即送往医院。

（2）对于口咽烧伤的伤员，要及时做气道管理，并准备好气管切开包。

（3）迅速脱离热源，去除身上着火的衣物或滚烫的油迹。

（4）对于烧伤面积不大的伤员（10%以下），在评估呼吸道没被灼伤的情况下，可以口服补液。

（5）**创面的处理**：烧伤创面不可盲目涂抹药物。去除杂物异物，医务人员应予以镇静镇痛，根据创面部位选择包扎或暴露的处理方法。

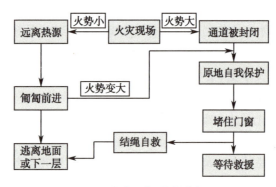

图8-1 火灾现场逃生流程图

三、突发公共卫生事件

（一）概述

突发性公共卫生事件是指突然发生，造成或者可能造成社会公众健康严重损害的重大传染病疫情、群体性不明原因疾病、重大食物和职业中毒以及其他严重影响公众健康的事件。

突发性公共卫生事件的分类方法有多种，从发生原因上来分，通常可分为：

1. 生物病原体所致疾病 生物病原体所致疾病主要指传染病（包括人畜共患传染病）、寄生虫病、地方病区域性流行、暴发流行或出现死亡，预防接种或预防服药后出现群体性异常反应、群体性医院感染等。传染病肆虐人类历史数千年，曾造成世界性巨大灾害，尽管科技进步发明了抗生素及疫苗等药物和生物制剂，使传染病有所控制，但是目前传染病的发病率仍占全世界每年总发病率的第一位。

2. 食物中毒事件 食物中毒是指人摄入了含有生物性、化学性有毒有害物质后或把有毒有害物质当作食物摄入后所出现的非传染性的急性或亚急性疾病，属于食源性疾病的范畴。

3. 有毒有害因素污染造成的群体中毒、出现中毒死亡或危害 这类公共卫生事件由于是污染所致，如水体污染、大气污染、放射污染等，波及范围极广。此外，由于是有毒有害物质所致的污染，常常会对下一代造成极大的危害。

（二）重大食物中毒现场救护

1. 重大食物中毒事件分类

（1）**特别重大食物中毒事件（Ⅰ级）**：是指一次发生食物中毒150人及以上并发生死亡病例，或造成15人及以上死亡病例。

（2）**重大食物中毒事件（Ⅱ级）**：是指一次发生食物中毒150人以下，或造成15人以下死亡病例。

（3）**一般食物中毒事件（Ⅲ级）**：是指一次发生食物中毒30人以下，无死亡病例。

2. 封存与采样

（1）发生重大食物中毒后，应保护好事故现场，督促配合卫生监督部门做好临时封存控制工作。

（2）立即停止食品生产经营活动。

（3）对可疑中毒食物及相关工具、设备和现场采取临时控制措施，封存造成食物中毒或者可能导致食物中毒的食品及其原料；封存被污染的食品、容器及用具。

（4）为控制食物中毒事故的扩散，应全力追回已售出的造成食物中毒的食品或者有证据证明可能导致食物中毒的食品。

（5）对造成食物中毒或者可能导致食物中毒的食品及其原料、被污染的食品工具及用具，对病人的呕吐物、排泄物等，由疾病预防控制中心专业人员进行采样取证，事故单位应积极配合，需要时卫生行政部门予以协调。

3. 现场救护原则

（1）医疗救护组对现场中毒人员进行初步救治，迅速将中毒人员送往医疗救治单位进行救治。

（2）对于现场中毒人员，立即终止接触毒源。如果衣物沾有毒物，应该脱去衣物，采样送检。

（3）**清除胃肠道内的毒物**：6h以内的食物中毒，可以采用催吐和洗胃的方法，清除上消化道毒物。6h以上的食物中毒，可以考虑使用高位灌肠，清除下消化道毒物，同时注意电解质平衡。

（4）**促使已吸收的毒素代谢降解**：针对性的使用有效解毒剂中和血液中的毒素。

（5）器官支持处理，对于肝肾等器官，由于增加了代谢排泄负荷，需要保肝护肾等支持治疗。

（三）传染性疾病现场救护

突发性传染病，体现在短时间内迅速传播，严重危害了人民群众身体健康和生命安全，严重影响了经济发展和社会稳定。在传染性疾病现场严格控制传染源，应迅速切断传播途径，减少发病人数，积极救治病人，迅速控制疫情，防止疫情扩散。

1. 现场消毒处理

（1）**室内空气（宿舍、办公室、食堂、会议室等）消毒**

1）在有人状况下：可采用安装循环紫外线空气消毒器或静电吸附式空气消毒机进行消毒。

2）在无人状况下：可用紫外线灯消毒或采用化学消毒剂消毒。

（2）**物体表面（办公桌椅、走廊）**

1）消毒对象：楼层走道、楼梯、墙壁、办公桌椅、餐桌椅、大会议桌等，可用0.2%~0.5%过氧乙酸溶液或含有效氯1 000~1 500mg/L的含氯消毒剂溶液喷雾或擦拭，作用时间不少于60min。

2）公共场所：供风设备和通风管路，用含有效氯500~1 000mg/L含氯消毒剂溶液擦拭。

（3）**建筑物地面（宿舍、办公室、食堂、会议室）**：地面用含有效氯1 500mg/L消毒液喷洒或拖地。用量不得少于100ml/m²。拖把专用，不得混用。使用后，用消毒液浸泡30min，再用清水洗干净，晾干后再用。

（4）**卫生间**：用1 500~2 000mg/L含氯消毒剂喷洒并拖地。

(5) **餐、饮具**：首选流通蒸汽消毒 20min（温度为 100℃）；煮沸消毒 15~30min；使用远红外线消毒碗柜，温度达到 125℃，维持 15min。

(6) **手与皮肤**：0.5% 碘伏或 0.5% 氯己定溶液擦拭，作用 1~3min。

(7) **饮水机**：尽量饮用开水，定期对出水口用 75% 的酒精溶液消毒 5min。

2. 现场伤员处理

(1) 密切观察伤员的生命体征，评估病情。

(2) 对于意识昏迷的病人或出现脑损伤的伤员，立即送医院，加强保护治疗。

(3) 频繁呕吐的病人应该防止呕吐物反流气道，造成窒息或吸入性肺炎。建议采用侧卧位。

(4) 对于出现传染性皮肤疾病的病人，应该隔离，避免相互接触。

(5) 对症处理，加强器官支持处理。

（四）重大环境污染事件现场救护

突发性环境污染事件是指突然发生的，造成或可能造成重大环境污染、重大生态破坏，影响经济社会稳定和政治安定局面的，有重大社会影响的紧急事件。它不同于一般的环境污染，突然发生、来势凶猛，瞬间或短时间排出大量污染物，且没有固定的排放方式和排放途径，对环境造成严重污染和破坏，对生命财产造成重大损失。

1. 根据事故发生原因、主要污染物性质和事故表现形式，可以分为七类。

(1) **有毒有害物质污染事故**：指在生产、生活过程中因生产、使用、贮存、运输、排放不当导致有毒有害化学品泄漏或非正常排放所引发的污染事故。

(2) **毒气污染事故**：实际是上面事故的一种，由于毒气污染事故最常见，所以另列，主要有毒有害气体有：一氧化碳、硫化氢、氯气、氨气等。

(3) **爆炸事故**：易燃、易爆物质所引起的爆炸、火灾事故。例：煤矿瓦斯、烟花爆竹厂以及煤气、石油液化气、天然气、油漆硫黄使用不当造成爆炸事故。有些垃圾、固体废物堆放或处置不当，也会发生爆炸事故。

(4) **农药污染事故**：剧毒农药在生产、贮存、运输过程中，因意外、使用不当所引起的泄漏所导致的污染事故。

(5) **放射性污染事故**：生产、使用、贮存、运输放射性物质过程中不当而造成核辐射危害的污染事故。

(6) **油污染事故**：原油、燃料油以及各种油制品在生产、贮存、运输和使用过程中因意外或不当而造成泄漏的污染事故。

(7) **废水非正常排放污染事故**：因不当或事故使大量高浓度废水突然排入地表水体，致使水质突然恶化。

2. 现场救护原则

(1) **事故处理**

1) 事故现场人员应该及时有序撤离，并集中监护。

2) 现场的控制和维持：查找污染源，控制污染的扩散，并上报。

3) 环境的评估和保护：迅速查明污染性质，防止环境的进一步破坏。

4) 周边人员的疏散和保护：如为放射性污染事故或毒气事故，则应该立即有效疏散周边群众，并提出可行的身体评估方案。

5) 现场处理后的二次评估和环境状况的确认。

(2) **现场人员救护原则**

1) 立即对污染环境疫区内的人员进行评估，如果现场危急的，现场处理病情稳定后立即转移；现场无明显症状的也应该送医院综合监测。

2）如为扩散性污染事故，周边人群也应该集中进行阶段性身体状况评估。

3）遵循先排险后施救的原则，现场伤员的救治应该远离危险区域。

4）遵循先重伤后轻伤的原则，及时处理如爆炸引起的脑损伤、大出血等；及时处理毒气引起的喉肌痉挛等；其次处理骨折。

5）稳定情绪，做好心理援救工作（图8-2）。

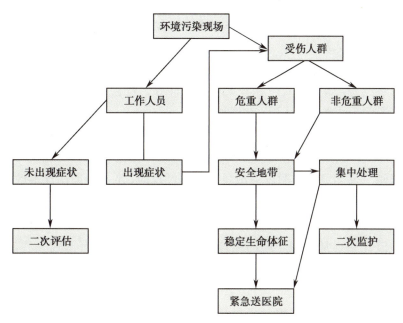

图 8-2　环境污染现场处理流程图

第四节　灾害心理危机干预

一、心理危机干预的概念及模式

突发灾害性事件几乎能使每个人产生弥漫性痛苦，并引发一系列应激反应。当这种刺激需要个体作出较大的努力才能作出适应性反应或这种反应超出了个体所能承受的范围，就会引起机体心理、生理平衡的失调，即紧张反应状态的出现，轻者可表现为心理功能的失衡，重者可表现为精神与行为障碍。

1. 心理危机干预　心理危机干预又称为应急管理，是指在灾害事件发生后，对处于灾害或刚经历过灾害的人给予精神上的支持和心理的照护，对其精神和躯体的症状进行必要的解释，并给予当事人一些应对的建议，帮助当事人从心理上解决迫在眉睫的危机，使症状得到立刻缓解和持久的消失，使心理功能恢复到危机前水平，并获得新的应对能力，以预防将来心理危机的发生。

2. 心理危机干预模式　可以分为公共危机事件的干预和个体危机事件的干预模式两大类。根据危机事件影响面的大小，心理危机干预的对象既可以是遭遇灾害事件的个体，也可以是群体和一个组织，乃至整个地区和国家。故心理危机干预的工作对象既可以是团体的和社会的，也可以是个体和家庭的。

二、灾害救援人员心理危机的影响因素

灾害救援人员心理问题的产生受到应激源、应激主体（个体）及其所处环境三方面的影响。

1. **应激源** 灾害救援人员在灾害环境下受到灾害性质、强度、持续时间、可预测性、可控制性、等级数量的影响。此外，还受灾害应激源数量及其积累作用的影响，如在一年中救援人员反复多次进入灾害场景，其出现心理问题的概率将明显增加。

2. **应激主体(个体)** 主要受到救援人员的个性特征、认知评价、早期经历、应对方式、躯体健康水平以及遗传等因素的影响。低水平的社会经济状况、先前存在心理问题或疾病、应对压力的能力较低、有过丧失重要亲密关系人的经历、童年有创伤史等，均是灾害救援人员出现心理问题的高危因素。在应激主体中，认知评价是造成心理问题的核心因素，而心理问题的产生多源于对灾害救援的不合理信念所导致的认知歪曲。

3. **环境资源因素** 包括自然环境资源和社会环境资源。自然环境资源主要指救援人员在救灾过程中可利用的自然资源，如物质支持和救灾现场条件等。社会环境资源主要是指社会支持系统，如家庭、社会及国家等层面给予的认可、支持和保证。

三、灾害救援人员常见心理危机的类型

1. **急性应激障碍** 又名急性应激反应或急性心因性反应，是一种创伤性事件的强烈刺激引发的一过性精神障碍。历时短暂，可在数小时、几天或 1 周内恢复，预后良好。如处理不当可有 20%~30% 的人转为创伤后应激障碍，长期痛苦，难以矫治。主要诊断标准为：

(1)**症状标准**：以异乎寻常的和严重的精神刺激为原因，并至少有下列一项，即：①有强烈恐惧体验的精神运动性兴奋，行为有一定盲目性；②有情感迟钝的精神运动性抑制（如反应性木僵），可有轻度意识模糊。

(2)**严重标准**：社会功能严重受损。

(3)**病程标准**：在受到刺激后若干分钟至若干小时发病，病程短暂，一般持续数小时至 1 周，通常在 1 个月内缓解。

(4)**排除标准**：须排除癔症、器质性精神障碍、非成瘾物质所致精神障碍及抑郁症。

2. **创伤后应激障碍** 又称为延迟性心因性反应，是一种由异乎寻常的威胁性或灾害性心理创伤，导致延迟出现和长期持续的精神障碍。因其病程较长、社会功能明显受损而受到关注。主要诊断标准如下：

(1)**症状标准**：遭受对每个人来说都是异乎寻常的创伤性事件或处境（如天灾人祸）后出现。

1）病理性重现：反复出现创伤性体验，并至少有下列 1 项：①不由自主地回想受打击的经历；②反复出现有创伤性内容的噩梦；③反复发生错觉、幻觉；④反复发生触景生情的精神痛苦，如目睹死者遗物、旧地重游，或周年日等情况下会感到异常痛苦和产生明显的生理反应，如心悸、出汗、面色苍白。

2）持续的警觉性增高：至少有下列 1 项：①入睡困难或睡眠不深；②易激惹；③集中注意困难；④过分地担惊受怕。

3）对与刺激相似或有关情境的回避：至少有下列 2 项：①极力不想有关创伤经历的人与事；②避免参加能引起痛苦回忆的活动，或避免到引起痛苦回忆的地方；③不愿与人交往，对亲人变得冷淡；④兴趣爱好范围变窄，但对与创伤经历无关的某些活动仍有兴趣；⑤选择性遗忘；⑥对未来失去希望和信心。

(2)**严重标准**：社会功能受损。

(3)**病程标准**：精神障碍延迟发生（即在遭受创伤后数日至数月后，罕见延迟半年以上才发生），符合症状标准至少已 3 个月。

(4)**排除标准**：排除情感性精神障碍、其他应激障碍、神经症、躯体形式障碍等。

四、灾害救援中的心理危机干预

心理干预方案如同治疗方案一样,是心理辅导的基本工作框架,它确定了心理咨询和心理治疗的核心要素。

(一) 心理危机评估的目的

1. 通过心理评估从受灾人群中筛选出需要进行心理干预的高危人群。

2. 对于重点人群的个体通过详细的心理评估,确定其心理问题及严重程度,以便制定有针对性的干预措施。

3. 干预过程中在不同时间点进行阶段性评估,以了解前期干预的效果,并为下一阶段干预措施的制定和调整提供依据。

(二) 心理危机评估的原则

1. **尊重** 即尊重评估对象,应在评估对象自愿或知情同意的基础上,对评估对象无条件地接纳、关注和爱护。

2. **保密** 恪守职业道德,向评估对象承诺保密,不向无关人员透露。

3. **针对性** 目的要明确,事先明确评估问题。

4. **综合性** 综合运用访谈、观察和心理测验等评估方法,从多渠道收集信息,进行综合分析,从而作出可靠的诊断。

5. **与干预相结合** 保证在能持续进行心理干预的前提下进行心理评估。

(三) 灾害救援中伤员的心理危机干预

1. 通过相关组织和社会支持迅速脱离创伤事件现场,帮助当事人脱离创伤事件及情境,找到安全住所或暂时避开与创伤场景有关的刺激。

2. 建立良好的合作关系,提高当事人对治疗的依从性。为其提供具体的帮助(如食物、水、毯子等)。

3. 在取得当事人知情同意的情况下,运用心理学问卷或量表等评估创伤对其情感、认知和行为影响的性质和严重程度。

4. 选择合适的治疗方式,住院或门诊治疗。

5. 心理干预者尽快协助伤员建立社会支持系统,个体对社会支持的满意度越高,创伤后应激障碍发生的危险性就越小。良好的家庭、社会支持和保险状况是阻止创伤后应激障碍发生的保护因素。

6. 鼓励当事人通过对家人或朋友讲述有关的经历来面对这种创伤,不要觉得难为情。

7. 向当事人说明这种急性应激性反应的存在是暂时的,在危机事件周年纪念日或其他特殊的日子,自己的情感反应可能会加重,鼓励当事人通过与支持者的交往和制订某种行动计划来为这种纪念日的触发做好应对准备。

8. 训练当事人学习深呼吸、肌肉放松等放松方法和从事建设性的活动来应对应激反应的焦虑和紧张,不要用药物或酒精来应对创伤反应。

(四) 灾害救援人员心理健康防护

对灾害救援人员心理问题的预防和干预还需做好以下三方面工作:①做好灾害事前心理训练;②迅速有效地为其提供心理危机干预;③专业有效的心理干预和治疗是促进其康复的必要条件。

1. 灾害事前心理危机训练

灾害事前心理训练内容包含:救援人员的职业道德教育、现场救援的基本知识、心理学的基本知识和救援中释放心理压力的方法等。当参与救援的人员掌握了相关的知识后,不仅可以提高自身的心理素质,解决自身的心理问题,而且还能在灾害救灾中帮助灾民解决类似的问题,从而从生理与心理上救助灾民,提高救灾的质量和速度。

2.灾害救援人员心理危机干预

(1)**心理危机干预遵循的三个基本原则**:①是尽量使危机当事人接受支持和帮助;②是尽力帮助当事人坦然面对危机,采取适当的应对行为;③是与当事人沟通相关信息,获得其信任,并减轻其紧张情绪。

(2)**心理危机干预的模式**:心理危机干预的模式包括平衡模式、认知模式和心理社会转变三种模式。

1)平衡模式:主要目的在于帮助当事人重新获得危机前的心理平衡状态。此模式最适合于危机最初阶段的干预。

2)认知模式:主要目的在于通过学习和训练新的自我说服,使当事人的思想变得更为积极,更为肯定。认知模式最适合于危机稳定下来并接近危机前平衡状态的当事人。

(3)**心理社会转变模式**:主要目的是评估与危机有关的内外部因素。从个体内部和外部因素着手,考虑其对当事人的心理影响,并测定与危机有关的内外部困难,帮助当事人选择替代他们现有的行为、态度和使用情境资源的办法,从而帮助当事人将适当的内部资源、应对方式、社会支持和情境资源结合起来,最终获得对自己生活的自主控制。

研究者认为将这三种模式整合在一起,形成一种统一的、综合的模式对于进行有效的危机干预是很有意义的。

3.心理健康的应对措施　在心理健康的应对中,应遵循基本的7个步骤:

(1)建立咨询关系,说明采集个人身体、心理、社会状况资料的必要性,并承诺对当事人提供信息保密。

(2)从当事人的角度来确定和理解其所发生的心理危机问题,以同情、真诚、尊重、接受和关心的态度进行倾听,帮助当事人宣泄紧张、恐惧和悲痛的情绪,从而产生治疗效果。

(3)干预者要将当事人对自我和他人的生理和心理的伤害和危险降到最低;以科学和事实为依据,告诉当事人所担心的事情不会发生或只有很小的发生概率。

(4)干预者要无条件地接纳当事人,与当事人积极地沟通与交流,使其认识到干预者是完全可以信任的,也是能够给予其关心和帮助的人。

(5)突发灾害后的幸存者,常常会失去希望,失去信心。干预者要让当事人认识到有许多变通的应对方式可供选择,并帮助其确定能实现处理其问题的最适合的方法。

(6)干预者要充分考虑当事人的自控能力和自主性,并与当事人共同制订行动计划,来矫正其情绪的失衡状态。

(7)总结和优化有关计划和行动方案,并获得当事人的直接而真诚的承诺,以便当事人会坚持按照预定计划和方案行事。

● **思政案例**

思政元素

坚定信念　铭记希望

一方有难　八方支援

2008年5月12日,四川省汶川发生了强烈地震。灾区人民群众的生命财产和基本生活时刻牵动着党中央、国务院和全国人民的心。在党中央、国务院的坚强领导下,全国人民发扬着"一方有难、八方支援"的优良传统,纷纷伸出了援助之手,支援灾区做好抗震救灾工作。在全国各省、市、自治区对口支援下，汶川人民灾后迅速重建家园，重新过上了幸福生活。面对这一特大灾害的出现，如何做好减灾、防灾工作，值得我们深入的思考。学生应树立人民至上、生命至上的为民情怀，培养一方有难、八方支援的团结互助精神。

（戴 红）

思考题

1. 简述灾害医学救援中护士的素质要求。
2. 简述地震灾害的现场救护原则。
3. 简述灾害救援中伤员的心理危机干预。

练习题

第九章 | 环境及理化因素损伤

教学课件

思维导图

学习目标

1. 掌握中暑、淹溺、电击伤、动物咬伤病人的护理评估，救治要点及护理措施。
2. 熟悉中暑、淹溺、电击伤、动物咬伤病人概念和临床表现。
3. 了解中暑、淹溺、电击伤、动物咬伤病人病因和健康指导。
4. 具有环境及理化因素损伤的现场救护能力，关心爱护病人，尊重并保护病人的隐私。

第一节 中 暑

案例导入

病人，男，43 岁，农民。烈日下在田地里连续劳动 5h 后突然昏倒在地，神志不清。被家人急送入院。体格检查：T 39.5℃，P 122 次/min，R 28 次/min，BP 90/60mmHg，神志不清，大小便失禁，体表无汗。

问题：

1. 该病人最可能患了什么病？
2. 该病人首要的护理措施是什么？

一、概述

中暑（heat illness）是指人体在高温环境或热辐射等因素影响下，由于水、电解质丢失过多、散热功能障碍，进而导致的以中枢神经系统、心血管系统功能障碍为主要表现的热损伤性疾病。中暑是夏季常见病，多发生在高温、高湿环境下，重症中暑属于危重病之一，可并发多脏器功能障碍，死亡率高。临床上根据症状轻重，通常将中暑分为先兆中暑、轻症中暑和重症中暑三种类型。重症中暑又分为热痉挛（heat cramp）、热衰竭（heat exhaustion）、热射病（heat stroke）三种类型，三种类型表现常不同程度地混合存在。

1. **病因** 中暑的病因可概括为机体产热增加、散热减少和热适应能力下降等因素。

（1）**产热增加**：在高温或高辐射环境下从事长时间体力劳动或运动强度大，机体产热增加，容易发生热蓄积，如果没有足够的防暑降温措施，就容易发生中暑。

（2）**散热减少**：在高温、高湿、高辐射和通风不良的环境中，穿紧身或透气不良的衣裤从事重体力劳动，均使机体散热减少，造成热量蓄积，易发生中暑。

（3）**热适应能力下降**：热负荷增加时，机体会产生应激反应，通过神经内分泌的各种反射调节来适应环境变化，维持正常的生命活动，当机体这种调节能力下降时，对热的适应能力下降，机体容易发生代谢紊乱导致中暑。现代社会由于空调的普遍使用，人们的热适应能力明显下降。

2. 发病机制 正常人体在下丘脑体温调节中枢的控制下,体内产热和散热处于动态平衡,正常成人体温维持在腋窝温度 37℃左右。高温环境可使机体大量出汗,当机体以失盐为主或只注意补水造成低钠、低氯血症,使细胞外液渗透压降低,水进入细胞内,导致细胞水肿,引起肌肉疼痛或痉挛,发生热痉挛。大量液体丧失会导致失水、血液浓缩、血容量不足,若同时发生血管舒缩功能障碍,易发生因外周循环衰竭而致低血容量性休克。如果得不到及时治疗,可导致脑部供血不足和心血管功能不全,发生热衰竭。当外界环境温度升高,机体散热绝对或相对不足,汗腺疲劳,引起体温调节中枢功能障碍,致体温急剧升高,可高达 40~42℃。持续高热可造成中枢神经系统不可逆性损伤,重要脏器也随之损伤,导致心脏排血量急剧下降,从而发生循环衰竭,继而发生热射病。

二、护理评估

1. 健康史 了解发病的现场情况,重点询问病人有无引起机体产热增加、散热减少和热适应不良的原因存在。例如,有无在高温环境下长时间工作或剧烈活动并且未能补充充足的水分。

2. 身体状况

(1)症状评估

1)先兆中暑:病人在高温环境下劳动或工作一定时间后,出现口渴、多汗、头晕、耳鸣、头痛、乏力、胸闷、心悸、注意涣散等症状,体温正常或略升高。如及时将病人脱离高温环境,转移到阴凉通风处安静休息,及时补充盐和水分,短时间即可恢复。

2)轻症中暑:除表现先兆中暑的症状外,体温升至 38.5℃以上,出现面色潮红、大量出汗或有早期循环衰竭的表现,如恶心、呕吐、脉搏增快、血压下降。如果及时有效处理,可在数小时内恢复正常。

3)重症中暑:重症中暑可分为热痉挛、热衰竭、热射病三种类型。

①热痉挛:是一种短暂、间歇发作的肌肉痉挛,可能与钠盐丢失相关。常发生在高温环境下强体力活动后,大量出汗并且仅补充水分者。病人出现阵发性肌肉痉挛,多发生于四肢肌肉、咀嚼肌、腹直肌,最常见于腓肠肌,也可发生于肠道平滑肌引起急性腹痛。热痉挛常发生在高温环境中强体力劳动后的青年人。

②热衰竭:此型最常见,是指病人热应激后以血容量不足为特征的一组临床综合征。常发生于老年人、儿童、慢性疾病病人以及热适应能力差者。病人表现为多汗、头痛、头晕、无力、恶心、呕吐、面色苍白、胸闷、皮肤湿冷、脉搏细弱或缓慢、血压下降、晕厥等。此型病人口渴表现明显,体温可轻度升高,如救治不及时可发展为热射病。

③热射病:又称中暑高热,是一种致命性急症。热射病典型的表现为高热(直肠温度≥41℃)、无汗和意识障碍。根据发病时所处状态和发病机制分为劳力性热射病和非劳力性热射病两种类型。

劳力性热射病是在高温环境下内源性产热过多所致,多见于青壮年人群,从事剧烈运动或体力劳动,常伴有大量出汗,头痛头晕,伴恶心、呕吐,呼吸急促等。继而体温迅速升高达 40℃以上,出现谵妄、嗜睡、昏迷、心动过速、休克等。劳力性热射病在热射病基础上伴有严重的横纹肌溶解,故急性肾衰竭、急性肝损害、DIC 出现早,在发病后十几小时甚至几小时即可出现,病情恶化快,死亡率极高。

非劳力性热射病是在高温环境下,体温调节功能障碍引起散热减少,常见于年老、体弱与慢性病病人。前驱症状不易发现,1~2d 后症状加重,出现意识障碍、谵妄、昏迷等或有大小便失禁,体温高可达 40~42℃,可有心力衰衰、肾衰竭等表现。

(2)体征评估:呈急性病容,面色苍白或潮红,体温升高,脉搏加快,血压下降。

3. 辅助检查

(1)实验室检查:外周血白细胞计数升高;血尿素氮、血肌酐可升高;可有高钾血症、低氯血症或低钠血症；可有不同程度的蛋白尿、血尿、管型尿。

（2）**心电图检查**：可出现心律失常、心肌缺血表现。

4.治疗要点 救治原则为尽快使病人脱离高温环境，迅速降温、纠正水电解质紊乱、保护重要脏器功能、防止休克和脑水肿等。应迅速将病人撤离高温环境，安置到通风良好的阴凉处休息，有条件者调节室温在20~25℃最佳。取平卧位，解开或脱去病人外衣。可饮用含盐的冰水或饮料。体温高者给予物理降温法降温，如冷敷、冷水擦浴，轻者可反复用冷水擦拭全身，直至体温低于38℃。必要时可静脉滴注4℃5%葡萄糖盐水溶液，但滴注速度不能太快并加强观察。一般先兆中暑和轻症中暑的病人经现场救护数小时后症状均可缓解或消失。对于重症中暑病人还应注意保持呼吸道通畅，立即拨打120急救电话，有条件时应迅速送往就近医院抢救治疗。

（1）**热痉挛**：主要为补充氯化钠，轻者可口服补液盐，重者静脉滴注生理盐水溶液。

（2）**热衰竭**：及时补充血容量，防止血压下降。可静脉滴注4℃5%葡萄糖盐水溶液。必要时补充血浆，监测中心静脉压指导补液。

（3）**热射病**：迅速降温是抢救重症中暑的关键，降温速度决定病人预后，通常应在1h内使直肠温度降至38℃左右。降温措施包括物理降温和药物降温。

1）物理降温

①环境降温：将病人安置在通风阴凉处或室温20~25℃的房间。

②体表降温：可采用冰袋或戴冰帽进行头部降温；颈、腋下、腹股沟等大血管走行处放置冰袋；全身降温可采用冰水擦拭、冰水浴等方法。老年人、新生儿、昏迷、休克、心力衰竭、体弱或伴心血管基础疾病者，不耐受4℃冰水浴，应禁用。

③体内降温：体外降温无效者，可用冰盐水200ml注入胃内或灌肠；或用4℃5%葡萄糖盐水溶液1 000~2 000ml静脉滴注，开始滴速30~40滴/min，待病人适应后增快滴速。

2）药物降温：可根据病人体温情况酌情应用氯丙嗪、地塞米松或人工冬眠合剂等。药物降温应与物理降温同时进行。

3）对症治疗：保持呼吸道通畅，给予氧气吸入，昏迷或呼吸衰竭病人可行气管插管术，用人工呼吸机辅助通气；适当应用抗生素预防感染；控制心律失常；出现躁动、抽搐者，给予镇静药；纠正凝血功能障碍，由于热射病病人早期常合并有凝血功能紊乱，容易发生DIC。因此，除非一些必要操作，如血液净化置管、中心静脉置管等，应尽可能减少手术操作。

三、护理诊断/问题

1.体温过高 与机体产热增加、散热不足和热适应能力下降，出现热蓄积有关。

2.体液不足 与中暑引起水、电解质大量丢失有关。

3.意识障碍 与高热抑制中枢神经系统，引起脑组织充血、水肿有关。

4.潜在并发症：水电解质平衡失调、脑水肿、休克、肾功能不全。

四、护理措施

1.即刻护理 心力衰竭病人要给予半卧位；血压过低病人取平卧位；昏迷病人要保持气道通畅，及时清除口、咽分泌物，充分供氧，必要时准备机械通气治疗。

2.保持有效降温

（1）**现场救护**

1）环境降温：迅速脱离高温高湿环境，转移至通风阴凉处，将病人平卧并去除全身衣物。

2）用凉水喷洒或用湿毛巾擦拭全身。

3）扇风加快蒸发，对流散热。

4）持续监测体温。

（2）**转运救护**：①打开救护车内空调或开窗；②用凉水擦拭全身；③输液；④持续监测体温。

（3）**院内救护**：①室温调节在 20~25℃；②体表降温；③体内降温；④联合使用冬眠合剂；⑤对症治疗。

3. 病情观察

（1）**降温效果的观察**：①降温过程中应密切监测肛温，每 15~30min 测量一次，根据肛温变化调整降温措施；②观察末梢循环情况，以确定降温效果，如病人高热而四肢末梢厥冷、发绀，则提示病情加重；经治疗后体温下降、四肢末梢转暖、发绀减轻或消失，则提示治疗有效。无论何种降温方法，只要体温降至肛温 38℃左右即可考虑终止降温。

（2）**密切监测**

1）监测尿量、尿色、尿比重以观察肾功能状况，深茶色尿和肌肉触痛，则往往提示横纹肌溶解。

2）监测血压、心率，有条件者可监测中心静脉压、肺动脉压、心排血量等数据，获得体外循环阻力指数，指导补液，以防止补液过量而引起肺水肿。降温时血压应维持收缩压在 90mmHg 以上，注意有无心律失常表现并及时处理。

3）监测动脉血气、意识、瞳孔、脉搏、呼吸的变化。

4）监测凝血酶原时间、血小板计数和纤维蛋白原，以防止 DIC 发生。

5）监测有无水、电解质失衡，及时发现由于补液过量引起的低钠血症。

（3）**观察与高热同时存在的其他症状**：是否伴有寒战、大汗、咳嗽、呕吐、腹泻、出血等，以协助明确诊断。

4. 对症护理

（1）**口腔护理**：高热病人应加强口腔护理，以防感染与溃疡。

（2）**皮肤护理**：高热大汗病人，应及时更换衣裤及被褥，注意皮肤清洁卫生、定时翻身，防止压疮。

（3）**高热惊厥护理**：安置病人于保护床内，防止坠床和碰伤，惊厥时注意防止舌咬伤。

5. 心理护理
病人及家属对突然中暑会异常恐惧，此时应耐心安慰，把中暑的原因、抢救措施及预后告知病人及家属，使其解除焦虑和恐惧，稳定情绪，积极配合各项治疗和护理。

6. 健康教育

（1）及时饮水，注意补充盐分和矿物质，在高温天气里不应等到口渴时才饮水，如果需要在高温的环境里进行体力劳动或剧烈运动，至少每小时喝 2~4 杯水。不饮用含酒精或大量糖分的饮料，避免饮用过凉的冰冷饮料。

（2）注意饮食及休息，少食高油、高脂食物，饮食尽量清淡，多吃水果蔬菜。保证充足的睡眠，睡觉时避免电风扇或空调直吹。

（3）高温天气里应尽量在室内活动，室外活动时穿着合适的衣服并涂抹防晒霜，活动时间最好避开正午时段，尽量将时间安排在早晨或者傍晚。

（4）锻炼自己的耐热能力，学会适应热环境。

五、护理评价

1. 病人的体温降至正常。

2. 病人的补液量充足。

3. 病人无心力衰竭、心律失常、脑水肿等潜在并发症的发生。

4. 病人及其家属掌握中暑的预防措施及正确的降温方法。

第二节　淹　溺

案例导入

　　病人,男,15岁,在江里游泳时意外淹溺,被他人发现后救起。当时病人剧烈咳嗽,呼吸急促,咳出粉红色泡沫样痰,全身皮肤发绀,腹部膨隆。体格检查:T 35℃,P 78次/min,R 21次/min,BP 90/60mmHg,神志不清。

　　问题:

　　1. 如何对该病人进行救护?

　　2. 救护时应采取哪些主要措施?

　　3. 该病人的护理要点有哪些?

一、概述

　　淹溺(drowning)又称溺水,是人体淹没于水或其他液体中,由于液体、污泥、杂草等物堵塞呼吸道和肺泡或因咽喉、气管发生反射性痉挛,引起窒息和缺氧,若抢救不及时可造成呼吸和心搏骤停而死亡。淹溺多发生在儿童、青少年及老年人。常因不慎落水且无游泳自救能力;也可发生于企图自杀者;意外事故如洪水灾害、轮船沉没、水下作业、突发心脑血管疾病、癫痫、体育运动时防护运动设备故障或违反操作规程。

　　人体淹没于水中后,本能的出现反射性屏气和挣扎,避免水进入呼吸道。但由于缺氧,被迫深呼吸,从而使大量水进入呼吸道和肺泡,阻滞气体交换,加重缺氧和二氧化碳潴留,造成严重缺氧、高碳酸血症和代谢性酸中毒。

　　1. 根据发生机制,淹溺分为干性淹溺和湿性淹溺两种类型。

　　(1)**干性淹溺**:人入水后,因受强烈刺激(惊慌、恐惧、骤然寒冷等),引起喉痉挛导致窒息,呼吸道和肺泡很少或无水吸入,约占溺水者的10%。

　　(2)**湿性淹溺**:人入水后,喉部肌肉松弛,吸入大量水分阻塞呼吸道和肺泡,发生窒息,病人数秒钟后神志丧失,发生呼吸、心搏骤停。约占溺水者的90%。

　　2. 根据淹溺的介质不同,分为淡水淹溺和海水淹溺两种类型。

　　(1)**淡水淹溺**:江、河、湖、泊、池中的水一般属于低渗,统称淡水。人体浸没淡水后,水进入呼吸道后影响通气和气体交换,水损伤气管、支气管和肺泡壁的上皮细胞,并使肺泡塌陷萎缩,进一步阻滞气体交换,造成全身严重缺氧;低渗性液体很快通过呼吸道、肺泡进入血液循环,血容量剧增可引起肺水肿和心力衰竭,并可稀释血液,引起低钠、低氯和低蛋白血症。低渗液体使红细胞肿胀、破裂,发生溶血,出现高钾血症和血红蛋白血症。过量的血红蛋白堵塞肾小管引起急性肾衰竭。高钾血症可使心搏骤停。

　　(2)**海水淹溺**:海水含3.5%氯化钠及大量的钙盐和镁盐,为高渗性液体。因此,吸入海水后,其高渗透压使血管内的液体或血浆大量进入肺泡内,引起急性肺水肿、血容量降低、血液浓缩、低蛋白血症、高钠血症、低氧血症。此外,海水对肺泡上皮细胞和肺毛细血管内皮细胞的化学损伤作用更易引发肺水肿。高钙血症可导致心律失常,甚至心脏停搏。高镁血症可抑制中枢神经和周围神经,导致横纹肌无力、血管扩张和血压降低。

　　此外,如果不慎跌入粪池、污水池和化学物贮槽,可附加微生物和化学物的刺激、中毒作用,引起皮肤和黏膜损伤、肺部感染以及全身中毒。

二、护理评估

1. 健康史　应向淹溺者的陪同人员详细了解淹溺发生的时间、地点和水源性质以及现场施救情况并指导急救。

2. 身体状况

(1)**症状评估**：淹溺病人常表现为窒息、意识丧失、呼吸、心跳微弱或停止。在复苏过程中可出现各种心律失常、肺水肿表现，甚至出现心室颤动、心力衰竭、脑水肿、溶血性贫血、急性肾衰竭或DIC等临床表现。肺部感染较为常见，如淹溺在冰冷的水中，病人可发生低温综合征。

(2)**体征评估**：皮肤发绀、颜面肿胀、球结膜充血、口鼻充满泡沫或泥污；常出现精神状态改变，如烦躁不安、抽搐、昏迷、肌张力增加；呼吸表浅、急促或停止；肺部可闻及干、湿啰音，偶尔有哮鸣音；心律失常、心音微弱或消失；腹部膨隆，四肢厥冷；有时可伴头颈部损伤。

3. 辅助检查

(1)**动脉血气分析**：约75%的病例有明显混合型酸中毒，几乎所有病人都有不同程度低氧血症。

(2)**血、尿检查**：淹溺者常有白细胞轻度增高。淡水淹溺者可出现血液稀释或红细胞溶解，出现低钠、低氯血症，血钾升高，血和尿中出现游离血红蛋白；海水淹溺者出现血液浓缩、高钠血症或高氯血症，可伴有血钙、血镁升高。重者出现DIC的实验室检查指标。

(3)**心电图检查**：常有窦性心动过速、非特异性ST段和T波改变，病情严重时出现室性心律失常、完全性房室传导阻滞。

(4)**X线摄影检查**：X线摄影检查常显示斑片状浸润，有时出现典型肺水肿征象。肺门阴影扩大并加深、肺间质纹理增粗、肺野中有大小不等的絮状渗出或炎症改变。

4. 治疗要点　救治原则为迅速将淹溺者救出水面，立即恢复有效通气，实施心肺复苏，根据病情对症处理。

(1)**现场救护**

1)迅速将淹溺者救出水面：如果淹溺者离岸边不远，扔绳索或漂浮救援设施也是可行的。如果不得不下水营救，可借助浮力救援设备或船靠近淹溺者。切忌一头扎进水里救人，因为这样可能会影响施救者的视野并且可能增加脊柱损伤的风险。施救者应保持镇静，尽可能脱去衣裤、鞋靴，迅速游到淹溺者附近并从背后接近淹溺者，一手托着他的头颈将其面部托出水面或抓住腋窝仰游将淹溺者救上岸，救护时应防止被淹溺者紧紧抱住（图9-1）。

2)保持呼吸道通畅：淹溺者一救出水面，应迅速清除口鼻腔中的污物、污水、分泌物及其他异物，有义齿者取出义齿，并将舌拉出，对牙紧闭者，可先捏住两侧颊肌然后再用力将口开启，松解领口和紧裹的内衣和腰带，保持呼吸道通畅，快速判断病人的意识、呼吸和心跳等情况。

3)心肺复苏：是淹溺抢救工作中最重要的措施，对无反应、无呼吸者立即实施心肺复苏，心肺复苏程序按照开放气道、人工呼吸和胸外心脏按压三个步骤实施。

4)保暖：对于淹溺者而言，水温越低，人体的代谢需要越小，存活概率越大。某些淹溺者在冷水中心搏骤停30min后仍可复苏成功。但是低温也是淹溺者死亡的常见原因，在冷水中超过1h复苏就很难成功，特别是海水淹溺者。对呼吸、心跳恢复者，应注意身体保温，脱下湿衣裤，加盖棉被、毛毯等。四肢可做向心性按摩，促进血液循环，清醒者给予热饮料；对意识未恢复者，应设法给予头部降温。

5)迅速转运：迅速转送医院，途中不可中断救护。搬运淹溺者过程中应注意淹溺者有无头、颈部损伤和其他严重创伤，怀疑有颈部损伤者要给予颈托保护。

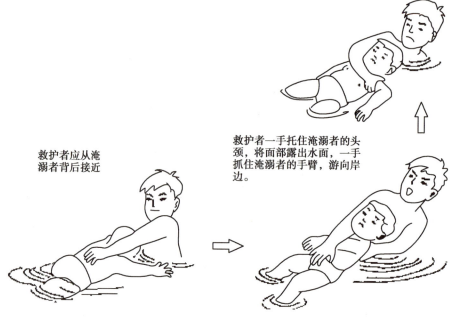

救护者应从淹溺者背后接近

救护者一手托住淹溺者的头颈，将面部露出水面，一手抓住淹溺者的手臂，游向岸边。

图 9-1 淹溺者的他救方法

（2）院内救护

1）维持呼吸功能：给予高流量吸氧，根据情况行气管插管并给予人工机械通气，必要时气管切开。

2）维持循环功能：淹溺者心跳恢复后常有血压不稳定或低血压状态，应注意监测有无低血容量，掌握输液的量和速度。

3）防治低体温：如果淹溺者是浸在冰水中（<5℃），淹溺者可发生低体温导致冻伤。目前尚无充分证据支持低体温的淹溺者需要立即给予复温，国际救生联盟建议体温过低的淹溺者需要复温，但开始时只需复温到 32~34℃。

4）纠正低血容量，水电解质和酸碱失衡：海水淹溺者，由于大量液体渗入肺组织，血容量偏低需及时补充液体。如葡萄糖溶液、低分子右旋糖酐、血浆；严格控制氯化钠溶液，注意纠正高钾血症及酸中毒；淡水淹溺者，应适当限制入水量及时应用脱水剂防治脑水肿，适量补充氯化钠溶液，浓缩血浆和白蛋白。

5）对症处理：积极防治脑水肿、感染、溶血、急性肾功能不全以及多器官功能衰竭等并发症的发生。

三、护理诊断 / 问题

1. **清理呼吸道无效**　与呼吸道内残留液体或异物有关。
2. **意识障碍**　与低氧血症，脑组织缺氧，肺水肿、脑水肿有关。
3. **体液量过多**　与淹溺者吸入的液体迅速经肺泡进入血液循环，使血容量增加有关。
4. **潜在并发症**：心律失常、肺水肿、脑水肿、急性肾衰竭、溶血反应等。

四、护理措施

1. 一般护理

（1）迅速将淹溺者安置于抢救室内，换下湿衣裤，注意保暖。

（2）保持呼吸道通畅，给予高流量吸氧；根据情况配合气管插管并做好人工机械通气准备。

（3）迅速建立静脉通道。对于淡水淹溺者，应严格控制输液速度，从小剂量、低速度开始，防止短时间内进入大量液体加重血液稀释和肺水肿；对于海水淹溺者，出现血液浓缩症状时，应遵医嘱输入 5% 葡萄糖和血浆溶液，切忌输入生理盐水。

（4）对昏迷病人要加强皮肤护理，定时翻身预防压疮；呼吸道分泌物较多者，应给予吸痰、翻身、拍背；做好口腔护理，保持口腔清洁卫生，可留置胃管，用于胃肠减压和防止呕吐。

2. 复温护理　复温速度要求稳定、安全。置淹溺者于温暖环境中，换下湿衣裤，覆盖被毯保暖，同时应用热水袋、加温静脉输液（43℃）等方法进行复温。重度低体温者应酌情加快复温速度。

知识拓展

复温的方法

1. **体表复温法**　迅速将低体温者移入温暖环境，脱掉湿衣裤、鞋袜，采取全身保暖措施。加盖棉被或毛毯，用热水袋（注意不要直接放在皮肤上，用垫子、衣物或毯子隔开，以防烫伤）放腋下及腹股沟处，有条件者用电毯包裹躯体，用电辐射（红外线和短波透热）进行复温等；也可将冻伤淹溺者浸入 40~42℃ 温浴盆中，水温从 34~35℃ 开始，5~10min 后提高水温到 42℃，待肛温升到 34℃ 病人呼吸和心跳规则时，停止加温；如病人意识存在，可给予温热饮料或小量酒，静脉滴注加温 10% 葡萄糖溶液，有助于改善循环。

2. **中心复温法**　低体温严重者除体表复温外，也可采用中心复温法。如采用加温、加湿给氧，加温静脉输液（43℃）溶液等方法。有条件可采用体外循环血液加温和腹膜透析。

---

3. 病情观察　密切观察淹溺者血压、心率（律）、脉搏、呼吸、意识和尿量的变化；观察有无咳痰以及痰的颜色、性质和量；听诊肺部啰音及心率（律）情况。有条件者行中心静脉压监测，将中心静脉压、动脉压和尿量三者结合起来分析并指导输液治疗。

4. 心理护理　病人清醒后，心理可能受到极大刺激和创伤，甚至留下遗忘症、惊恐等心理问题。因此，要耐心、细致地做好心理疏导工作，消除病人焦虑和恐惧心理，争取病人能积极配合治疗。对于自杀淹溺的病人应尊重其隐私，耐心地做好劝说和疏导工作，提高其心理承受能力。

5. 健康教育

（1）**生活指导**：在公共泳场，必须设置深、潜水域的醒目标志；天然泳场应清除杂草、淤泥，填平泥坑等，以消除隐患；设立救生员、救生设备，危险场所应设置明显警示牌，提醒路人谨防落入；水下作业人员严格遵守水下操作规程；老人、儿童、残疾人在海边、泳池、水池区域游泳或玩耍，须有成年人陪伴；熟悉水性者要避免酒后下水游泳。

（2）**疾病知识指导**：加强宣传游泳安全知识；游泳前做好准备活动；利用多种途径宣传水中自救方法，提高自救率；向公众普及水中救援知识，避免因救助他人发生意外；向公众普及、培训心肺复苏等急救技能。

五、护理评价

1. 病人的呼吸、心跳、体温等生命体征恢复正常。

2. 病人的补液量合理。

3. 病人无潜在并发症的发生。

见义勇为　崇德向善

护士百米飞奔，救起溺水老人

在辽宁大连广鹿岛有一位老人不慎溺水，生命垂危。这时正在海边度假的一名女护士知情后飞奔到岸边，立刻跪地实施人工呼吸和心肺复苏，以专业的急救技术挽救了这位老人的生命。

这个感人的故事提醒我们，无论何时何地，我们都有可能成为生命的救护者，一定用自己的行动传递温暖和希望。英雄就是生活中的你、我、他，让我们用一束光去点亮另一束光，用一朵云去推动另一朵云，让更多凡人善举不断涌现，让嘉德懿行浸润社会每个角落。

第三节　电　击　伤

案例导入

病人，女，30岁，双手、双足电击伤后1h门诊收入院。病人工作中误触220V电线，被电击伤双手和双足，当即昏迷。呼吸、心跳停止，随后被送入医院急救。体格检查：T 36.7℃，BP 96/65mmHg，大小便失禁。

问题：

1. 电击伤后，该病人可能发生哪些并发症？
2. 电击伤后应如何实施现场救护？
3. 应采取哪些院内救护措施，护理上应如何配合？

一、概述

电击伤（electrical injury）俗称触电，是指一定量的电流通过人体引起全身或局部的组织损伤和功能障碍，甚至发生呼吸、心搏骤停。电击伤可以分为超高压电击伤或雷击、高压电击伤和低压电击伤三种类型。

电击伤常见的原因是人体直接接触电源或在高压电和超高压电场中，电流和静电电荷经空气或其他介质电击人体。人体作为导电体，在接触电流时，即成为电路中的一部分。电击通过产热和电化学作用引起人体器官生理功能障碍（如抽搐、心室颤动、呼吸中枢麻痹或呼吸停止等）和组织损伤。电击伤对人体的危害与接触电压高低、电流强弱、电流类型、频率高低、通电时间、接触部位、电流方向和所在环境的气象条件都有密切关系。

知识拓展

触电方式

1.单相触电　这是最常见的一种触电方式。人体接触一根电线后，电流通过人体与大地或其他接触物体形成电流环形通路。

2.两相触电　人体不同的两个部位，同时接触同一电路上的两根电线。电流由电位高的一端导线，通过人体流至电位低的一根导线而贯通全身。这种触电方式最危险，因为施加于人体的电压为全部工作电压，即线电压。

3.跨步电压触电　由不可预测原因致高压电线断落，电流在距离接地点20cm以内的地面形成电压差，当人体接近落地点时，两足间形成电压差，称为跨步电压。此时，电流从靠近接地点的一脚流向远离接地点的一脚，使人触电，若电流流经心脏可造成伤亡。

4.弧光触电　人体过于接近高压电网，虽然未直接接触，但高压电可击穿电体与人体间的绝缘空气产生电弧将人体烧伤，严重时可致死。

二、护理评估

1.**健康史**　评估是否具有直接或间接接触带电物体的病史。

2.**身体状况**　电击对人体的损伤主要是通过电流影响人体组织细胞的电活动和电能转化的热损伤实现的。主要表现为全身的电休克和局部的热损伤。

(1)**全身症状**：电击伤是多系统损伤，除皮肤受损外，心、肺、血管、中枢神经系统、肌肉及骨骼亦常受累。

1)轻型：病人触电后常有惊慌、面色苍白、表情呆滞、一过性麻木感并可伴有头痛、头晕、心跳呼吸加快、四肢软弱无力甚至昏倒等。

2)中型：呼吸浅快、心跳加速或期前收缩、可有短暂昏迷，瞳孔、对光反射可无变化，血压正常。

3)重型：可发生昏迷、呼吸节律改变，心室颤动或心跳呼吸骤停，病人处于"假死"状态，如果不及时脱离电源可立即死亡。此外，还可引起多种脏器损伤，电流直接损伤肾脏和肌肉时，可产生大量肌红蛋白释放，继发严重酸中毒、高钾血症，损伤肾小管而导致急性肾衰竭。

(2)**局部症状**：电击伤导致的局部症状与电压高低有关。

1)低压电引起的损伤：常见于电流进入点与流出点，伤面小，直径0.5~2cm，呈椭圆形或圆形，皮肤烧伤较轻，创面呈焦黄或灰白色，较干燥，边缘规则整齐与周围正常皮肤分界清楚，一般不损伤内脏，致残率低。

2)高电压引起的损伤：常有一处进口和多处出口，伤面不大，但可深达肌肉、神经、血管，甚至骨骼。有"口小底大、外浅内深"的特征。随着病情发展，可在一周或数周后出现坏死、感染、出血等。血管内膜受损，可有血栓形成，继发组织坏死出血，甚至肢体广泛坏死，后果严重，致残率高达35%~60%。

3)并发症：可有短期精神异常、心律失常、肢体瘫痪、继发性出血或血供障碍、局部组织坏死并继发感染、弥散性血管内凝血、急性肾功能障碍、内脏破裂或穿孔、永久性失明或耳聋等。孕妇电击后常发生死胎、流产。

(3)**辅助检查**

1)实验室检查：早期可有血清肌酸磷酸激酶(CPK)、肌酸激酶同工酶(CK-MB)、乳酸脱氢酶(LDH)、谷丙转氨酶(GPT)的活性升高。低氧血症和代谢性酸中毒；尿检可呈血红蛋白尿或肌红蛋白尿。

2)心电图检查：可有多种改变，如心律失常、房室传导阻滞甚至出现心室颤动及心搏骤停。

3)脑电图检查：意识障碍者可行脑电图检查，但对于早期治疗方案的制定并不起决定性作用。

3.**治疗要点**　救治原则为立即使病人脱离电源，出现呼吸、心搏骤停者，应立即给予心肺复苏；检查伤情并对症治疗，处理外伤和预防并发症，拯救生命优于保全肢体，维持功能优于恢复结构。

（1）**现场救护**

1）脱离电源：根据触电现场情况，采用最安全、最迅速的办法脱离电源。在使触电者脱离电源的抢救过程中应注意：避免给触电者造成其他伤害，人在高处触电时，应采取适当的安全措施，防止脱离电源后，从高处坠下骨折或死亡。强调确保现场施救者自身的安全，施救者必须严格保持自身与触电者的绝缘，未断离电源前绝不能用手牵拉触电者，脚下垫放干燥的木块、厚塑料块等绝缘物品，使自身与地面绝缘。

①切断电源：拔除电源插头或拉开电源闸刀。

②挑开电线：应用绝缘物或干燥的木棒、竹竿、扁担等将电线挑开。

③拉开触电者：施救者可穿胶鞋站在木凳上，用干燥的绳子、围巾或干衣服等拧成条状套在触电者身上拉开触电者。

④切断电线：在野外或远离电源闸以及存在电磁场效应的触电现场，施救者不能接近触电者，不便将电线挑开时，可用干燥绝缘的木柄刀、斧或锄头等物品将电线斩断，中断电流并妥善处理残端。

2）防止感染：保护好烧伤创面，防止感染。

3）轻型触电者：就地观察及休息 1~2h，以减轻心脏负荷，促进恢复。

4）重型触电者：对呼吸、心搏骤停者，应立即实施心肺复苏，不能轻易终止复苏。

（2）**院内救护**

1）维持有效呼吸：呼吸停止者应立即气管插管，给予呼吸机辅助通气。

2）纠正心律失常：电击伤常引起心肌损害和发生心律失常，最严重的心律失常就是心室颤动，心室颤动者应尽早给予除颤。

3）创面处理：局部的电击伤与烧伤创面的处理相同，积极清除电击伤创面的坏死组织，有助于预防感染和创面污染。由于深部组织的损伤、坏死，伤口常需要开放治疗。

4）补液：低血容量性休克和组织严重电击伤的病人，应迅速给予静脉补液，补液量较同等面积烧伤者要多。

5）筋膜松解术和截肢：肢体因受高压电热灼伤，大块软组织灼伤引起的局部水肿和小血管内血栓形成，可使电热灼伤远端肢体发生缺血性坏死。因而，有时需要进行筋膜松解术，减轻灼伤部位周围压力，改善肢体远端血液循环，严重时可能需要截肢处理。

6）对症处理：抗休克，预防感染，纠正水电解质紊乱，防治脑水肿、急性肾衰竭、应激性溃疡等。

三、护理诊断 / 问题

1. 皮肤完整性受损　与电击引起的皮肤烧伤有关。

2. 意识障碍　与电击引起的神经系统病变有关。

3. 低效性呼吸型态　与电击引起呼吸停止有关。

4. 潜在并发症：心律失常、休克。

四、护理措施

1. 一般护理

（1）**休息和体位**：警惕意外情况发生。部分电击伤病人清醒后，出现性格和精神异常，此时应加强保护，遵医嘱给予镇静药；若已昏迷，则应头偏向一侧或头后仰，颈部过伸体位。

（2）**保持呼吸道通畅**：及时吸出呼吸道分泌物，给予氧气吸入。行气管插管或气管切开者，按气管插管及气管切开常规护理；对于使用呼吸机辅助呼吸者，要根据病情实时调整各项参数。

（3）**补液治疗**：迅速建立静脉通道并保持输液通畅。

（4）**基础护理**：病情严重者注意口腔护理、皮肤护理，预防口腔炎和压疮的发生；保持病人局部伤口敷料的清洁、干燥，防止脱落；定时拍背、吸痰，防止发生坠积性肺炎。

2. 病情观察

（1）密切观察病人的意识、瞳孔、呼吸、脉搏、血压等变化。对于血压下降者，应立即抢救并做好护理记录。

（2）重型电击伤者应持续心电监护，密切观察心律（率）的变化，对于轻、中型电击伤者，也应该在心电监护下观察 1~2d，部分电击病人在两周内可能发生不同程度的房室传导阻滞，需加强观察并注意心电监测变化。

（3）观察尿量（尿量应维持在 40ml/h 以上）、颜色、尿比重的变化。对严重肾功能损害或脑水肿时，应用利尿药和脱水剂的电击者，应准确记录 24h 尿量。

（4）注意电击者有无其他颅脑损伤、血气胸、内脏破裂、骨折等合并伤存在，及时发现并积极配合医生做好抢救。

3. 对症处理

（1）**用药护理**：按时、准确地使用强心药、升压药、利尿药、抗生素，注意药物配伍禁忌和协同作用。根据病人的全身状况来调节补液的性质、数量和速度。

（2）**专科护理**：做好电击伤创面护理，电击伤病人具有开放性伤口，无论伤口大小、深浅，只要病情允许均应尽早施行清创术，修复组织、加强换药、保持伤口干燥，同时应用抗生素预防感染；注射破伤风抗毒素预防破伤风发生。

（3）**合并伤的护理**：因触电后弹离电源或自高空跌下，常伴有颅脑伤、气胸、血胸、内脏破裂、四肢与骨盆骨折等，应注意病人有无其他合并伤存在。搬运病人过程中应注意有无头、颈部损伤和其他严重创伤，颈部损伤者要给予颈托保护，可疑脊柱骨折病人应注意保护脊柱，使用硬板床。

（4）**疼痛护理**：对于疼痛严重者根据医嘱给予镇痛药并注意评估镇痛效果。

4. 心理护理　针对病人的具体情况，应给予病人精心的心理护理，培养病人的自理能力，同时做好营养支持。不仅使受到严重损伤的机体得以康复，而且应使病人保持良好的心理状态。

5. 健康教育

（1）**生活指导**：遵守用电操作规程，经常检查用电线路和各种常用用电设备，保持其性能完好；加强安全用电教育，特别是对于儿童的教育，如禁止在供电线路周围放风筝、在家中禁止玩弄电源插座、不要在高压设备周围玩耍等；遇到火灾等意外事故，先切断电源，安装避雷针或防雷设施并定期检测；雷雨天气，避免外出并切断电源和外接电线；若在室外，不可在大树、高压线下躲雨或使用金属伞在旷野中行走。

（2）**疾病知识指导**：对公众开展预防触电知识讲座；触电的急救知识和初级心肺复苏基本技术的普及、培训。

五、护理评价

1. 病人的皮肤恢复完整。
2. 病人疼痛缓解。
3. 病人未发生并发症。
4. 病人及家属掌握电击伤的预防措施。
5. 病人及家属掌握脱离电源的方法。

第四节　动物咬伤

案例导入

　　患儿，女，4岁，因"被狗咬伤致头面部疼痛、流血3h"为代主诉急诊入院。查体：T 37℃，P 98次/min，R 20次/min，患儿神清，右面部、后枕部有较大的撕咬伤。

　　问题：

　　1. 患儿被动物咬伤的程度如何？

　　2. 护士应配合医生采取哪些紧急救护措施？

一、概述

　　自然界中多种动物能够利用其牙、爪、刺袭击人类造成人体组织损伤，包括咬伤、蜇伤和其他损伤。咬伤时，不仅会造成被咬伤部位组织撕裂伤，还可能因动物体内的细菌或病毒造成继发感染。常见的是犬咬伤。被病犬咬伤后，其唾液中携带的致病病毒，可引发狂犬病（rabies）。狂犬病又称恐水症，是由狂犬病病毒引起的一种人畜共患的中枢神经系统传染病。

　　狂犬病病毒主要存在于病畜的脑组织及脊髓中，其唾液腺和唾液中也含有大量病毒，并随涎液向体外排出。故被病犬咬、抓后，病毒可经唾液-伤口途径进入人体导致感染。狂犬病病毒对神经组织具有强大的亲和力，在伤口入侵处及其周围的组织细胞内可停留1~2周，并生长繁殖，若未被迅速灭活，病毒会沿周围传入神经上行到中枢神经系统，引发狂犬病。

二、护理评估

　　1. 健康史　询问被咬伤时间、部位及咬伤后的处理，检查伤口，局部是否有红、肿、痛、出血等。询问咬伤史，有无药物过敏史及动物接触史。是否已接种狂犬病疫苗。

　　2. 身体状况　机体被咬伤后在创口处可见动物利牙撕咬形成的牙痕和与牙痕相对应的伤口，出现局部疼痛、出血和组织水肿，8~24h后有部分病人会有伤口感染的表现。无严重感染及其他特殊情况下，全身症状一般比局部症状轻。"恐水、怕风、兴奋、咽肌痉挛、进行性瘫痪，以及呼吸困难"等是狂犬病特征性表现；潜伏期数天至数年，一旦发病，目前病死率几乎为100%。

　　3. 心理-社会状况　病人受伤后心理反应强烈，常表现为惊慌、恐惧、不知所措。常因慌张乱跑而加重病情。

　　4. 辅助检查　多数情况下无需特殊检查。

　　5. 治疗要点　狂犬病暴露的预防处置见表9-1。动物咬伤、抓伤、破损皮肤被舔吮，开放性伤口以及被唾液污染的伤口黏膜，均需按狂犬咬伤处理。

　　（1）从近心端向伤口处挤压出血，促进带毒唾液排出。

　　（2）彻底冲洗伤口。

　　（3）冲洗后清除坏死和失活组织。

表 9-1　狂犬病暴露预防处置

分级	与宿主动物的接触符合以下情况之一者	处置原则
I 级	①接触或喂养动物； ②完好的皮肤被舔	确认病史可靠则无需处置

分级	与宿主动物的接触符合以下情况之一者	处置原则
Ⅱ级	①裸露的皮肤被轻咬； ②无出血的轻微抓伤或擦伤	立即处理伤口并接种狂犬病疫苗；如免疫力低下的病人或暴露位于头面部且致伤动物不能确定健康时按Ⅲ级暴露处置
Ⅲ级	①单处或多处贯穿性皮肤咬伤或抓伤； ②破损皮肤被舔； ③开放性伤口、黏膜被污染	立即处理伤口并注射狂犬病被动免疫制剂（动物源性抗血清或人源免疫球蛋白）之后注射狂犬病疫苗

三、护理诊断 / 问题

1. **恐惧**　与咬伤后病情迅速加重及担忧预后有关。
2. **局部组织完整性受损**　与动物咬伤、组织被破坏有关。
3. **有全身感染的危险**　与带毒唾液扩散有关。
4. **潜在并发症**：呼吸衰竭、循环衰竭。

四、护理措施

1. **现场救护**　安慰病人，嘱病人勿惊慌奔跑，以免加速带毒唾液的吸收和扩散。立即从近心端向伤口处挤压出血，促进带毒唾液排出。

2. **伤口护理**　彻底冲洗伤口，破损皮肤被舔，开放性伤口、黏膜被污染则需立即处理伤口并注射狂犬病被动免疫制剂，再注射狂犬病疫苗。碱性溶液可以破坏狂犬病毒蛋白质外壳，可以用20%的肥皂水和一定压力的流动清水交替彻底冲洗咬伤和抓伤的部位，不少于15min。较深伤口冲洗时，可进入伤口深部进行彻底的灌注清洗。用酒精或碘伏涂抹伤口，尽量避免缝合伤口；确实需要缝合，先用狂犬病被动免疫制剂做伤口周围的浸润注射，2h后再给予缝合和包扎。必要时应注射破伤风抗毒素及抗菌药物。

3. **院内救护**　以预防和控制痉挛，保持呼吸道通畅；补液和营养支持；伤口护理；执行接触性隔离制度等对症治疗为主。

4. **病情观察**　密切监测生命体征、意识、呼吸循环功能、尿量等；注意肢体肿胀、伤口冲洗情况等；观察病人有无恐水、恐风的表现及变化；记录抽搐部位、持续时间及发作次数等。

5. **心理护理**　及时与病人进行沟通，稳定情绪，消除其焦虑、恐惧心理。

五、护理评价

1. 病人焦虑、恐惧心理逐渐减轻。
2. 病人局部伤口未发生感染。
3. 病人未发生呼吸、循环功能衰竭。

（马雅琳）

思考题

1. 病人，男性，18岁，主因"军训后头晕头痛伴胸闷、大汗、乏力、恶心2h"来诊。查体：神志清楚，T 37℃，R 25次/min，HR 119次/min，BP 120/70mmHg。该病人可能的诊断是什么？应采取哪些急救措施？

2. 病人，女性，37岁，主因"落水救起后头痛、剧烈咳嗽、胸痛、呼吸困难2h"来诊。查体：神志清楚，皮肤发绀，颜面肿胀，球结膜充血，双肺闻及干、湿啰音。该病人可能的诊断是什么？应采取哪些急救措施？

练习题

3. 病人，男性，30 岁，主因"电击伤致呼吸停止，心脏停搏 30min"来诊。病人于 30min 前在电焊时，手持钢筋触到电源，当即被击倒，昏迷抽搐片刻，呼吸停止，心脏停搏，马上切断电源，现场未做抢救。查体：面色青紫，昏迷，双侧瞳孔散大，对光反射消失，触颈动脉无搏动，口鼻无呼吸气流，胸部无起伏。对病人应采取哪些急救措施？

第十章 | 常见急危重症救护

ER 10-1　　ER 10-2

教学课件　　思维导图

学习目标

1. 掌握常见急危重症病人的病情评估、救治原则及主要护理措施。
2. 熟悉常见急危重症的概念、常见类型。
3. 了解常见急危重症的疾病原理。
4. 具有对常见急危重症病人进行紧急救护的基本技术。
5. 树立"时间就是生命"的急救意识精神,培养学生处理急危重症的能力。

第一节　急性胸痛

一、急性冠脉综合征

案例导入

病人,男,60 岁,有高血压、高脂血病史,于 5h 前突发胸骨后压榨疼痛,伴出汗,有濒死感,含服硝酸甘油片无缓解。查体:烦躁不安,双肺呼吸音清,心率 105 次 /min,律齐,心音低。既往有心绞痛病史。

问题:

1. 该病人所患疾病是什么?
2. 该病人目前主要的救护措施包括什么?

【概述】

急性冠脉综合征(acute coronary syndrome,ACS)是由于冠状动脉部分或完全堵塞而产生的一系列临床表现。急性冠脉综合征包括 ST 段抬高心肌梗死(STEMI)、非 ST 段抬高心肌梗死(NSTEMI)和不稳定型心绞痛(UA)。其中,ST 段抬高心肌梗死又称为 ST 段抬高急性冠脉综合征,非 ST 段抬高心肌梗死和不稳定型心绞痛合称非 ST 段抬高急性冠状动脉综合征。急性冠脉综合征是成人心脏性猝死的最主要原因。

知识拓展

急性冠脉综合征常见诱因

1. 心肌需氧增加　重体力劳动、情绪过分激动、血压突变或用力排便时,心肌需氧量增加,致左心室负荷明显加重。

2. 血黏度增高　饱餐特别是进食高脂食物后,血脂升高,血黏度升高。

3. 心输出量减少　休克、脱水、出血、外科手术或严重心律失常、致心排血量骤降，冠状动脉灌流量锐减。

4. 交感神经兴奋　晨6时至12时交感神经活动增加，机体应激反应性增强，心肌收缩力增强、心率加快、血压升高，冠状动脉张力升高。

5. 吸烟　吸烟加重了动脉粥样硬化斑块的易损性，进而使斑块破裂的风险增加，急性冠脉综合征风险升高。

【病情评估】

1. **前驱症状**　约半数病人在发病前有乏力，胸部不适，活动时心悸、气急、烦躁、心绞痛等症状。其中，新近初发的心绞痛或原有的心绞痛加重为最典型。

2. **典型表现**　为发作性胸骨后闷痛、紧缩压榨感或压迫感、胸部不适，可向左肩背、下颌、颈或左上肢放射，心绞痛表现为阵发性，心肌梗死表现为持续性，伴有出冷汗、恶心、呼吸困难、窒息感，甚至晕厥，持续时间超过10~20min，含硝酸甘油不能完全缓解时常提示急性心肌梗死。不稳定型心绞痛与典型稳定型心绞痛症状相似，通常程度更重，持续时间更长，可达数十分钟，胸痛在休息时也可发生。

知识拓展

胸痛中心的起源和发展

全球第一家胸痛中心1981年在美国巴尔的摩St.ANGLE医院建立，至今全球多个国家的医院都设立胸痛中心。胸痛中心是一种基于区域协同的医疗急救服务模式，是急诊急救体系建设中的一种重要形式，横向通过多学科整合，纵向通过建立院前急救、院中治疗、院后康复及预防的一体化医疗服务模式；可显著减少胸痛确诊时间，缩短ST段抬高心肌梗死再灌注时间及住院时间，降低再就诊和再住院次数，减少不必要的检查，明显改善病人生活质量。

截至目前，中国胸痛中心注册单位达到5 653家，已经覆盖全国31个省、直辖市、自治区，能够对于胸痛的常见疾病（急性心肌梗死、肺栓塞、主动脉夹层等）进行快速有效的急诊救治。

【救治原则】

严格按照急性心肌梗死救治流程的时限要求实施各项治疗措施，降低心肌氧耗量、增加心肌氧供、保护心肌细胞、纠正心律失常。

【护理措施】

1. **紧急救护**　立即评估病人生命体征、判断病人呼吸及神志、完成18导联心电图、迅速建立静脉通路，根据病人情况，配合医生进行电除颤、心肺复苏抢救、急诊溶栓或介入治疗。

2. **对症护理**　针对胸痛症状的护理措施包括以下几点：

（1）遵医嘱应用吗啡镇静止痛，用药后观察有无呼吸抑制表现。

（2）静脉滴注或微量泵注射硝酸异山梨酯时，严格控制输液速度，并注意观察血压变化。

（3）一般情况下，可采取鼻导管或面罩吸氧，氧流量2~4L/min，维持血氧饱和度在95%及以上；对于严重低氧血症病人需气管插管、呼吸机辅助呼吸。

3. **病情观察**

（1）**严密监测**：持续心电、血压、呼吸、氧饱和度监测，密切观察病人神志变化；尿量监测，记录

24h出入量；动态监测心肌酶谱的变化，为及时准确评估病情提供依据。

（2）**胸痛观察**：记录胸痛的部位、性质、持续时间；注意观察药物疗效和不良反应。

（3）**排便情况**：便秘可诱发病人发生心律失常、心绞痛、心源性休克、心力衰竭甚至猝死；指导病人进食富含纤维食物，必要时遵医嘱给予缓泻剂。

4.心理护理　急性冠脉综合征病人在急性发病期会产生焦虑、恐惧心理，甚至出现濒死感，护士应做好安慰和解释工作，帮助病人树立战胜疾病的信心。

急性冠脉综合征救治流程见图10-1。

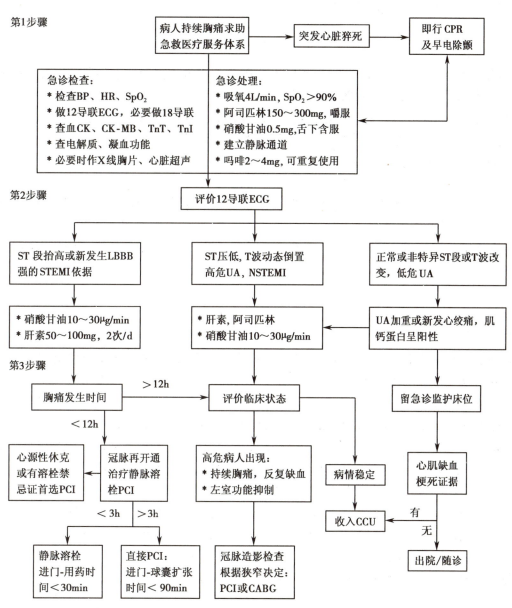

图10-1　急性冠脉综合征救治流程

CPR：心肺复苏；LBBB：左束支传导阻滞；STEMI：ST段抬高心肌梗死；UA：不稳定型心绞痛；NSTEMI：非ST段抬高心肌梗死；PCI：经皮冠脉介入术；CCU：冠心病监护病房；CABG：冠状动脉搭桥术；ECG：心电图。

二、急性主动脉夹层

案例导入

病人，男，49岁。于入院前5h无明显诱因出现胸骨后疼痛，性质剧烈，呈撕裂样。病人既往有高血压病史3年，未系统治疗。

问题：

1. 该病人最可能患了什么病？
2. 该病人的观察护理要点有哪些？

【概述】

主动脉夹层（aortic dissection，AD）是血液经内膜撕裂口流入主动脉中层形成的夹层血肿，并沿着主动脉壁延展剥离，是危重心血管急症。

急性主动脉夹层是指发病在2周以内的夹层，病人的主要死亡原因是主动脉破裂、急性心脏压塞、急性心肌梗死、卒中、腹腔脏器缺血、肢体缺血等。主动脉夹层多见于中老年病人，突发撕裂样胸、背部剧烈疼痛，90%有高血压病史。

【病情评估】

1. **疼痛**　胸背部剧烈疼痛是急性主动脉夹层最常见的症状，一般位于胸部的正前后方，呈刺痛、撕裂痛、刀割样痛。

2. **休克表现**　部分病人可出现呼吸急促、面苍白、皮肤湿冷、脉搏快速等类似休克的表现。

知识拓展

主动脉夹层的临床表现

1. 血流动力学变化　在急性期，主动脉夹层的死亡率极高，其血流动力学变化非常复杂，部分病人可表现为低血压症状。

2. 疼痛　胸背部剧烈疼痛是急性主动脉夹层最常见的临床症状，无心电图 ST-T 改变的胸部和/或背部等处剧烈不缓解的疼痛是急性主动脉夹层最常见的首发症状。

3. 脏器缺血　主要分支血管受累导致脏器缺血是主动脉夹层最主要的病理生理改变之一。

(1) 累及冠状动脉开口可导致急性心肌梗死和左心衰竭。

(2) 夹层累及无名动脉或左颈总动脉可导致中枢神经症状。

(3) 累及一侧或双侧肾动脉可有腰痛、血尿，导致急性肾衰竭或肾性高血压。

(4) 累及腹腔动脉、肠系膜上及肠系膜下动脉可表现为急腹症及肠坏死等。

(5) 累及下肢动脉可出现急性下肢缺血症状。

(6) 血肿破入胸腔可引起血胸，出现胸痛、呼吸困难或咯血、休克。

【救治原则】

对任何可疑或诊断为本病病人，应立即住院治疗。治疗分为非手术治疗及手术治疗。

非手术治疗：包括镇痛、控制血压、降低心率、改善通气，补充血容量等；

手术治疗：外科手术切除内膜撕裂口，防止夹层破裂所致大出血，重建因内膜片或假腔造成的血管阻塞区域的血流。

【护理措施】

1. 紧急救护　病人绝对卧床休息、密切观察生命体征和病情进展，迅速建立静脉通路。对呼吸、循环状态不稳定的病人应立即行气管插管机械通气，如果发生心脏压塞应急诊行开胸手术。

2. 对症护理

（1）遵照医嘱给予病人镇静药或镇痛药，以有效缓解病人的疼痛。

（2）将收缩压控制在 100~120mmHg，心率降至 60~80 次/min，以降低主动脉壁所受到的压力，同时保持重要脏器（心、脑、肾）灌注。

3. 病情观察

（1）严密监测神志、生命体征变化，监测并记录四肢血压，记录 24h 出入量、每小时尿量及尿色，以判断重要脏器灌注情况，及时发现缺血表现。

（2）定时评估桡动脉和足背动脉搏动、肢体温度和颜色情况，判断有无组织灌注不良和下肢缺血。

4. 心理护理　急性主动脉夹层严重威胁病人生命，剧烈胸背部疼痛给病人及家属带来巨大心理压力和恐惧感，护士在及时采取护理措施的基础上，尽量减少病人体位的改变、给予安抚，病人主诉不适及时报告医生处理。

主动脉夹层救治流程见图 10-2。

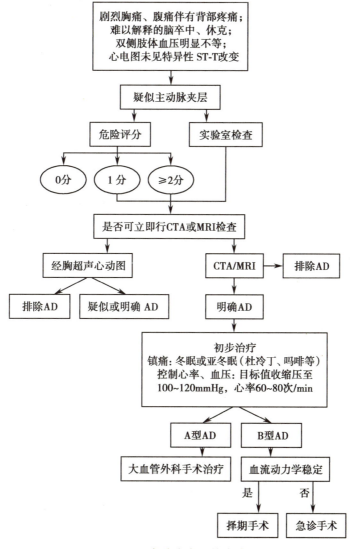

图 10-2　主动脉夹层救治流程
CTA：CT 血管成像；AD：主动脉夹层。

第二节　心　悸

案例导入

病人，女性，60岁。间断性头晕、心悸5年，加重1个月入院。病人5年前无明显诱因出现头晕、心悸，偶有黑矇，持续时间较短可自行缓解，未予正规治疗。1个月前再次出现上述症状，程度较之前加重，持续时间长，可达1h，自测脉搏最慢30次/min，并晕厥一次，伴面部摔伤，就诊于当地医院。行心电图、心脏彩色超声等检查，诊断为"三度房室传导阻滞"。

问题：
1. 该病人首要的护理措施是什么？
2. 该病人病情观察的要点有哪些？

【概述】

心悸（palpitation）是一种自觉心脏搏动的不适感或心慌感。一般认为心脏活动过度是心悸发生的基础，常与心率及心排血量改变有关。致命性心律失常是引起心悸症状的最为严重的疾患。

【病情评估】

心悸病人常用心慌、心脏乱跳、心跳快等语言形容心悸。

1. 症状评估　询问病人心悸的发作有无情绪激动、吸烟、饮酒等诱因、持续时间、频繁程度、起止方式、伴随症状等；以及既往病史、服药史等。针对性进行体格检查，重点检查有无器质性心脏病的体征，并注意检查全身状况，如发热、贫血、突眼、甲状腺肿大等。

2. 心电图评估　心电图检查是判断有无心律失常存在和类型的重要方法，是决定临床抢救、治疗用药的基本依据，对临床诊断起决定性作用。

【救治原则】

心悸由严重的心律失常引起，伴随血压下降严重血流动力学障碍的病人，急诊处理的首要原则是终止心律失常。明确病因，快速型心律失常可选择抗心律失常药和电除颤治疗；缓慢型心律失常可使用药物或安装心脏起搏器。

【护理措施】

1. 紧急救护　针对致命性心律失常病人。

(1) 严密监测心率、心律的变化。

(2) 伴有缺氧症状时，应给予低流量氧气吸入。

(3) 迅速建立静脉通路，备好纠正心律失常药物及除颤器、呼吸机等抢救设备。

2. 对症护理

(1) 发热引起的心率加快，应给予物理降温措施或遵照医嘱药物降温。

(2) 室上性心动过速引起的心悸，可用刺激迷走神经的方法终止发作。

3. 病情观察

(1) 密切观察病人的脉搏、心率、心律的变化，必要时做心电图或进行心电、血压监护，同时观察是否有呼吸困难、心前区疼痛、晕厥、抽搐等严重症状。

(2) 发现致命性心律失常立即通知医生，配合抢救。

4. 心理护理　病人出现心悸、黑矇、晕厥症状时易出现紧张焦虑情绪，护士应做好心悸相关知识的健康教育，指导病人进行自我调节，分散注意力，以放松心情。

心悸病人急诊处理流程见图10-3。

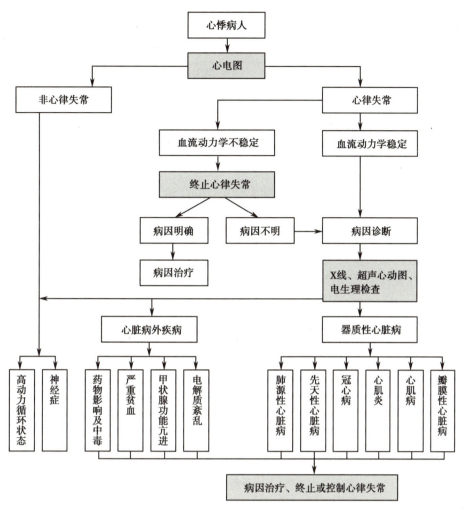

图 10-3　心悸病人急诊处理流程

第三节　支气管哮喘急性发作病人的救护

案例导入

　　病人,男,21 岁,哮喘急性发作。因"突发呼吸困难 10 余分钟"呼叫救护车。现场查体:心率 141 次/min,呼吸 50 次/min,神志不清,口唇发绀,叹息样呼吸。听诊:双肺呼吸音减弱且有明亮的哮鸣音,心音弱,心率加快。病人有哮喘病史,且经常发作。平时经常自己应用气道吸入药物治疗(具体不详)。

　　问题:

　　1. 该病人首要的急救护理措施是什么?

　　2. 病人病情观察要点有哪些?

【概述】

　　支气管哮喘(bronchial asthma)简称哮喘,它是由多种细胞如嗜酸性粒细胞、肥大细胞、T 淋巴细胞、中性粒细胞、气道上皮细胞和细胞组分参与的气道慢性过敏反应炎症性疾病。支气管哮喘表现为反复发作性喘息、气促、胸闷和咳嗽症状,多在夜间和/或清晨发作或加重,多数病人可自行缓解或用药治疗后缓解。

哮喘急性发作常见的病因及诱因见表10-1。

表 10-1　哮喘急性发作常见的病因及诱因

呼吸道感染	服用阿司匹林
接触到过敏原	某些黄色染料
运动	围月经期女性
气候：寒冷和干燥、天气变化、空气污染	接触有机颗粒：棉花、去污剂、化学刺激物

【病情评估】

1. 病史评估　询问病人或家属病人哮喘发作的时间、地点、诱因，呼吸困难的程度，以及既往病史、服药史等。

2. 症状评估　包括病人呼吸方式、呼吸频率和深度、呼吸节律，伴随症状和体征。

3. 其他评估　进行生命体征监测、肺部X线摄影检查；完善血液常规、血气分析等实验室检查。

支气管哮喘急性发作时病情严重程度分级见表10-2。

表 10-2　支气管哮喘急性发作时病情严重程度分级

临床特点	轻度	中度	重度	危重度
气短	步行、上楼时	稍事活动	休息时	—
体位	可平卧	喜坐位	端坐呼吸	—
讲话方式	连续成句	单词	单字	不能说话
精神状态	可有焦虑、尚安静	时有焦虑或烦躁	常有焦虑、烦躁	嗜睡或意识模糊
出汗	无	有	大汗淋漓	—
呼吸频率	轻度增加	增加	常 > 30 次 /min	—
辅助呼吸肌活动及三凹征	常无	可有	常有	胸腹矛盾呼吸
哮鸣音	散在，呼吸末期	响亮、弥散	响亮、弥散	减弱，乃至无
脉搏	<100 次 /min	100~200 次 /min	>120 次 /min	变慢或不规则
奇脉	无	可有	常有（成人）	无，提示呼吸肌疲劳
最初支气管舒张剂治疗后 PEF 占预计值或个人最佳值百分比	>80%	60%~80%	<60% 或 100L/min 或作用时间 < 2h	—
静息状态下 PaO_2	正常	≥60mmHg	< 60mmHg	< 60mmHg
静息状态下 $PaCO_2$	< 45mmHg	≤45mmHg	> 45mmHg	> 45mmHg
静息状态下 SaO_2	> 95%	91%~95%	≤90%	≤90%
pH	—	—	—	降低

注：只要符合某一程度的某些指标，无需满足全部指标，即可提示为该级别的急性发作；PEF 为呼气峰流速；PaO_2 为动脉血氧分压；$PaCO_2$ 动脉二氧化碳分压；SaO_2 为动脉血氧饱和度；1mmHg = 0.133kPa。

【救治原则】

救治原则是解除气管痉挛、抗感染、保持呼吸道通畅，防止继发感染。

【护理措施】

1. 紧急救护

（1）迅速判断病人急性发作时哮喘严重程度。

（2）病人取半卧位。

（3）经鼻导管氧气吸入，氧流量 2~4L/min。严重缺氧应给予面罩吸氧。

（4）使用速效支气管舒张剂缓解哮喘症状。

（5）建立静脉通路。

（6）重症哮喘病人出现严重发绀、神志不清时，做好气管插管或气管切开的准备。

2. 对症护理

（1）卧床休息，取半坐位或坐位，减少体力消耗。

（2）吸氧时应注意呼吸道的湿化，伴有高碳酸血症时应低流量吸氧。

（3）鼓励病人多饮水，成人每日饮水 2 500~3 000ml，防止脱水造成痰液黏稠不易咳出，必要时根据医嘱给予补液。

（4）协助病人漱口，保持口腔清洁；定时翻身，防止压疮发生。

3. 病情观察

（1）重症哮喘病人可出现各种心律失常，甚至出现室性心动过速、心室颤动等致命性心律失常，应给予心电监护，密切观察病人的脉搏、心率、心律变化。

（2）肺部哮鸣音是哮喘病人的典型体征，当呼吸肌疲劳、呼吸动力减弱时，哮鸣音不明显甚至消失，病人出现"寂静胸"，出现意识障碍，提示病情危重。急性哮喘病人可并发自发性气胸、纵隔气肿等并发症。护士应严密观察病人的呼吸型态，观察咳嗽、咳痰情况，发现异常情况立即报告医生处理。

4. 心理护理
哮喘发作时病人可有濒死感，常伴有精神紧张、恐惧等心理反应，护士可采用背部按摩的方法使病人感觉通气轻松，有利于症状缓解；同时向病人解释病情，消除顾虑，有利于缓解哮喘发作。

哮喘急性发作医院内处理流程见图 10-4。

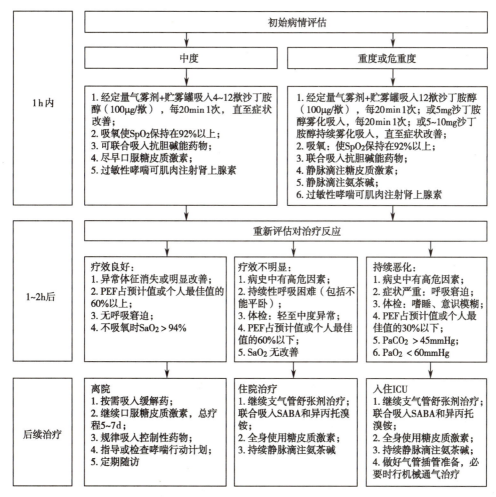

注：PEF为呼气峰流速；PaO₂为动脉血氧分压；PaCO₂为动脉血二氧化碳分压；SABA为短效β₂受体激动剂；1mmHg=0.133kPa

图 10-4　哮喘急性发作医院内处理流程

第四节　脑卒中

一、脑梗死

案例导入

病人，男，60 岁。起床时发现口齿不清，明显的口舌歪斜，左侧肢体力弱，嗜睡，吞咽困难，偶伴心慌、气短、乏力等症状。病人既往有高血压病史，平时口服硝苯地平每次 10mg，每日 3 次。体格检查：BP 195/95mmHg，HR 103 次 /min，R 23 次 /min，左侧上下肢肌力为Ⅲ级。

问题：

1. 该病人最可能患了什么病？
2. 该病人首要的护理措施是什么？

【概述】

脑梗死（cerebral infarction）又称为缺血性脑卒中，是指因脑部血液循环障碍，缺血、缺氧所致的局限性脑组织缺血性坏死或软化。

【病情评估】

1. 症状评估

（1）**颈内动脉血栓形成**：对侧偏瘫、偏身感觉障碍、对侧同向偏盲等，优势半球受累可出现失语。

（2）**椎基底动脉血栓形成**：眩晕多见，伴有恶心、呕吐、眼球震颤、复视、构音障碍、共济失调、吞咽困难等。椎基底动脉主干闭塞时，可出现延髓麻痹、交叉瘫痪、四肢瘫、昏迷等。

2. 辅助检查　颅脑 CT/MRA、心电图、超声心动图、颈动脉超声。

【救治原则】

1. 早期溶栓　从症状发作到治疗的时间对病人预后的影响重大，对于缺血性脑卒中症状发作或最后已知正常时间在 3h 内的病人，应采取积极治疗措施；对于存在出血风险或超过溶栓时间窗的病人，应评估合理性。

2. 其他治疗

（1）**抗血小板治疗**：未进行溶栓的急性脑梗死病人可在 48h 之内应用抗血小板药。

（2）**抗凝治疗**：主要包括低分子量肝素、华法林。

（3）机械取栓术。

（4）**神经保护治疗**：脑保护剂包括自由基清除剂、阿片受体拮抗药、钙通道阻滞药；早期应用头部或全身亚低温治疗可降低脑代谢和脑耗氧量。

【护理措施】

1. 紧急救护

（1）立即卧床休息，床头抬高 15°~30°。

（2）保持呼吸道通畅，遵照医嘱给予吸氧。

（3）密切监测生命体征、意识、瞳孔、肌力。

（4）建立静脉通路。

（5）遵照医嘱留取血标本。

2. 对症护理

（1）符合溶栓标准的病人配合医生完成溶栓。

（2）瘫痪病人加强皮肤护理、预防下肢静脉血栓的形成。

（3）吞咽障碍病人给予鼻饲。

（4）留置导尿管的病人，做好导尿管和会阴部护理。

（5）躁动病人给予保护措施，必要时给予约束。

3. 病情观察

（1）监测生命体征、意识、瞳孔、肌力情况。

（2）密切观察心电监护，发现异常及时报告医生。

（3）观察病人排便颜色，黑色或暗红色便时，警惕发生消化道出血。

4. 心理护理
关心尊重病人，避免言语刺激；鼓励病人及家属主动参与治疗、护理活动。

脑血栓形成的救治流程见图 10-5。

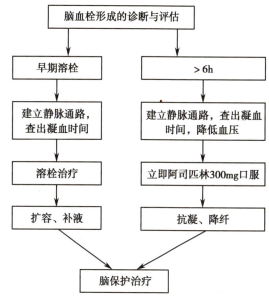

图 10-5　脑血栓形成的救治流程

二、脑出血

案例导入

病人，男，62 岁。2 年前出现头痛、头晕、健忘等症状，BP 160/95mmHg，服用抗高血压药后自觉上述症状缓解。2d 前出现剧烈头痛、视物模糊、呕吐及右侧面神经麻痹、左侧上下肢瘫痪，急性病容，昏迷，呼吸深大，BP 210/110mmHg，上下肢水肿，颈静脉充盈。

问题：

1. 该病人最可能患了什么疾病？

2. 该病人首要的急救护理措施是什么？

【概述】

脑出血（intracerebral hemorrhage，ICH）是指原发性非外伤性脑实质内出血，是急性脑血管病中病死率最高的疾病。绝大多数脑出血由高血压合并动脉粥样硬化导致，通常在活动、用力或精神受刺激时发病，起病突然而急骤，可在数分钟至数小时内达到高峰。

【病情评估】

1. 症状评估

（1）突出的全脑损害症状，如头痛、呕吐、意识障碍。

（2）明确的局灶性神经功能受损表现，失语症、病变对侧偏瘫，双眼同向偏斜，眼底可有视网膜出血和视神经盘水肿。

（3）迅速的脑外器官系统功能损伤，如高血压、心律失常、呼吸节律紊乱、呃逆、消化道出血、体温升高、心电图异常等（表 10-3）。

2. 辅助检查
头部 CT 是确诊脑出血的首选。

知识拓展

脑出血典型症状

1. **说话或理解困难**　可能会说话不清或难以听懂别人的话。

2. 面部或四肢麻木　脸、胳膊或腿可能突然麻木、无力或瘫痪，常发生于身体的一侧。

3. 单眼或双眼视力障碍　突然单眼或双眼的视觉模糊或变黑，或者出现视物双影。

4. 头痛　突然剧烈的头痛，可能伴有呕吐、头晕或意识改变。

5. 行走困难　可能会绊倒或突然头晕，失去平衡或协调能力。

表10-3　脑出血的鉴别诊断

疾病表现	出血性脑血管病		缺血性脑血管病	
	脑出血	蛛网膜下腔出血	脑血栓形成	脑栓塞
常见病因	高血压	动脉瘤或血管畸形	动脉粥样硬化	脑栓塞
年龄	40~60岁	中青年	65岁以上	35~45岁
起病	急	急	较慢	最急
诱因	情绪激动、用力时	情绪激动、用力时	休息、睡眠时	心房颤动
头痛	常见	剧烈	无	无
呕吐	多见	多见	无	可有
偏瘫	有	无	有	有
脑膜刺激征	有	明显	无	无
脑脊液压力	增高	增高	正常	可增高
血性脑脊液	有	有	无	无

【救治原则】

评估脑出血的部位、出血量及病人综合情况，血肿小且无明显颅内压升高的病人，以内科治疗为主，保持呼吸道通畅、控制血压、维持生命体征稳定、减轻脑水肿、预防和治疗各种并发症。如果病情危重或发现有继发原因，且有手术适应证者，须及时外科手术治疗。

【护理措施】

1. 紧急救护

（1）绝对卧床，给予床头抬高15°~30°。

（2）保持呼吸道通畅，必要时吸氧；气道功能障碍者给予气管插管或气管切开。

（3）密切监测生命体征、意识、瞳孔、肌力等。

（4）建立静脉通路，遵医嘱应用降血压及脱水降颅内压药物。

（5）备好抢救物品。

2. 对症护理

（1）**观察用药效果**：应用抗高血压药物时，血压降低速度和幅度不宜过快；使用脱水降颅内压药物，监测并记录颅内压水平，观察病人神志变化。

（2）**加强基础护理**：瘫痪病人加强皮肤护理、预防下肢静脉血栓的形成；吞咽障碍病人给予鼻饲；留置导尿管病人，做好导尿管和会阴部护理。保持大便通畅，必要时给予缓泻剂或灌肠。

3. 病情观察

（1）监测生命体征、意识状态、瞳孔变化，评估肌力情况及颅内压水平。

（2）观察发生上消化道出血情况，关注病人是否排黑色便或红色便，及时报告医生。

4. 心理护理　鼓励病人表达自己的感受，避免言语刺激；耐心解答病人及家属提出的问题；鼓励病人及家属主动参与治疗、护理活动。

三、蛛网膜下腔出血

案例导入

病人，男性，36岁，半小时前在家中如厕用力排便时突发剧烈头痛，伴频繁呕吐入院，查体：T 37℃，P 82次/min，R 18次/min，BP 230/100mmHg，嗜睡，能唤醒但不能回答问话，言语不流利、颈抵抗，克尼格征阳性，右侧偏瘫，心肺腹无明显异常。既往有高血压病史27年。

问题：

1. 该病人最可能患了什么病？
2. 该病人首要的急救护理措施是什么？

【概述】

蛛网膜下腔出血（subarachnoid hemorrhage，SAH）是指脑底部或脑表面血管破裂后，血液流入蛛网膜下腔引起相应临床症状的一种脑卒中，又称原发性蛛网膜下腔出血。

【病情评估】

1. 症状评估

（1）突发剧烈头痛，呈胀痛或爆裂样疼痛；多伴有恶心、呕吐；可有意识障碍或精神症状。

（2）发病数小时后可见脑膜刺激征阳性。

（3）少数病人可出现局灶性神经功能缺损体征，如动眼神经麻痹、轻偏瘫、失语或感觉障碍等。

2. 辅助检查 头部CT是确诊蛛网膜下腔出血的首选；脑血管造影对颅内动脉瘤诊断最有价值；必要时进行脑脊液检测。

【救治原则】

1. 防止再次出血 绝对卧床休息4~6周，避免过早离床活动，积极对症处理，如剧烈头痛、烦躁不安者可用镇静药，昏迷者应留置导尿，有癫痫发作者应用抗癫痫治疗。

2. 防治脑血管痉挛 应用钙通道阻滞药，如尼莫地平50mg/d，缓慢滴注。

3. 防治脑积水 急性期脑积水的有效治疗方法是进行脑室外引流。并尽早应用溶栓剂配合腰椎穿刺，清除积血，恢复正常的脑脊液循环。

【护理措施】

1. 紧急救护

（1）绝对卧床，床头抬高15°~30°。

（2）评估病人头痛症状。

（3）密切监测生命体征、意识状态、瞳孔变化，评估肌力情况及颅内压水平。

（4）建立静脉通路。

（5）遵照医嘱应用抗高血压药物和脱水降颅内压药物。

（6）备好抢救物品。

2. 对症护理

（1）绝对卧床4~6周，床头抬高15°~30°，保持环境安静。

（2）颅内压升高病人遵照医嘱使用脱水药物。

（3）血压升高病人遵照医嘱给予抗高血压药物。

（4）头痛病人遵照医嘱给予镇静药。

（5）肢体功能障碍病人加强皮肤护理、防止下肢静脉血栓形成。

（6）吞咽障碍病人给予鼻饲。

（7）留置导尿管的病人，做好导尿管和会阴部护理。

（8）保持大便通畅，必要时给予缓泻剂或灌肠，避免引起血压、颅内压升高的诱因。

3.病情观察

（1）监测生命体征、意识状态及瞳孔变化。

（2）观察肢体运动、感觉变化。

（3）观察有无再出血征象，如剧烈头痛、意识障碍出现或加深。

4.心理护理 告知病人及家属疾病相关知识，解释头痛原因、可能持续时间，告知检查可明确病因，消除紧张、焦虑、恐惧心理。

蛛网膜下腔出血的抢救流程见图10-6。

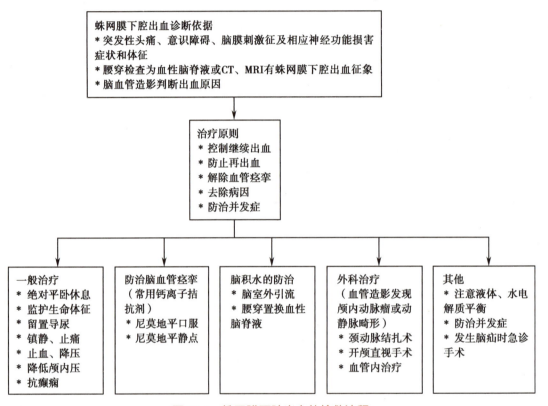

图 10-6 蛛网膜下腔出血的抢救流程

第五节 急性腹痛

案例导入

病人，男，28岁。3d 前无明显诱因出现上腹部疼痛，伴腹胀、恶心、呕吐，呕吐物为胃内容物，T 38.9℃，P 84次/min，R 21次/min，BP 120/80mmHg。无明显寒战、腹泻等症状，后腹痛转移并固定右下腹，呈持续性胀痛，1d 前行补液抗感染治疗效果欠佳。实验室检查：血红蛋白 115g/L，红细胞 $5×10^{12}$/L，白细胞 $12×10^9$/L。入院诊断：急性阑尾炎。病人入院后疼痛加重，强烈要求注射哌替啶。

问题：

1. 该病人是否可以应用镇痛药？

2. 该病人首要的急救护理措施是什么？

【概述】

急性腹痛（acute abdominal pain）是指病人自觉腹部突发性疼痛，常由腹腔内或腹腔外器官疾病所引起（图10-7）。急性腹痛是急诊科最常见的临床症状之一。

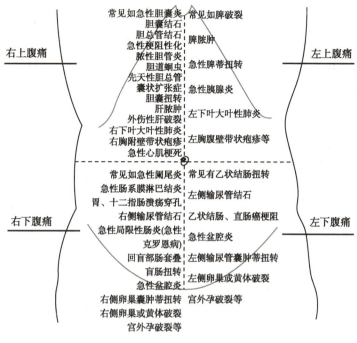

图 10-7　常见腹痛病因

【病情评估】

1. 腹痛的部位常为病变所在，要注意有无腹痛的放射或转移。

2. 腹痛的性质程度反映病情的轻重，但要注意病人对疼痛的耐受差异，特别是老年人，对疼痛感觉不敏感。

3. 病史评估

（1）询问病人是否进食油腻、大量进食及饮酒。

（2）了解病人既往史，如消化性溃疡、胆囊炎、胆石症、有腹部手术史、有毒物接触史等。

（3）女性病人了解月经史，有助于鉴别妇产科急性腹痛。育龄期妇女的末次月经时间有助于判断异位妊娠。

知识拓展

急性腹痛的主要伴随症状与鉴别诊断

1. 伴黄疸　提示胆道系统疾病。

2. 伴发热　见于腹腔脏器感染性疾病、大叶性肺炎等。

3. 伴血尿　多见于泌尿系统结石。

4. 伴休克　见于腹腔内脏器穿孔、破裂或扭转，急性梗阻性化脓性胆管炎，急性胰腺炎等。

5. 伴呕吐　见于急性胃炎、胆绞痛、肾绞痛、肠梗阻等。

6. 伴腹泻　见于急性肠炎、痢疾等。

7. 伴血便　见于肠系膜动脉栓塞、急性出血坏死性肠炎、缺血性肠病等。

8. 伴排气排便停止　多见于各种原因导致的肠梗阻。

【救治原则】

急性腹痛是一种常见的症状,病人腹痛的部位和性质各不相同,但都具有发病急、变化快、病情重的特点。因此当病人因急性腹痛来就诊时,应充分评估、快速判断、针对病因、及时处理。

【护理措施】

1. 紧急救护 迅速测量呼吸、脉搏、血压和体温情况并记录;建立静脉通路。

2. 对症护理

(1)预防休克:遵照医嘱给予静脉输液治疗,纠正水、电解质紊乱和酸碱平衡失调。

(2)抗感染:对伴有发热、白细胞计数升高的炎症性急性腹痛,应用抗生素有效控制感染。

(3)缓解腹胀:禁食水,持续有效胃肠减压,必要时遵医嘱行灌肠治疗。

3. 病情观察 评估腹痛和腹胀情况,听诊肠鸣音,观察是否发生肠坏死及肠穿孔等情况发生。

4. 心理护理 由于突发疾病和疼痛等原因,病人往往有恐惧心理和急躁情绪。护士应耐心倾听病人主诉,并耐心解释和安抚病人,以取得其信任,积极配合治疗。

急性腹痛诊断流程见图10-8。

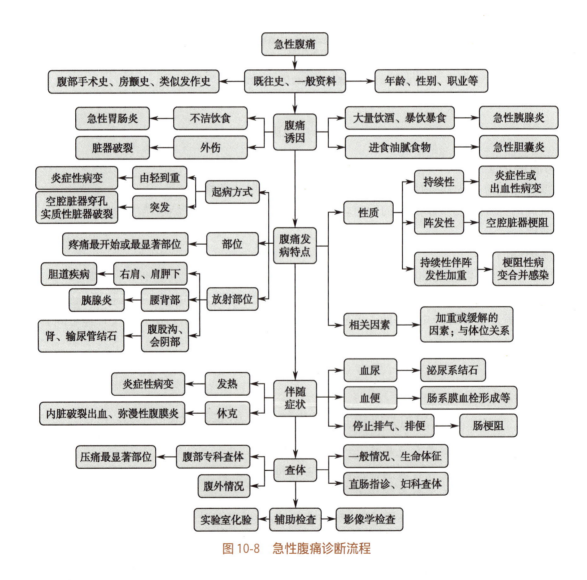

图10-8 急性腹痛诊断流程

第六节　急性上消化道出血

病人，女，48岁，3h前饭后突发呕吐鲜红色血2次，量约600ml，并出现头晕、面色苍白、呼吸急促、烦躁不安、四肢无力、皮肤湿冷。急送医院进行抢救。入院后，心电监测示：T 37.8℃，P 115次/min，R 28次/min，BP 80/50mmHg，病人既往有慢性周期性、节律性上腹痛史，呕血前疼痛加剧，呕血后疼痛减缓。

问题：

1. 该病人可能的诊断是什么？
2. 应立即采取的急救护理措施有哪些？

【概述】

上消化道出血（upper gastrointestinal bleeding）常表现为急性大量出血，是临床常见急症。急性上消化道大出血是指在数小时内其出血量超过1 000ml或达到循环血容量的20%。

知识拓展

出血量的评估

粪便隐血试验阳性，提示出血量5~10ml；出现黑便，提示出血量在50~100ml，甚至更多；胃内积血量达250~300ml，可引起呕血；一次出血量<400ml，不会引起全身症状；出现头晕、心悸、乏力提示出血量>400ml；如出血量超过1 000ml，临床即出现急性周围循环衰竭的表现，严重者引起失血性休克。

【病情评估】

1. 呕血与黑便　上消化道大量出血均有黑便，出血部位在幽门以上者常伴有呕血，是上消化道出血的特征性表现。

2. 失血性周围循环衰竭　急性大量出血时，循环血量迅速减少、导致周围循环衰竭（表10-4）。

3. 发热　多数病人在24h内出现低热、一般不超过38.5℃，持续3~5d。

表10-4　急性上消化道出血病情分级

分级	年龄	伴发病	失血量	血压	脉搏	血红蛋白	症状
轻度	<60岁	无	<500ml	基本正常	正常	无变化	头晕
中度	<60岁	无	500~1 000ml	下降	>100次/min	70~100g/L	晕厥、口渴、少尿
中度	>60岁	有	>1 500ml	收缩压<80mmHg	>120次/min	<70g/L	肢冷、少尿、意识障碍

【救治原则】

迅速补充血容量、抗休克、止血治疗等。

【护理措施】

1. 紧急救护

（1）采取休克卧位：病人取平卧位，将下肢抬高，保持脑部供血。保持呼吸道通畅，必要时氧气吸入。呕吐时头偏向一侧，防止窒息或误吸，必要时准备负压吸引器。

（2）积极补充血容量：是治疗上消化道出血的重要措施。迅速建立静脉通道（2条以上静脉通道），选用流速大于 54ml/min 的留置针，查血型及交叉配血，原则上先输生理盐水或葡萄糖盐水、林格液、右旋糖酐溶液；必要时及早输血，一般输浓缩红细胞；若为严重活动性大出血，则输注全血，尽早恢复血容量；肝硬化病人应输新鲜血液，以避免因库存血内氨过多，诱发肝性脑病。

2.出血期护理 绝对卧床休息、使出血停止，烦躁者给予镇静药，门静脉高压出血病人，烦躁时慎用镇静药，耐心细致地做好解释工作，消除紧张恐惧的心理，污染的被褥应随时更换，以避免不良刺激，注意保暖。

3.呕血护理 根据病情取侧卧位或半坐卧位，防止误吸；行胃管冲洗时，应观察有无新的出血。

4.饮食护理 活动性出血期间禁食；出血停止后，按需给予温凉流质半流质，易消化的软食。在使用特殊药物如垂体后叶激素时，严格掌握滴速不宜过快，出现腹痛、恶心、心律失常等副作用时，应及时报告医师处理。食管胃底静脉曲张破裂出血者，止血后限制钠和蛋白食物，以免加重腹水及诱发肝性脑病。

5.基础护理

（1）**口腔护理**：出血期禁食，需每日 2 次清洁口腔，呕血时应随时做好口腔护理，保持口腔清洁。

（2）**便血护理**：大便次数频繁，每次便后应做好排便后护理，保持肛门周围清洁、干燥。

6.病情观察

（1）**生命体征观察**：严密观察病人的血压、心率、神志、尿量、皮肤色泽及末梢循环情况，准确记录 24h 出入量。

（2）**判断有无继续或再次出血**：如反复呕血、黑便次数增加等。

（3）**并发症观察**：观察消化性溃疡病人腹部疼痛情况，以及肝硬化并发上消化道出血病人有无出现肝性脑病。

7.心理护理 经常巡视病房，安抚病人，解释各种症状和不适的原因，使其有安全感。

急性上消化道出血急诊处理流程见图 10-9。

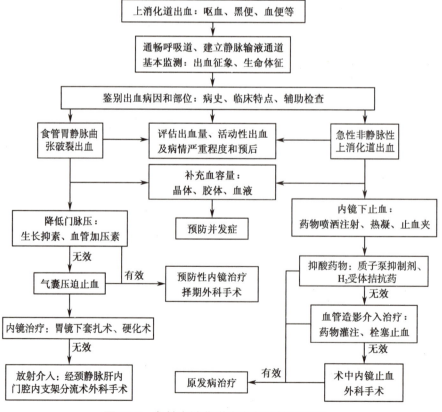

图 10-9 急性上消化道出血急诊处理流程

第七节　血糖异常

一、糖尿病酮症酸中毒

> **案例导入**
>
> 　　病人，男，23 岁，在校大学生。患 1 型糖尿病 8 年。昨日晚上与同学聚餐，饮用大量碳水化合物饮料。今日晨 4 时出现恶心、呕吐，并伴有头痛、嗜睡、烦躁、呼吸深快、烂苹果味，同学送其急诊入院。体格检查：T 37℃，P 105 次/min，R 28 次/min，BP 110/60mmHg，烦躁，皮肤湿冷。
>
> **问题：**
> 1. 该病人最可能患了什么病？
> 2. 该病人首要的护理措施是什么？

【概述】

　　糖尿病酮症酸中毒（diabetic ketoacidosis，DKA）是最常见的糖尿病急症，以高血糖、高酮血症、代谢性酸中毒和水、电解质、酸碱平衡失调为主要表现的严重代谢紊乱综合征（表 10-5）。

表 10-5　DKA 的诱发因素

分类	诱因
药物使用不当	停用或减少胰岛素、降血糖药物，大剂量使用糖皮质激素、拟交感神经药物（肾上腺素、去甲肾上腺素、生长激素、多巴胺等），过量使用利尿药等
感染	呼吸道、胃肠道、泌尿道感染、脓毒症等
应激状态	创伤、手术、妊娠、分娩、过度紧张、情绪激动、急性心肌梗死、脑血管疾病等
饮食不当	暴饮暴食或进食大量含糖及脂肪食物，酗酒或过度限制碳水化合物摄入
内分泌疾病	皮质醇增多症、垂体瘤等
其他	剧烈呕吐、腹泻、高热、高温环境时进水不足、消化道出血等

【病情评估】

1. 症状评估

　　（1）**高血糖伴随症状**：主要表现为多尿、烦渴多饮和乏力症状加重。可伴外阴局部皮肤瘙痒、四肢酸痛、麻木、月经失调、便秘、视力障碍等症状。

　　（2）**酮症酸中毒症状**：出现食欲缺乏、恶心、呕吐，常伴头痛、烦躁、嗜睡等症状，呼吸深快，呼气中有烂苹果味（丙酮气味）；病情进一步发展，出现严重失水现象，尿量减少、脉快而弱，血压下降、四肢厥冷；到晚期，各种反射迟钝甚至消失，终至昏迷。

2. 实验室检查　尿糖、尿酮体多呈阳性或强阳性。血酮体增高，血糖升高。

【救治原则】

快速补液恢复血容量，控制血糖，纠正水、电解质及酸碱平衡失调和酸中毒。

【护理措施】

1. 紧急救护

（1）迅速建立两条静脉通路，遵照医嘱给予补液及胰岛素降糖治疗。

（2）吸氧 4~6L/min，维持 $PaO_2 > 60mmHg$。

（3）重症病人立即给予心率、呼吸及血氧、血压监测，以判断病人病情变化。

（4）遵医嘱立即采集血、尿标本，及时送检并查看结果。

2. 对症护理

（1）**补液**：补液总量一般按病人体重（kg）的10%估算。先补充生理盐水，当血糖降至13.9mmol/L时改用5%葡萄糖溶液加胰岛素继续输注。补液速度先快后慢，补液速度应根据病人心功能及脱水情况而定，必要时进行中心静脉压监护。准确记录24h出入量。

（2）**胰岛素使用**：准确进行小剂量胰岛素输注。在治疗过程中，警惕低血糖出现。

（3）**补钾**：严密观察病人心率及心律，警惕有无心律失常发生。

（4）**基础护理**

1）生活护理：昏迷者按昏迷常规进行护理，保持呼吸道通畅，同时做好口腔、皮肤清洁，预防感染和压疮。

2）饮食护理：鼓励病人多饮水，进食糖尿病饮食。如昏迷病人不能禁食，可留置胃管，进行胃肠道补液，鼻饲流质饮食。

3. 病情观察

（1）**严密监测**：观察病人的神志、瞳孔、生命体征变化并记录。

（2）**观察纠酮补液效果**：每1~2h测定血糖，按医嘱要求测定（血、尿）酮体、电解质、血气数值，观察病人烦渴、呕吐、呼气中的烂苹果味等症状有无减轻，脱水征象有无减轻或消失。

（3）**观察并发症**：记录24h尿量，以判断肾功能。病人出现严重头痛、大小便失禁、意识或行为改变、癫痫发作、昏迷加深，应高度警惕脑水肿发生。

4. 心理护理 应耐心给病人讲解酮症酸中毒的有关知识，解释各种症状和不适的原因，说明配合治疗的重要性。

二、高渗性高血糖状态

> **案例导入**
>
> 病人，女，69岁，退休在家。2型糖尿病病史20年，昨日因不洁饮食后出现腹泻症状，排8~10次水样便，今日在家出现头晕、四肢无力、嗜睡、烦躁，被家人急送入院。体格检查：T 37.5℃，P 105次/min，R 24次/min，BP 90/60mmHg，眼眶凹陷，面色苍白，皮肤湿冷。
>
> **问题：**
> 1. 该病人最可能患了什么病？
> 2. 该病人首要的护理措施是什么？

【概述】

高渗性高血糖状态（hyperosmolar hyperglycemic state，HHS）是糖尿病急性失代偿的严重并发症，多见于老年糖尿病和以往无糖尿病病史的病人；临床上多表现为严重高血糖而基本上无酮症酸中毒、血浆渗透压升高、脱水和进行性意识障碍。

【病情评估】

症状评估

（1）**高血糖伴随症状**：主要表现为多尿、烦渴和乏力症状加重。同时可伴有恶心、呕吐、食欲缺乏等症状。

（2）**中枢神经系统表现**：可表现为淡漠、嗜睡；定向障碍、幻觉、上肢拍击样粗震颤、癫痫样抽搐、失语、偏盲、肢体瘫痪、昏迷及锥体束征阳性等。

【救治原则】

迅速大量补液,恢复血容量,胰岛素治疗、积极寻找并消除诱因,停用一切引起高渗状态的药物。

【护理措施】

1. 紧急救护

(1)迅速开放两条静脉通路,遵照医嘱给予补液及胰岛素降糖治疗。

(2)鼻导管氧气吸入,氧流量4~6L/min,维持$PaO_2 > 60mmHg$。

(3)重症病人立即给予心率、呼吸及血氧、血压监测,以判断病人病情变化。

(4)及时采集血、尿标本送检并查看结果。

2. 对症护理

(1)补液:补液总量一般按病人体重(kg)的10%~20%估算。首选生理盐水,如果有休克,可先补充生理盐水和适量胶体溶液。补液速度先快后慢,补液速度应根据病人心功能及脱水情况而定,准确记录24h出入量。

(2)胰岛素使用:准确进行小剂量胰岛素输注,严密观察血糖变化及病人症状,避免血糖急剧下降,警惕发生低血糖。

(3)补钾:及时补钾,既足量补充又要防止高钾血症,做好血钾测定和心电图监测,如果病人肾功能不全,补钾时尤应注意。警惕心律失常的发生。

3. 基础护理

(1)昏迷病人:保持呼吸道通畅,同时做好口腔、皮肤清洁,预防感染和压疮。

(2)留置胃管病人:抬高床头15°~30°,避免反流,每小时经胃管注入温开水200ml。

4. 病情观察

(1)严密监测:观察病人的神志、瞳孔、生命体征变化并记录。

(2)观察补液降糖效果:每1~2h测定血糖,观察病人烦渴、呕吐等症状有无减轻,脱水征象有无减轻或消失。

5. 心理护理 应耐心给病人讲解发生高渗性高血糖状态的有关知识,解释出现各种不适症状的原因,鼓励病人积极配合治疗护理。

三、低血糖症

> **案例导入**
>
> 病人,男,55岁,客户经理。患2型糖尿病10年,今日在与客户聚餐饮酒后出现头晕、恶心、四肢无力、大汗。经休息症状无缓解,被同事急送入院。体格检查:T 36.5℃,P 105次/min,R 22次/min,BP 100/60mmHg,神志欠清,面色苍白,皮肤湿冷。
>
> **问题:**
>
> 1.该病人最可能患了什么病?
>
> 2.该病人首要的护理措施是什么?

【概述】

低血糖症(hypoglycemia)是一组由多种病因引起的血中葡萄糖浓度过低(通常<2.8mmol/L)、临床以交感神经兴奋和/或神经缺糖症状为主要表现的综合征。持续性严重低血糖将导致不可逆性脑损害,甚至昏迷、死亡。对于接受药物治疗的糖尿病病人只要血糖水平≤3.9mmol/L就属于低血糖范畴。

【病情评估】

1. 症状评估

(1) 自主神经反应症状：饥饿感、心悸、面色苍白、出冷汗、手震颤、腿软。

(2) 中枢神经系统症状：多汗、头痛、视物模糊、定向障碍、行为异常、意识改变，嗜睡、意识模糊，重者昏迷。

2. 体格检查 脉搏加快，面色苍白或出汗，意识改变。

3. 血糖测定 判断低血糖程度，指导治疗。

【救治原则】

以快速补糖，避免不可逆的脑损害，积极寻找并消除诱因为主。

【护理措施】

1. 紧急救护

(1) 立即检测血糖。

(2) 鼻导管氧气吸入，氧流量 2~4L/min。

(3) 重症病人立即给予心率、呼吸及血氧、血压监测，以判断病人病情变化。发生意识改变者，保护病人安全。

2. 对症护理 对已基本确诊、神志尚清醒的病人，可口服葡萄糖 10~20g，神志不清者立即静脉推注 50% 葡萄糖溶液 50~60ml，伴有休克的在静脉推注 50% 葡萄糖溶液 100ml 的同时也可皮下注射肾上腺素 0.5mg，以便使血糖尽快地升至 4.0mmol/L 左右，肌内或皮下注射胰高血糖素 1mg，随后静脉点滴 10% 葡萄糖溶液 1 000~1 500ml，动态观察血糖的变化与病情的进展情况。50% 葡萄糖溶液为高渗溶液，首选中心静脉通路注射，如无中心静脉通路，应选较粗的静脉注射，如肘正中静脉等，以保护血管避免静脉炎发生。

3. 病情观察

(1) 生命体征监测：观察病人的血压、心率、心律变化并记录，异常情况及时报告医生。

(2) 血糖监测：每 15min 检测血糖 1 次。如病人乏力、大汗、心慌症状好转或缓解，昏迷病人意识恢复，提示治疗有效。病人发生神经系统症状，意识恢复后至少监测血糖 24~48h。老年人、反复出现低血糖者，低血糖初始症状不明显，应重点关注。

(3) 评估意识状态：观察神志、瞳孔变化，病人有无不可逆脑组织损伤。

4. 心理护理 低血糖症状给病人造成不适及恐惧心理，护士应耐心解释并安抚病人，讲解相关知识和预防措施，增加病人的治疗信心（表10-6）。

表 10-6 低血糖或低血糖昏迷的分类与病因

分类		病因
空腹低血糖	内分泌异常	胰岛细胞瘤、类癌、垂体前叶功能减退、原发性肾上腺功能减退症（Addison）
	严重肝病	重症肝炎、肝硬化、肝癌晚期、心力衰竭时肝淤血
	代谢性酶缺陷	Ⅰ、Ⅲ、Ⅵ、Ⅸ型糖原沉着症、果糖 -1,6- 二磷酸酶缺乏症、丙酮酸羧化酶缺乏症
	营养物不足	婴儿酮症低血糖、严重营养不良（肌肉消耗）；妊娠后期和胰岛素自身免疫性抗体形成
药物性低血糖		胰岛素和口服降血糖药物、酒精过量、水杨酸类、土霉素、磺胺类药物、奎宁、β- 受体阻断剂、地西泮类药、苯丙胺、苯海拉明、单胺氧化酶抑制药和具有降血糖作用的中草药
餐后低血糖		早期糖尿病、特发性（功能性）低血糖、胃大部切除、胃空肠吻合等
其他		Somogyi 效应（低血糖后高血糖）；亮氨酸过敏、遗传性果糖不耐受症、半乳糖血症

救死扶伤　甘于奉献

大年夜突发急性心肌梗死　多学科协作上演生命接力

快！心肌梗死病人，急诊接诊！呼叫心血管病科！介入室做手术准备……一次次急促的120救护车警笛声响起，一次次生命保卫战随时打响。

2022年除夕下午14时57分，廖先生正在厨房做年夜饭，突然出现心前区隐隐作痛，随后闷痛感觉越来越强烈，且烦躁不安，坐下或平躺都无法缓解，家人立即拨打120急救电话，几分钟后急救人员赶到廖先生家里，现场为廖先生做了心电图检查，结果提示存在急性下壁心肌梗死。此时廖先生表现出气短、头晕、恶心、大汗淋漓等症状，生命危在旦夕。胸痛中心马上组织介入专家团队进行远程联合会诊，经精准诊断，需要紧急施行介入治疗，并决定实施绿色通道最高级别的治疗流程——"双绕"（即绕行急诊、CCU），病人直接进入介入室进行血管开通手术。

"时间就是心肌，时间就是生命"，一场与死神赛跑的生死营救随即拉开。

在救护车上训练有素的急诊医生与护士分工明确，给廖先生口服心肌梗死一包药、吸氧、建立静脉通道、采血、传输病人信息、跟家属告知急诊PCI手术的迫切性、安抚病人情绪……各项院前抢救工作紧张而又有条不紊。与此同时，在医院内，心血管病科介入团队迅速集结，严阵以待。15时12分家属同意做急诊介入手术，廖先生被直接送至胸痛中心介入室。15时32分医生开始为廖先生进行冠状动脉造影术，发现病人右冠状动脉近端100%闭塞。15时55分为病人行支架植入术，病人右冠状动脉血流恢复，首次医疗接触至导丝通过时间（FMC2W）为75min，紧接着介入团队在血管病变处植入支架1枚。廖先生胸闷气短、头晕乏力等不适的症状逐渐缓解，生命体征保持平稳。

从120急救人员接诊廖先生开始到手术结束，全程不到2h。胸痛中心医护团队用规范的救治流程和精湛的急救技术，成功挽救了廖先生的生命，以实际行动诠释了救死扶伤的职业精神。同时，他们舍小家为大家，在除夕夜守护万家团圆，闪耀着医者甘于奉献的光芒。

（赵丽敏）

1.病人，男性，52岁，因"持续胸闷气短1h"入院，伴大汗憋气、左上肢酸胀不适、无明显胸痛、无晕厥、近两年类似发作史2次、每次持续1min左右，自行缓解，未就诊，有高血压病史2年，血压最高150/110mmHg，查体：T 36.9℃，P 87/min，BP 1400/110mmHg，该病人的诊断是什么？应采取哪些紧急救治措施？

2.病人，女性，70岁，"1h前起床时一过性头晕后，出现左半身不遂"为主诉就诊，发现口舌歪斜，口角左偏，伸舌右偏，左侧上、下肢肌力0级，神志清楚。病人既往有高血压病史，头颅MRI：病灶区呈长T_1、长T_2信号；BP 180/95mmHg，HR 84次/min，R 20次/min。该病人所患的疾病是什么？

3. 病人，男性，45 岁，肝硬化病史 5 年，2h 前与朋友聚餐时突然呕血，呈鲜红色，量约 1 000ml，并出现头晕、心悸、出冷汗。急忙送医院进行抢救。入院后心电血压监测示：T 37.8℃，P 116 次 /min，R 28 次 /min，BP 80/50mmHg，病人既往患有消化性溃疡病史 3 年。

练习题

（1）针对目前病人情况，应该立即采取的护理措施是什么？

（2）病情稳定后，如何判断病人有无再次出血的征象？

第十一章 | 常用急救技术

学习目标

1. 掌握常用急救技术的适应证、禁忌证、操作步骤和护理措施。
2. 熟悉常用急救技术的常见并发症及处理。
3. 了解常用急救技术的注意事项。
4. 能完成各种常用急救技术的操作前准备并能够熟练配合。
5. 培养护士"生命第一""敬佑生命""救死扶伤"的职业素养。

第一节　人工气道的建立及管理

案例导入

患儿，男，6岁，一日在家中食用花生米时突然出现呛咳、继而呼吸困难，被急救车送入院。查体：面色苍白、口唇青紫。

问题：

1. 您考虑该患儿最可能患了什么病？
2. 该患儿首要的救护措施是什么？
3. 若未能用海姆利希手法取出花生，应做什么护理？

教学课件

思维导图

一、口咽通气管置入术

口咽通气管置入术是将口咽通气管插入咽喉部使气道畅通的一种简单方法（图11-1）。

（一）适应证

口咽通气管适用于无咳嗽或咽反射的无意识病人。

1. 手法开放气道无效者。
2. 同时有气管插管时，替代牙垫作用者。
3. 较长时间解除舌后坠或上气道肌肉松弛而致气道梗阻者。
4. 癫痫发作或抽搐时保护舌，免受损伤者。

（二）禁忌证

口咽通气管不能应用于有意识或咳嗽、咽反射存在的意识障碍病人，因其可能会引起恶心和呕吐，甚至是喉痉挛。有下列情况时也应慎用：

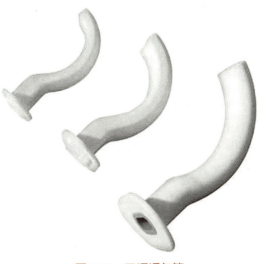

图 11-1　口咽通气管

1. 频繁呕吐、咽反射亢进者。

2. 牙齿松动、上下颌骨损伤严重者。

3. 咽部占位性病变、喉头水肿、气管异物、哮喘等病人。

（三）操作方法

1. 用物准备 取合适的口咽通气管（成人一般用 8~11 号），长度相当于从口角至耳垂或下颌角的距离（或门齿至耳垂）。选择的原则是宁长勿短，宁大勿小。因口咽管太短不能经过舌根，起不到开放气道的作用，口咽管太小容易误入气管。

2. 操作步骤

（1）**体位**：协助病人取平卧位或侧卧位，头后仰，使口、咽、喉三轴线尽量重叠。清除口腔和咽部分泌物，保持呼吸道通畅。

（2）**置入口咽通气管**：方法有直接放置法与反向插入法。直接放置法时，可用压舌板或舌拉钩协助，将口咽通气管的咽弯曲部分沿舌面顺势送至上咽部，将舌根与口咽后壁分开。反向插入法时，把口咽管的咽弯曲部分（凹面面向头部）向腭部插入口腔，当其内口接近口咽后壁时（即已通过悬雍垂），即将其旋转180°，借病人吸气时顺势向下推送，弯曲部分下面压住舌根，弯曲部分上面抵住口咽后壁。此法较直接放置法操作难度大，但在开放气道及改善通气方面更为可靠。对于意识不清者，操作者用一手的拇指与示指将病人的上唇齿与下唇齿分开，另一手将口咽通气管从后臼齿处插入。

（3）**检测人工气道是否通畅**：以手掌放于通气管外口，感觉是否有气流呼出，或以少许棉絮放于通气管外口，观察其随呼吸的运动情况。此外，还应观察胸壁运动幅度和听诊双肺呼吸音。检查口腔，以防舌或唇夹置于齿与口咽通气管之间。

（4）**固定方法**：传统的固定方法是用胶布交叉固定于面颊两侧；改进的固定方法是在口咽管翼缘两侧各打一个小孔，用寸带穿过这两个小孔，将寸带绕至病人颈后固定。

（四）注意事项

1. 置入口咽通气管后应立即检查自主呼吸，若自主呼吸不存在或不充分，应使用适当装置给予正压通气。

2. 如病人吞咽反射比较强，可适当固定口咽通气管，但不能将出口堵住，以防影响通气。

3. 选择的口咽通气管不宜过长，避免通气管抵达会厌，引起完全性梗阻。加强口腔护理，保持口腔清洁，及时清除口腔内的分泌物。

4. 口咽通气管是非确定性的紧急人工气道通气术，不能完全代替气管插管或气管切开。若口咽管放置失败或无效，应选择气管插管或气管切开。

5. 加强气道湿化。

二、鼻咽通气管置入术

鼻咽通气管置入术是将鼻咽通气管插入咽喉部使气道通畅的一种简便方法（图 11-2）。

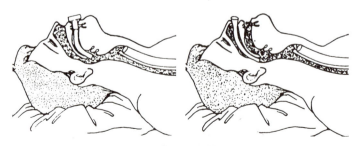

图 11-2　口咽、鼻咽通气管置管示意图

（一）适应证

1.各种原因导致上呼吸道不完全梗阻，放置口咽通气管困难或无法耐受口咽通气管者。

2.牙关紧闭，不能经口吸痰，为防止反复吸引致鼻黏膜损伤者。

（二）禁忌证

1.颅底骨折病人，脑脊液鼻漏者。

2.各种鼻腔疾患，如鼻腔肿物、鼻出血。

3.鼻腔出血或出血倾向。

（三）操作方法

1.用物准备 选择合适的鼻咽通气管，长度为鼻尖到耳垂的距离，外径尽可能大且易通过病人鼻腔。

2.操作步骤

（1）**体位**：病人取仰卧位，评估其神志、呼吸、鼻腔情况，选择合适一侧鼻腔，清洁并润滑，必要时喷洒血管收缩药和局部麻醉药。

（2）**置入通气管**：润滑鼻咽通气道外壁，将其弯曲面面对着硬腭送入鼻腔，缓慢沿鼻咽底向内送入，直至通气管尾部达鼻腔外口。如置入遇到阻力，应尝试在鼻道与鼻咽的转角处微转通气管置入或通过另一侧鼻腔置入，也可尝试更换另一根较细的鼻咽通气管。

（3）**检查人工气道是否通畅**：以鼾声消失、呼吸顺畅和解除舌后坠为标准。

（4）置管成功后，用胶布妥善固定于鼻侧部，防止滑脱。

（四）注意事项

1.置入应小心缓慢，动作轻柔，以免引起并发症，置入后，应立即检查自主呼吸情况。

2.术后每日做好鼻腔护理，定时湿化气道，及时吸痰，加强口腔护理，1~2d更换鼻咽通气管一次，且从另一侧鼻孔插入。

3.导管不可插入过深，以免进入食管，出现胃胀气，或刺激咽喉部引起喉痉挛。

三、喉罩气管导管置入术

喉罩前端的通气罩呈椭圆形，可包绕会厌和声门，在声门上形成一个密封的通气空间。病人可通过喉罩自主呼吸，也可行控制通气；喉罩通常应用于全麻手术中，是建立安全气道的有效手段。喉罩具有操作简单、置管成功率高、血流动力学稳定、并发症少等特点，已在临床中应用广泛。

（一）适应证

1.现场急救复苏需紧急通气者。

2.处理呼吸困难气道时，代替气管内插管或插入气管导管。

3.气管插管困难病人，作为某些手术时的常规通气道，如头面部烧伤换药、支气管镜检查、头颈部手术等。

（二）禁忌证

1.饱食、腹内压过高、有胃内容物反流误吸危险者。

2.肺顺应性降低或气道阻力高需要正压通气者。

3.咽喉部病变致呼吸道梗阻或张口度小而难以置入者。

4.呼吸道出血的病人。

（三）操作方法

1.用物准备 根据年龄与体重选择合适的喉罩，检查是否漏气并润滑，另备注射器、胶布、吸引装置等。

2.操作步骤

（1）病人仰卧位，清除口腔分泌物，头、颈部轻度后仰。

（2）**置入喉罩**：有盲探和明视插入法。明视插入法类似于气管内插管，一般常用盲探插入法。盲探法较常用，有两种方法：

1）常规法：头轻度后仰，操作者左手牵引下颌以展宽口腔间隙，右手持喉罩，罩口朝向下颌，沿舌正中线贴咽后壁向下置入，直至不能再推进为止。

2）逆转法：置入方法与常规法基本相同，只是先将喉罩口朝向硬腭置入口腔至咽喉底部后，轻巧旋转180°（喉罩口对向喉头）后，再继续往下推置喉罩，直至不能再推进为止。

（3）**气囊充气封闭、喉罩置入最佳位置**：最佳位置是指喉罩进入咽喉腔，罩的下端进入食管上口，罩的上端紧贴会厌腹面的底部，罩内的通气口针对声门。将罩周围的套囊充气后，即可在喉头部形成闭圈，从而保证了通气效果。气囊充气封闭，若喉罩位置正确，通气管通常会向外退出一些。

（4）**鉴定喉罩位置是否正确的方法**

1）利用纤维喉镜置入喉罩进行观察：1级（仅看见会厌）；2级（可见会厌和声门）；3级（可见会厌，即部分罩口已被会厌覆盖）；4级（看不见声门，或会厌向下折叠）。

2）置入喉罩后施行正压通气，观察胸廓起伏的程度，听诊两侧呼吸音是否对称和清晰；听诊颈前区是否有漏气杂音。

（四）注意事项

1. 术前病人应禁食。

2. 术中密切注意有无呼吸道梗阻。

3. 术后密切观察呼吸情况及常见并发症，如呼吸道梗阻、反流或误吸、喉罩周围漏气、气囊压力过高引起的神经损伤等。

四、食管-气管联合导气管置入术

食管-气管联合导气管是有食管阻塞式通气管和常规气管内插管联合功能的高级人工气道。是新型双腔、双囊塑料导管，类似两个气管导管并在一起，简称联合导气管（彩图11-3）。

食管-气管联合导气管的优点是插入迅速，可有效限制反流、误吸及胃扩张等，可用于非禁食病人；可盲插，也可应用于高流量供氧病人；操作者无需太多培训，可在自然体位插管等。缺点是必须用于无反应和无咽反射存在的病人，大多数有反应的病人拔管时出现呕吐，可能损伤食管，只能用于成人。

知识拓展

食管-气管联合导气管

1986年，奥地利维也纳的Frass等设计出具有食管阻塞式通气管和常规气管插管术的联合功能的一种新型双腔、双囊导管，称其为食管-气管联合导气管（esophageal-tracheal combitube，ETC），又称联合导气管，在院前急救、心肺复苏和困难气管插管时，食管-气管联合导气管比食管阻塞式通气管、喉罩能更加迅速、有效地开放气道，并且减少胃内容物误吸等致命性的并发症发生。1993年美国麻醉医师协会将食管-气管联合导气管列为困难气管插管的解救措施之一。

食管-气管联合导气管是塑料双腔导管，一个腔类似于传统的气管导管，其远端开放，称作气管腔；另一个腔类似于食管阻塞式通气管，其远端封闭，在近端于咽喉水平有侧孔，称作食管腔。每个腔通过短管与各自的衔接器相连，气管腔衔接器短，食管腔衔接器长。

食管 - 气管联合导气管远端外径为 13mm，远端套囊为白色，可充气 10~15ml 用来保持食管或气管与导管壁的气密性；近端套囊为蓝色，可充气 100ml，充气后可以压迫舌根和软腭，从下咽部封闭口、鼻气道并且有助于固定导管。导管近端套囊上缘大约 8cm 处有一条标记线，该线正对上、下门齿时表示插管深度合适。

（一）适应证

1. 呼吸停止者。

2. 心脏停止搏动者。

3. 无意识、没有咽反射者。

4. 气管导管插管失败者。

（二）禁忌证

1. 咽反射仍然存在者。

2. 尚有意识者。

3. 呼吸均匀者。

4. 服用腐蚀性液体的病人。

5. 已知有食管疾病或食管静脉曲张病人。

6. 16 周岁以下者禁忌使用。

7. 身高 <150cm 或 >200cm 的病人不宜使用。

8. 怀疑有颈椎损伤或需要颈椎制动者。

（三）操作方法

1. **用物准备**　仔细检查食管气管联合导气管，以确保无损坏。将食管气管联合导气管套囊充气，如果发现褪色、漏气、损伤或部分凸起，应废弃。检查无漏气后抽尽囊内气体。近端套囊注入 100ml 的空气，检查套囊是否充气适当，套囊排气；远端套囊充气 15ml，检查套囊是否充气适当，套囊排气；用水溶胶涂在导管上。

2. **操作步骤**

（1）**体位**：病人平卧，头、颈部置适中位置。嘱病人仰头、提颌，如怀疑颈椎有损伤不能使用。

（2）**插管**：操作者右手握铅笔一样握住导管，抬高病人下颌，用左手拇指和示指抓住下颌上提，导管弯曲朝上插入嘴里，当上牙或牙龈位于黑圈之间时停止插入。

（3）**套囊注气**：大注射器给近端套囊充气 100ml，拿掉注射器，确认套囊已经适当充气。如不能正常充气，需拔除导管，用其他基本气道技术维持气道通畅。用小注射器给远端套囊充 15ml。拿掉注射器，若确认套囊已适当充气，不需再次充气。如不能正常充气，将近端套囊排气，拔除导管，用基本气道技术维持气道通畅。

（4）**检测通气**：将皮囊 / 活瓣及 CO_2 检测器与近端导管连接好后通气。听胸部呼吸音，呼吸音存在，以每分钟 12~20 次的频率继续通气。如果呼吸音不存在，将皮囊 / 活瓣和 CO_2 检测器与远端管连接并通气。听病人呼吸音，如果存在，可继续通气；如不存在，两个套囊均放气，并拔除导管，采用基本气道技术维持气道通畅和继续通气。置管成功的关键在于插管前将远端弯曲，通气不佳时轻柔地退出；用喉镜插管（图 11-4）。

（5）**拔管**：准备吸引器，将病人头转向左侧，两个套囊同时放气，拔出导管，必要时可吸引拔出导管。

（6）**拔管指征**：病人恢复完全意识；病人能维持自主呼吸。

（7）**可能发生的并发症**：食管撕裂伤或破裂、出血、颈动脉破裂、咽损伤、气胸、窒息死亡及声带损伤等。

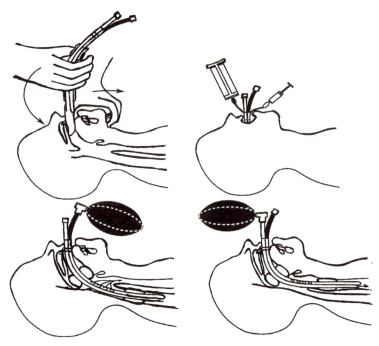

图 11-4 食管 - 气管联合导气管置管操作示意图

五、环甲膜穿刺术和环甲膜切开术

环甲膜穿刺术和环甲膜切开术是临床上对于气道梗阻、严重呼吸困难的病人采取的一种气道急救方法。环甲膜位于甲状软骨和环状软骨之间，后通气管，仅为一层薄膜。该术简便、快捷、能有效缓解病人的窒息、呼吸窘迫等状况，是院前保证呼吸气道通畅的简便实用的急救技术，为后续的救治赢得宝贵时间。

（一）适应证

1.婴幼儿气道异物 在实施海姆利希手法冲击腹部未能成功排出异物，病人出现窒息表现时，应立即进行环甲膜穿刺。

2.急性上呼吸道完全或不完全梗阻，无条件实施气管切开者。

3.喉头水肿引起的呼吸困难。

4.颈部活动极度受限，如颈托、颈胸部瘢痕致颈部不能有效后仰，而又出现窒息的紧急情况下。

5.头面部严重外伤。

（二）禁忌证

1.已明确呼吸道梗阻发生在环甲膜水平以下者。

2.有出血倾向者。

3.颈部严重畸形。

（三）操作方法

1.用物准备 环甲膜穿刺针或用于通气的粗针头，无菌注射器，2% 普鲁卡因溶液，所需的治疗药物，供氧装置。

2.操作步骤

（1）**摆放体位**：病人取去枕平卧位，肩部垫一小枕，头尽量后仰。

（2）**确定穿刺或切开部位**：在环状软骨与甲状软骨之间正中处可触及一凹陷，即环甲膜，此处仅为一层薄膜，与呼吸道相通，为穿刺位置（图 11-5）。

（3）**麻醉**：局部消毒，用 2% 普鲁卡因做术区局部麻醉。

（4）**穿刺**：术者左手消毒，以示指及拇指固定环甲膜处皮肤，右手持环甲膜穿刺针垂直刺入，通过皮肤、筋膜到达环甲膜，到达喉腔时有落空感后将穿刺针芯取出，穿刺针管口有空气排出，病人可出现咳嗽反射。

（5）**供氧**：将金属手柄与穿刺针管连接，连接上呼吸装置，持续给氧，同时可根据穿刺目的进行其他操作。

（6）**整理用物**：术后整理好用物，详细记录。

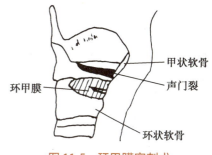

图 11-5　环甲膜穿刺术

（四）注意事项

1. 穿刺或切开不可过深，避免损伤喉后壁黏膜，穿刺部位如有明显出血，应立即止血，防止血液反流入气管内。

2. 若有血凝块或呼吸道分泌物堵塞穿刺针头，可用注射器注入少许空气或生理盐水冲洗，以保证其通畅。

3. 穿刺完成后，必须回抽空气，确定针头在喉腔内。

4. 实施应争分夺秒，但穿刺针留置时间不宜过长，一般不超过 24h。有条件时应尽早行气管切开术。

5. 环甲膜穿刺只是一种急救措施，成功后应改行气管切开术。

六、气管插管术和气管切开术

气管插管术（endotracheal intubation）和气管切开术（tracheotomy）是建立人工通气道的最可靠方法，其作用主要为：任何体位下均能保持呼吸道通畅；进行辅助或控制呼吸；减少无效腔和降低呼吸道阻力从而增加有效气体交换量；便于抽吸下呼吸道分泌物或脓血；防止呕吐或反流导致误吸窒息的危险；便于气管内用药。

（一）气管插管

气管插管术是将特制的气管导管通过口腔或鼻腔经喉部插入病人气管内的技术。用于临床麻醉、危重病人抢救及心肺脑复苏。

【**适应证**】

1. 各种上呼吸道梗阻或下呼吸道分泌物过多。

2. 全身麻醉需维持人工通气。

3. 任何原因引起的呼吸保护性反射（咳嗽、吞咽）迟钝或消失，如溺水、中毒、电击、昏迷等。

4. 各种药物中毒反应性痉挛窒息者。

5. 呼吸心搏骤停行心肺脑复苏者。

6. **呼吸衰竭**　任何原因所致的低氧血症及二氧化碳潴留，当吸入 50% 氧气后，$PaO_2 < 50mmHg$ 或 $PaCO_2 > 60mmHg$ 时。

7. **其他**　外科手术实施气管内麻醉者；气管内给药、给氧和使用呼吸器者；小儿支气管造影前须保持呼吸道通畅者。

8. 新生儿窒息的复苏。

【**禁忌证**】

1. 急性喉头水肿、急性喉炎。

2. 咽喉部血肿、脓肿、肿瘤、异物存留者。

3. 胸主动脉瘤压迫气管或侵袭气管壁，插管易造成动脉瘤损伤出血者。

4. 颈椎骨折或脱位者。

5. 严重出血倾向者。

【操作步骤】

插管的路径通常分为经口插管法、经鼻插管法、以中心静脉导丝引导气管插管法。根据插管时是否利用喉镜暴露声门可以分为明视插管法和盲探插管法两大类。急诊科最常用的是经口明视插管法。

1. 经口明视插管法　经口明视插管法是最方便、最常用的插管方法，同时也是快速建立可靠人工通气的方法（图 11-6）。操作关键在于用喉镜暴露声门，若声门无法暴露，易导致插管失败或出现较多并发症。其禁忌证或相当禁忌证包括：①呼吸衰竭不能耐受仰卧位的病人；②张口困难或口腔空间太小，无法经口插管者；③无法后仰者（疑有颈椎骨折者）。

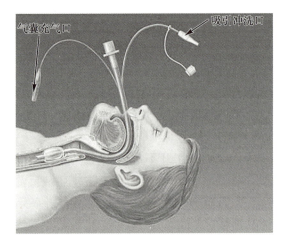

图 11-6　气管插管术示意图

选择合适的气管导管，一般成人男性选用导管内径 7.5~8.0mm 的导管；女性选用 7.0~7.5mm 的导管；小儿导管型号 = 年龄（岁）/4+4，插入深度 = 年龄 /2+12。

（1）**体位**：病人取仰卧位，肩部垫高，头抬高 8~10cm 并略向后仰，使口、咽和气管置于一条轴线上。

（2）**加压给氧**：给病人吸 100% 纯氧 2~3min。

（3）**开口**：操作者位于病人头顶侧，将病人头后仰，双手将下颌向前、向上托起以使口张开，或用右手拇指与示指用力撑开下颌或以右手小指及无名指将下颌向上托起，用拇指将下颌撑开。

（4）**暴露会厌**：待口完全张口时，操作者左手持喉镜，使带照明的喉镜呈直角倾向喉头，沿右侧口角置入，轻柔地将舌体推向左侧，使喉镜片前置移到正中，可见到悬雍垂（此为暴露声门的第 1 个标志）。然后顺舌背弯度置入，切勿以上切牙为支点，将喉镜柄向后压以免碰到上切牙，再稍前进即可看见会厌（此为暴露声门的第 2 个标志）。

（5）**暴露声门**：如用直喉镜，看到会厌后即可显露声门。如用弯喉镜，看到会厌后必须将喉镜片置入舌根与会厌咽面间的会厌谷，再上提喉镜，才能使会厌翘起，上贴喉镜，暴露声门。如果喉镜未达到此处即上提镜片，由于会厌不能翘起，舌体隆起挡住声门，可影响插管操作。声门呈白色，透过声门可见呈暗黑色的气管，声门下方是食管黏膜，呈鲜红色并关闭。

（6）**插入气管导管**：声门充分暴露后，以右手拇指、示指及中指如持笔式持住已润滑好导管的中、上段，由右口角送入口咽部，将其尖端斜口对准声门，在病人吸气末（声门打开时），轻柔地随导管弧形弯度插入气管内。导管进入声门 1cm 后将引导铜丝取出，继续将导管旋转深入气管，成人进管 4~5cm，小儿 2~3cm，成人导管尖端至门齿的距离为 18~22cm。

（7）**放置牙垫**：气管导管插入，立即放置牙垫，退出喉镜。

（8）**确认插入部位**：导管插入气管后，立即置牙垫于磨牙间，然后退出喉镜。检查确认导管在气管而非食管中。简单的方法可将耳朵凑近导管外端感觉是否有气体出入。若病人呼吸停止，可用嘴对着导管吹入空气或用呼吸囊挤压，观察胸廓有无起伏动作，并用听诊器听两肺呼吸音，注意两侧呼吸是否对称，如果不对称，可能插管过深，进入了一侧主支气管所致，可将导管稍退后，直至两侧呼吸音对称。运用胸部 X 线摄影评估插管后病人的肺功能状况和明确气管导管尖端的不透 X 线标志线位于气管中段位置水平而不在左右主支气管内。

（9）**固定导管**：用长胶布将气管导管和牙垫一并固定于面颊，缓慢地使头部复位。

（10）**气囊充气**：将气管导管囊内注入适量空气（3~5ml），注气量不宜过大，以气囊刚好能封闭气道，不漏气为准。以免机械通气时漏气或呕吐物、分泌物逆流入气管，可接复苏器、麻醉机或呼吸机进行通气。检测气囊压力可用套囊压力测定仪。

(11)**吸引**：用吸痰管吸引气道分泌物，了解呼吸道通畅情况。

若病人肌肉紧张、解剖异常发生插管困难时，或特殊困难的病例可将气管导管套入纤维喉镜、纤维支气管镜外，然后做纤维喉镜或纤维支气管镜检查。当纤维喉镜或纤维支气管镜进入喉腔后便将气管导管送入气管内，然后取出纤维喉镜或纤维支气管镜。

2. 经鼻盲探插管法　经口插管有困难时再考虑经鼻插管，适应证与经口插管的禁忌证基本相同。与经口插管法相比，经鼻插管易于固定，便于清洁口腔，这对长期插管的病人或对有口腔、颜面创伤的病人更为适用。禁忌证或相对禁忌证包括：呼吸停止、严重鼻或颌面骨骨折、凝血功能障碍、鼻或鼻咽部梗阻（如鼻中隔偏曲）、鼻息肉、水肿、过敏性鼻炎、颅底骨折等。

(1)术前检查病人是否有鼻插管的禁忌证，选择合适的鼻孔，必要时鼻腔内滴入数滴呋麻滴鼻液，并作表面麻醉（2%利多卡因喷雾剂）。

(2)选择合适的导管，润滑导管，可先向插管侧鼻孔滴入少量液体石蜡。

(3)体位选择同经口插管。操作时导管一进入鼻腔就将导管与面部呈垂直方向插入鼻孔，使导管沿下鼻道推进，经鼻后孔至咽部，切忌将导管向头顶方向推进，否则极易引起严重出血。

(4)术者右耳靠近导管外口处注意倾听通过导管的呼吸声，同时用左手调整头颈部方向角度，当感觉到确切的呼吸音时说明导管已到达声门。迅速在病人吸气时，此时病人声门张开，轻轻推进导管1~2cm，通常导管通过声门时病人会出现强烈咳嗽反射。如呼吸音更响亮、清晰，再将导管稍前进确定导管在气管内。

(5)如果推进导管时呼吸气流声中断，常提示导管误入食管或进入舌根会厌间隙，此时应稍稍后退，再重新插入。

(6)插入成功后用胶布固定。

(7)如导管推进后呼出气流消失，为插入食管的表现。应将导管退至鼻咽部，将头部稍仰使导管尖端向上翘起，可对准声门利于插入。反复尝试插管易造成喉头水肿、喉痉挛及出血，引起急性缺氧，甚至诱发心搏骤停。因此建议在3次插管不成功后改用其他方法。

3. 经鼻明视插管法　气管导管通过鼻腔方法同鼻盲探插管，声门暴露方法基本同经口明视插管法。当导管通过鼻腔后，用左手持喉镜显露声门，右手缓慢推进导管进入声门，如有困难，可用插管钳夹持导管前端送入声门，检查确认导管位置并固定。

4. 以中心静脉导丝引导气管插管法　此方法适用于气管插管困难或多次插管未成功、或颈部巨大肿物、或严重肺气肿及支气管哮喘持续状态时。

(1)用14号穿刺针，针尖指向头部作环甲膜穿刺。

(2)向针内插入中心静脉导丝自口腔引出。

(3)以中心静脉导丝为引导插入气管导管。

【并发症】

1. 损伤　如口咽喉部黏膜出血、水肿，声带麻痹，牙齿松动或脱落等。

2. 剧烈呛咳　与麻醉不完全有关。可静脉注射小剂量利多卡因或肌松药缓解。

3. 喉头痉挛　是严重并发症，如不及时处理可危及病人生命。症状轻者抬高下颌，面罩加压给氧，重者需用肌松药。

4. 导管脱出　导管插入过浅或病人体位变动而致，拔出气管导管，重新面罩加压给氧，再进行气管插管。

【注意事项】

1. 插管前应先给病人吸入纯氧数分钟，是为了置换出肺内的二氧化碳，防止无通气期间低氧血症的发生。

2. 检查病人牙齿是否松动或有无义齿，如有义齿应事先取出并妥善保存。以免在插管时损伤或不小心致其脱落、滑入气道，引起窒息而危及生命。

3. 确定气管导管插入深度，通常成人门齿至气管隆嵴距离 22~23cm，插管深度以隆突上 1~2cm 为最佳位置。

4. 插管时应充分暴露喉部，视野清晰。上提喉镜时应将着力点始终放在喉镜片的顶端，严禁以上门齿作为支点用力。

5. 插管过程中动作轻柔，操作准确，以免损伤牙齿或下颌部脱位，注意保护声门及喉部黏膜。

6. 插管完成后，要确定导管插入深度，并判断是否在气管内，避免误插入食管。如条件允许插管后立即行床旁 X 线摄影，以确定导管位置。

7. **注意气囊的充气和放气** 气囊充气不超过 3~5ml，过量或时间过长易导致气管黏膜受压发生缺血性损伤。气囊应每隔 2~3h 放气一次。

8. 导管留置时间一般不超过 72h，如果 72h 后病情没有改善，应考虑行气管切开术。

【术后护理】

1. **气管插管的固定** 质地柔软的气管插管要与硬牙垫一起固定，可用胶布、寸带双固定，防止移位或脱出。寸带固定宜过紧，以防管腔变形，定时测量气管插管与在门齿前的刻度，并记录。同时用约束带束缚双手，防止病人初醒或并发精神症状时自行拔管而损伤咽喉部。每日更换牙垫及胶布，并行口腔护理。

2. **保持气管导管通畅** 及时吸出口腔及气管内分泌物，吸痰时注意无菌操作，口腔、气管吸痰管要严格分开。吸痰管与吸氧管不宜超过气管导管内径的 1/2，以免堵塞气道。每次吸痰做到一次一管一手套，吸痰管在气道内停留少于 15s。

3. **加强气道护理** 吸氧浓度不可过大，一般以 1~2 升 /min 为宜；吸氧针头插入气管导管内一半。注意吸入气道的湿化，防止气道内分泌物过于黏稠影响呼吸道通畅，痰液粘稠时每隔 4h 雾化吸入一次，或者向气管内滴入湿化液，每次 2~5ml，24h 不超过 250ml。吸痰时注意严格无菌操作，每次吸痰时间不超过 15s，必要时于吸氧后进行操作。

4. **随时了解气管导管的位置** 可通过听诊双肺呼吸音或 X 线了解导管位置和深度，若发现一侧呼吸音消失，可能是气管插入一侧肺，需及时调整。

5. **气囊松紧适宜** 每 4h 放气一次 5~10min，放气前吸尽口咽部及气管内分泌物。气管导管保留 72h 后应考虑气管切开，防止气囊长时间压迫气管黏膜，引起黏膜缺血、坏死。

6. **拔管程序**

(1) **拔管指征**：病人神志清楚，生命体征平稳，呛咳反射恢复，咳痰有力，肌张力好即可拔出气管导管。

(2) 拔管前向病人做好解释工作，备好吸氧面罩或鼻导管。

(3) 吸出口腔分泌物，气管内充分吸痰，并用呼吸囊加压给氧 1min。

(4) 解除固定气管导管的寸带与胶布，置吸痰管于气管导管最深处，边拔管边吸痰，拔管后立即面罩给氧。

7. **拔管后护理**

(1) 观察病人有无鼻翼扇动、呼吸浅促、唇甲发绀、心率加快等缺氧及呼吸困难的临床表现。

(2) 床旁备气管切开包。严重喉头水肿者，雾化吸入 20min 或静脉滴注地塞米松 5mg 仍无缓解者，则立即行气管切开。

(3) 注意观察病人的反应，保持呼吸道通畅。重症病人拔管后 1h 应查血气分析。

(二) 气管切开

气管切开术（tracheotomy），是切开颈段气管，并置入气管套管的一种解除呼吸的急救手术。

【适应证】

1. 各种原因引起的呼吸道梗阻，如喉头水肿、肿瘤或异物等导致呼吸困难、窒息者。

2. 呼吸困难及各种原因引起呼吸衰竭或呼吸停止者。

3. 需行人工呼吸，且估计病情短期难以恢复或气管插管时间过长者。

4. 特殊条件下清除气管异物。

【禁忌证】

患有严重出血性疾病或气管切开部位以下有占位性病变引起呼吸道梗阻者。

【操作步骤】

1. **物品准备** 气管切开包（包括弯盘1个，药杯1个，5ml注射器1支，6号和7号针头各1根，尖刀片和圆刀片各1片，3号刀柄2个，气管钩2个，有齿镊2把，无齿镊1把，蚊式钳4把，尖头和圆头手术剪各1把，拉钩4个，持针钳1把，三角缝针2根，洞巾1块，气管垫2块，缝线2卷，纱布6块，气管套管1套）、无菌手套、消毒用品、1%普鲁卡因、生理盐水、吸引器、吸痰器、照明灯。

2. **体位** 病人取仰卧位，肩下垫一软枕，头后仰，颈部伸直并保持正中位，使气管突出。呼吸困难不能仰卧位的病人可采取坐位或半坐位，头向后仰。幼儿应由助手协助固定其头部。

3. **消毒、铺巾** 用碘酒、酒精常规消毒，铺无菌洞巾。检查切开包内器械，选择适当大小的气管套管并检查气囊是否漏气。

4. **麻醉** 用1%普鲁卡因行局部麻醉。

5. **定位、切口** 术者用左手拇指、中指固定喉部环状软骨，示指至于喉结以定中线。自环状软骨下缘至胸骨上切迹稍上处做颈前正中切口。切开皮肤、皮下组织及颈浅筋膜，用止血钳自白线处分离两侧胸骨舌下肌群及胸骨甲状肌，并将肌肉均匀拉向两侧，暴露气管。用血管钳将气管前筋膜稍分离，气管环即清晰可见（图11-7）。

6. **确认气管** 用示指触摸有一定弹性及凹凸感。不能确认时，可用注射器穿刺，抽出气体即为气管。

7. **切开气管** 一般在第3~4或第4~5气管软骨环正中自下向上挑开前壁。注意刀尖不宜过深，以免损伤气管后壁及食管壁。

8. **插入气管套管** 气管切开后立即用弯血管钳撑开切口，插入气管套管，迅速取出管芯，并立即用吸痰器吸出气道分泌物。

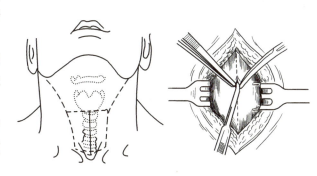

图11-7 气管切开部位

9. **创口处理、套管固定** 检查伤口有无活动性出血，并予以处理。用系带附于病人颈部，在颈后打结，气囊充气。如皮肤切口较长，在切开上方缝合1~2针，覆盖纱布保护伤口。

【并发症】

1. **早期并发症** 出血、窒息或呼吸骤停；气胸或纵隔气肿；手术损伤邻近的食管、喉返神经、胸膜顶；环状软骨损伤。

2. **中期并发症** 气管炎症、皮下气肿、肺不张、吸入性肺炎和肺脓肿。

3. **后期并发症** 气管食管瘘、顽固性气管皮肤瘘管。

【注意事项及术后护理】

1. 操作过程中病人头部应始终保持正中位，以防损伤颈前血管和甲状腺，引起大出血。

2. 切开气管时刀尖应向上，切忌用力过猛穿透气管后壁引起气管食管瘘；不可切断第1软骨环和环状软骨，以防术后导致喉狭窄。

3. 套管固定要牢固，其松紧度以能插入一根示指为宜。要经常注意套管是否在气管内，若套管脱出，又未及时发现，可引起窒息。套管太短，固定带子过松，气管切口过低，颈部肿胀或开口纱布过厚等。均可导致外管脱出。

4. 气管切开病人必须有专人护理，以防病人术后失去发音功能。

5. 保持气道湿化和通畅，病室湿度应保持在60%，套管口覆盖2~4层湿纱布等。及时吸痰，定期清洗内管，以防分泌物黏稠结痂阻塞套管，一旦发生烦躁不安、呼吸困难、发绀等症状时，应立即将套管气囊一起取出检查。一般2~3h取出内管进行清洗和消毒。

6. 行紧急气管切开的病人床旁应备齐急救药品和物品，如气管扩张器、手术剪、止血钳、换药包、吸引器、呼吸机、吸氧器、照明灯等，以备紧急情况的发生。

7. **拔管**　待喉阻塞或下呼吸道分泌物解除，全身情况好转后，即可考虑拔管。拔管前先堵管。对配有套管外囊的，可先将气囊放气，试堵内套管管口，逐渐封闭管口至完全堵严。堵管的橡皮塞要固定牢固，防止吸入气管。堵管期间严密观察病人的呼吸状况，确保呼吸道通畅，咳嗽反射良好，吞咽功能正常，肺功能正常，一般24~48h后病人在活动、睡眠时无呼吸困难，可在上午时间拔管。若病人在堵管期间出现呼吸困难、病人无法耐受时应及时去除橡皮塞，待病人病情稳定后再试行拔管。拔管后用蝶形胶带将切口两侧皮肤向中线拉拢并固定。一般无需缝合，2~3d后多自愈。气管切开术后至少5d以上方可考虑拔管，以防皮下气肿及纵隔气肿。拔管48h内注意观察病人的呼吸情况，同时应在床旁备气管切开包和合适的套管。

练习题

（赵丽敏）

第二节　现场心肺复苏术（含自动体外除颤器的使用）

教学课件

> **案例导入**
>
> 　　病人，男性，69岁，晨起在公园晨练时，突然意识丧失倒地，周围的人非常着急，不知道发生了什么情况，其中有热心人紧急拨打了急救电话，身边人都在焦急地等待急救车的到来。
>
> 　　**问题：**
> 　　1. 如果你在现场，如何处理此种情况？
> 　　2. 此病人可以使用自动体外除颤器吗？

思维导图

【概述】

心肺复苏术指对呼吸、心跳停止的病人采取恢复呼吸功能与循环功能的一系列救护技术。基本程序为胸外按压（C）-开放气道（A）-人工呼吸（B）。自动体外除颤器（automated external defibrillator, AED）是一种便携、易操作（具有语音提示功能）、配置在公共场所，专为心搏骤停病人现场急救设计的除颤设备，具有自动识别、鉴别和分析心电节律，自动充电、放电和自检功能。自动体外除颤器（AED）与心肺复苏术联合使用，将会极大提高心搏骤停病人的存活率。

【操作方法】

1. 环境评估、心搏骤停识别与启动急救　到达现场的第一目击者应按以下步骤实施评估与急救。

（1）**评估环境**：确保抢救现场是安全的，若不安全则迅速转移至安全环境。

（2）**评估意识**：检查病人有无反应。施救者轻拍病人的肩膀，并大声呼喊"喂，您怎么啦？您还好吗？"

（3）**呼救**：如果病人没有反应，就近呼叫他人帮忙，拨打120急救电话，让周围人获取AED。

2. 评估脉搏和呼吸　同时检查脉搏和呼吸，用时5~10s。

（1）**呼吸评估**：扫视病人胸部有无起伏。病人无呼吸或仅有濒死叹息样呼吸，应视为心搏骤停的标志之一。

（2）**脉搏评估**：用2~3根手指从病人的气管正中部位向旁（一般向施救者近侧）滑移到气管与胸锁乳突肌之间的纵沟内触摸有无颈动脉搏动。若病人无呼吸、无脉搏，应立即开始高质量心肺复苏。

3. 胸外按压（C）　确保病人仰卧于平地上或用胸外按压板垫于其肩背下，充分暴露病人胸前区，并松解裤带，施救者位于病人一侧。按压部位：成人胸外按压部位是在胸部正中，胸骨的下半段相当于男性两乳头连线之间的胸骨处。按压方法：两手掌根部重叠，手指翘起不接触胸壁；上半身前倾，两臂伸直，垂直向下用力。

（1）按压时双肘须伸直，成人按压频率为100~120次/min，下压深度至少为5cm，但不超过6cm，每次按压之后应让胸廓完全回弹。按压通气比为30:2。

（2）**按压期间，保证胸廓完全回弹**：按压时间与放松时间1:1，放松时掌根部不得离开胸壁，也不要倚靠在病人胸壁上施加任何压力。

4. 开放气道（A）　建立有效呼吸的前提条件需畅通病人的气道。应在开放气道之前，首先清理呼吸道，将病人头部偏向一侧，用手指抠出病人口中异物或呕吐物，有义齿者应取出义齿。之后有两种方法可以开放气道提供人工呼吸。首选仰头抬颏法：一手置于前额使头后仰，另一手置于下颌骨性组织上以抬起下颏。怀疑头颈部损伤的病人则采用双手托下颌法：施救者两个拇指置于病人口角旁，其余四指放在病人下颌角，向上托起下颌，使其头后仰。

5. 人工呼吸（B）　30次按压后采用口对口人工呼吸2次。方法：在开放气道的基础上，施救者以右手拇指和示指捏紧病人鼻孔，用自己的双唇把病人的口部完全包住，然后吹气应持续1s以上，使胸廓扩张；吹气完毕，施救者立即松开捏鼻孔的手，使病人的胸廓充分回缩呼气。

6. 重新评估病人病情　每5组30:2心肺复苏（约2min）后，重新评估病人病情。如果心跳呼吸已恢复，则等待高级生命支持；如果心跳呼吸仍未恢复，则继续实施心肺复苏。

7. 除颤（D）　获取AED后，在语音提示下完成除颤操作。在AED未连接准备好之前，不能停止心肺复苏。

（1）**放置AED**：一旦AED到达，将其放置在病人一侧，并靠近操作AED的施救者。

（2）**开启AED**：按下电源开关或掀开显示器盖子会自动开启。按照AED语音提示，逐步进行下一个步骤的操作。

（3）**贴电极片**：按照AED语音提示，选用合适的电极片（8岁以上者选用成人电极片，8岁以下者，选用儿童电极片），撕下保护膜，按照电极片上位置图示将黏性电极片贴到病人裸露的胸部皮肤上（一般左右电极片位置分别是左腋前线第5肋间及胸骨右缘第2肋间）。

（4）**连接AED**：将电极插头插入AED亮灯处的插座上（有些AED电极插头已预先连接到该装置）。

（5）**分析心律，请周围人"离开"病人**：有些AED会自动语音提示"正在分析心律，请所有人离开"；有些AED会语音指导按下某个按钮以使AED开始分析心律；无论哪一种，操作AED的施救者在AED准备分析心律时，应遣散周围人（大声说出"请所有人离开病人"），确保无人触碰病人。AED可能会花几秒钟进行心律的自动分析，然后AED会告知是否需要除颤。

（6）如果AED建议除颤，应再次遣散周围人，环顾病人周围，确认无人触碰病人，然后按下电击按钮给予除颤,除颤将使病人肌肉产生突然的挛缩。

(7)如果 AED 不建议除颤,或上述除颤完成后,请立即从胸外按压开始进行心肺复苏。

(8)每 2min(5 个循环),AED 会提示重复步骤(5)和步骤(6),直至病人心跳与呼吸恢复或专业人员接手。

【注意事项】

1. 所有可移除的金属物体,如项链、徽章等应从病人前胸去除。确保胸部没有异物,以免影响电击,使除颤能量减弱或消失。

2. 若胸部有经皮药物贴片或起搏器,电极片必须避开药物贴片或起搏器。

3. 检查环境,禁止任何水或金属物品将病人和旁观者或施救者连接。如果病人躺在水中或胸部有很多水,在贴 AED 电极片之前需将病人从水中拉出并迅速擦干病人胸部。

4. 整个抢救过程中,应做到除颤和心肺复苏的紧密衔接,尽量减少心肺复苏的中断时间。获取 AED、连接 AED 时,都应尽可能不中断心肺复苏。

(孟 杰)

第三节　心脏电除颤术

> **案例导入**
>
> 病人,男性,62 岁,5min 前与朋友一起打扑克时突然剧烈胸痛,随后出现意识丧失,脉搏消失和呼吸停止,朋友立即拨打急救电话,同时实施徒手心肺复苏(此前接受过心肺复苏培训)。当救护人员到达后立即接手,心电图显示为心室颤动,准备给予除颤处理。
>
> **问题:**
>
> 1. 如何放置电极板?
> 2. 如何选择除颤能量?

教学课件

思维导图

心脏电复律(cardiac electroversion)是指在严重快速型心律失常时,用外加的高能量脉冲电流通过心脏,使全部或大部分心肌细胞在瞬间同时除极,造成心脏短暂的电活动停止,然后由最高自律性的起搏点(窦房结)重新主导心脏节律的治疗过程。根据发放脉冲是否与心电图的 R 波同步分为同步电复律和非同步电复律。启用同步触发装置用于转复心室颤动以外的各类异位性快速型心律失常,为同步电复律。不启用同步触发装置,可以在任何时间放电,主要用于转复心室颤动,称为非同步电复律。

心脏电复律被称为电除颤(electric defibrillation)。心室颤动是成人心源性心搏骤停病人最常见的心律失常,而终止心室颤动最迅速有效的治疗方法就是除颤。根据电极板放置的位置,除颤可分体外和体内两种方式,后者常用于急症开胸病人的抢救。

【适应证】

(一)同步电复律适应证

1. 新近发生的房扑或房颤,在去除诱因或使用抗心律失常药物后不能恢复窦律者。

2. 室上性心动过速,非洋地黄中毒引起,并对迷走神经刺激或抗心律失常治疗不起反应者。

3. 室性心动过速,对抗心律失常治疗不起反应或伴有血流动力学紊乱者。

（二）非同步电复律适应证

1. 当 QRS 波和 T 波分辨不清或不存在时，如心室颤动（简称室颤）或心室扑动（简称室扑），室颤是电除颤的绝对指征。

2. 室性心动过速（简称室速）伴血流动力学紊乱，QRS 波增宽不能与 T 波区别者。

（三）房颤电复律适应证

1. 心房颤动（简称房颤）病人年龄较轻，房颤病史较短（一般不超过 1 年），心脏扩大不明显（心胸比值一般不超过 55%）者。

2. 发生房颤后心力衰竭或心绞痛恶化，且难以用药物控制者。

3. 原发病得到控制的房颤，如甲状腺功能亢进、风湿性心脏病二尖瓣狭窄手术后等。

4. 风湿性心脏病病人左心房扩大不明显（一般左心房内径 <45mm），且心功能代偿者。风湿性心脏病二尖瓣狭窄在瓣膜分离或置换术后仍有房颤者，一般主张在手术后 3 个月以后再做电复律。因为手术创伤的恢复程度、扩大的左心房缩小的程度都可能影响电复律疗效。

5. 房颤有栓塞病史者（复律治疗有预防血栓再次形成的意义，但有一些要求：复律要在栓塞后 3 个月进行，且术前要抗凝）。

【禁忌证】

（一）洋地黄中毒引起的室速不宜用电复律治疗

（二）房颤有以下原因者不宜用电复律治疗

1. 房颤病史长者。

2. 心脏明显扩大，或有巨大左心房者。

3. 严重心功能不全者。

4. 老年病人的心室率能用药物控制者。

5. 洋地黄中毒。

6. 房颤伴高度房室传导阻滞。

7. 心动过速 - 心动过缓综合征。

8. 不能耐受复律后为维持正常心律而必须服用的药物，如奎尼丁等。

9. 以往曾实施电复律，但很快又复发者。

10. 严重电解质紊乱或酸碱平衡失调而尚未纠正者。

11. 风湿病活动期。

12. 近期有血栓栓塞性疾病。

13. 准备近期手术者。

14. 活动性心包疾病、活动性心肌炎。

15. 失代偿性肺部疾患。

16. 原发性房颤，电复律疗效较差或短暂发作性房颤。

（三）洋地黄中毒引起的阵发性室上性心动过速

洋地黄中毒引起的阵发性室上性心动过速采用电复律可能是危险的，非阵发性交界性心动过速和加速性室性自主心律一般不主张用电复律治疗。

【操作方法】

（一）用物准备

除颤器 1 台（带有完好标识、充电完全）、导电糊（或 4~6 层生理盐水纱布垫）、纱布、弯盘，备好各种抢救器械和急救药品。

（二）操作步骤

1. 识别病人发生心搏骤停，心电监护下显示心室颤动、心室扑动、或无脉性室性心动过速，应立即排除心电干扰,开始电除颤。

2. 迅速将病人去枕平卧于硬板床上,松解衣裤,充分暴露胸部。左上肢外展,身体不接触任何金属,充分暴露并评估除颤部位(无潮湿、无敷料、有无安装起搏器)。

3. 连接除颤器电源线,接通电源,打开电源开关,机器设置为"非同步"状态。

4. 迅速在电极板上以 Z 形均匀涂抹适量导电糊或 4~6 层生理盐水纱布包裹电极板。

5. 选择除颤能量。根据不同除颤器选择合适的能量,单向波选择 360J,双向波选择 120~200J(参照厂商推荐的能量),儿童首次选择 2J/kg,第二次选择 4J/kg,最高为 10J/kg。

6. 充电。按下"充电"按钮,将除颤器充电至所选择能量。当除颤器发出一声持续的蜂鸣音,同时 OK 指示灯亮起,表示充电完成。

7. 正确安放电极板(图 11-8)

(1)**前-侧位**:一块电极板放在胸骨右缘锁骨下或 2~3 肋间(心底部),另一块放在左乳头外下方或左腋前线第 5 肋间(心尖部)。两块电极板之间的距离应大于 10cm。

(2)**前-后位**:即一块电极板放在左侧心前区标准位置,另一块放在左/右背部肩胛下区。

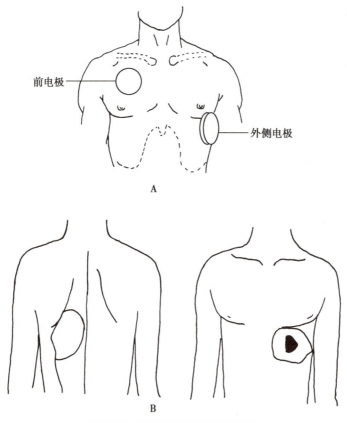

A

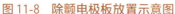

B

电除颤术

图 11-8 除颤电极板放置示意图

8. 放电除颤。两电极板紧压病人胸壁,使电极板与病人皮肤紧密接触。再次观察心电监护,确定为心室颤动。确保操作者与周围人无直接或间接与病人或病床接触,呼喊"准备放电,大家离床",然后双手拇指同时按压除颤手柄上的"放电"按钮进行电除颤。

9. 放电后立即行心肺复苏,5 个循环后再次检查心律,如心电监护示窦性节律,表明除颤成功,否则除颤无效,有必要时可再次进行除颤。

10. 除颤后,清洁除颤部位皮肤,协助病人取舒适卧位,整理床单位。

11. 继续行床旁心电监护,将除颤器关机,如使用导电糊要用纱布将电极板擦净,将除颤器置于该病人床旁充电备用。留存并标记除颤时自动描记的心电图纸。

【并发症】

（一）心律失常

电击后心律失常以期前收缩最常见，大多在数分钟后消失，不需特殊处理。若为严重的室性期前收缩并持续不消退者，应使用抗心律失常药物治疗。若产生室性心动过速、心室颤动，可再行电击复律。电击后也可能发生显著的窦性心动过缓、窦性停搏、窦房传导阻滞或房室传导阻滞。轻症能自行恢复者可不做特殊处理，必要时可使用阿托品、异丙肾上腺素，以提高心率，个别病人可能需要安装临时心脏起搏器。

（二）低血压、急性肺水肿、栓塞

1. 血压下降多见于高能量电击后，若仅为低血压倾向，大多可在数小时内自行恢复；若导致周围循环衰竭者，应及时使用升压药。

2. 急性肺水肿发生率不高，老年人和心功能差者容易发生。一旦发生，应按急性肺水肿抢救。

3. 栓塞的发生率国外报道较高，而国内报道不到1%。可为体循环栓塞，如脑栓塞等，也可为肺栓塞。抗凝和溶栓治疗的评价仍在研究中。

（三）心肌损伤

电击，尤其是高能量电击可引起心肌损伤，心电图上出现 ST-T 波改变，血心肌酶升高，约持续数小时到数天。个别病人出现心肌梗死心电图，持续时间也较长。

（四）其他

电极与皮肤接触不良、连续电击、高能量电击有可能引起皮肤灼伤。麻醉剂可能引起呼吸抑制，一旦发生应气管插管作人工辅助呼吸。

【注意事项】

1. 除颤前要识别心电图类型，以选择正确的除颤方式。

2. 电极板放置位置要准确，除颤部位无潮湿，无敷料。如病人有植入性起搏器，电极板应避开起搏器至少 10cm。

3. 除颤前确定周围人员无直接或间接与病人接触。

4. 操作者身体不能与病人接触，不能与金属类物品接触。

5. 两电极板间隔至少 10cm，电极板上导电糊要涂抹均匀，两电极板之间的皮肤应保持干燥，以免灼伤。

6. 每次除颤后立即从胸外按压开始实施心肺复苏，进行 5 组（约 2min）后判断病人是否恢复窦性心律，如未恢复，立即再行电除颤。

7. 每日开机测试仪器的性能，保持完好备用状态。

知识拓展

体内电复律

根据电极放置的部位，电复律可分体外和体内电复律。电极板放置在胸壁为体外电复律。特殊情况下电极可置于体内者称为体内电复律。现将体内电复律简述如下。

1. 心脏直接电复律　指心脏手术或开胸心脏按摩时，电极板直接放置在心室壁的电复律。

2. 食管内电复律　指把食管电极插入食管左心房水平，另一个电极置于胸壁心前区的电复律。所需电能可降低到 20~60J 水平。

3. 心导管电极心脏内电复律　指把装有 4 个电极的心导管插入心脏，一对电极置于右心室心尖部，另一对电极置于右心房上腔静脉交界处的电复律。所需电能更低。

4. 埋藏式自动复律除颤器　埋藏式自动复律除颤器是一种特制的除颤器。一对电极感知心室率，另一对电极感知心电形态并兼作放电除颤电极。通过手术将埋藏式自动复律除颤器置于体内，并把电极与心脏相连。当埋藏式自动复律除颤器感知并确认为室性心动过速或心室颤动后，经过一定的延迟期后能自动放电进行电复律。埋藏式自动复律除颤器用于有心脏性猝死可能的病人，如严重的快速型室性心律失常反复发作，电生理检查能诱发持续室性心动过速或心室颤动者；从恶性心律失常致心脏停搏事件中复苏生还者。

电复律即使成功率很高，心室颤动时电除颤的治疗价值非其他治疗方法能替代，但复律后能否维持正常心律十分重要。难以去除病因者，心律失常的复发率也很高。有些病人电复律后需要用抗心律失常药来维持正常心律，如房颤复律后常用奎尼丁维持窦性心律，这些病人宜在电复律前先做奎尼丁试验。预计难以维持正常心律者不宜做电复律。

（孟　杰）

第四节　胸腔穿刺及胸腔闭式引流术

ER 11-4-1

教学课件

ER 11-4-2

思维导图

> **案例导入**
>
> 病人，男，35岁。骑电动车上班途中发生车祸致左胸受伤，出现胸痛、呼吸困难，由急救车送入急诊科。查体：口唇发绀，气管向右侧偏移，左侧胸部有一伤口，呼吸时可闻及气体进出伤口的声音。
>
> **问题：**
> 1. 该病人最可能的诊断是什么？
> 2. 该病人首要的救治措施是什么？
> 3. 除对处理伤处，你认为还需要采取哪些措施进行救治？

一、胸腔穿刺术

胸腔穿刺术是指对有胸腔积液或积气的病人，为了诊断和治疗疾病的需要，而通过胸腔穿刺抽取积液和积气的一种技术，为胸外伤常用的诊断和治疗手段之一，方法简单可靠。

【适应证】
1. 有性质不明的胸腔积液，为明确积液性质或抽出积液以了解肺部情况。
2. 胸腔积液或气胸，且有压迫症状。
3. 通过抽气、抽液胸腔减压，治疗气胸、血胸或血气胸。
4. 脓胸或恶性胸腔积液，需进行胸膜腔内给药。

【禁忌证】
1. 有精神疾病或不能合作者。
2. 有凝血功能障碍或严重出血倾向者，未纠正前不宜穿刺。
3. 呼吸功能不全或不稳定（除非是行治疗性胸腔穿刺术进行缓解）。
4. 心脏血流动力学不稳定或心律不齐；不稳定型心绞痛。
5. 相对禁忌证包括机械通气和大疱性肺疾病。
6. 穿刺部位或周围有感染者。

【并发症】
1. **气胸**　通过穿刺针气体逸漏。

2. **血胸**　穿刺针损伤肺、肋下血管导致肺内、胸膜腔或胸壁出血。

3. **腹腔脏器损伤**　进针过低或过深导致膈肌、脾或肝刺伤。

4. **胸膜反应**　多见于精神紧张者，因血管迷走神经反射增强所致。

5. **复张性肺水肿**　多见于大量胸腔抽液或气胸者，因抽气过快，肺组织快速复张引起。

6. 胸腔内感染。

7. 穿刺点外渗积液。

8. 空气栓塞。

【操作方法】

1. **操作前准备**　术前先做普鲁卡因皮肤过敏试验，并肌内注射苯巴比妥钠0.1g或哌替啶50mg。

2. **操作步骤**

(1)**体位**：协助病人患侧向上取坐位或者半卧位，患侧手臂上举过头，使肋间相对张开。

(2)**确定穿刺点（X线胸片定位或B超定位）**

1)气胸：穿刺点在患侧锁骨中线第2肋间或腋中线4~5肋间。

2)液胸：穿刺点首选肩胛线或腋后线第7~8肋间，也可选择腋中线6~7肋间或腋前线第5肋间。在肋角以外，血管神经行于肋沟内，并于腋后线处均分为上支和下支，上支行于肋沟内，下支行于下位肋骨上缘。血管与神经的位置关系为：自上而下分别是静脉、动脉、神经。无包裹的胸腔积液，穿刺点一般低于液面一个肋间隙，位于肩胛下线。包裹性积液可结合X线或B超检查确定，穿刺点用蘸龙胆紫的棉签或标记笔在皮肤上做标记。

3)脓胸：取脓腔的最低点。

(3)**消毒**：以穿刺点为中心做常规皮肤消毒，直径15cm，消毒2~3次。

(4)**铺洞巾**：打开一次性使用胸腔穿刺包，戴无菌手套，铺好无菌洞巾。

(5)**麻醉**：用1%或2%利多卡因在穿刺部位由皮肤至壁层胸膜行局部浸润麻醉。穿刺过程中嘱咐病人应避免咳嗽及体位转动，必要时可先服可待因。为防止注入血管，勿过深进入胸膜腔。当针头进入壁层胸膜，麻醉针管即可抽吸到胸液，在皮肤水平为麻醉针夹上血管夹标记进针深度。

(6)**穿刺**：左手固定穿刺位点皮肤，右手进针在下一肋骨的上缘局部麻醉的位点，进针至抵抗感消失，停止进针并固定穿刺针，防止刺破内脏导致空气进入胸膜腔。操作针筒和三通开关时应小心，以免空气进入胸膜腔。绝对不可强力抽吸胸液，以防进入胸膜的针或导管伤及肺。将大口径（16~19号）胸腔穿刺针或针-套管装置连于一个三通开关上，并分别连接30~50ml的针筒，将针筒内的液体排空至容器中的管道。应注意麻醉针进针到达胸液的深度，在此基础上再进针0.5cm，这时大口径针可进入胸腔而减少刺破下面肺组织的危险。穿刺针应垂直进入胸壁、皮下组织，沿着下一根肋骨的上缘进入胸膜腔。

(7)**拔针**：拔出穿刺针，覆盖无菌纱布并加压固定。

【注意事项】

1. 如出现过敏性休克表现，应立即停止操作，皮下注射0.1%肾上腺素0.3~0.5ml。

2. 当肺复张至胸壁时，病人可能感到胸痛。若出现剧烈胸痛、呼吸困难、心动过速、晕厥或其他严重症状时，提示病人发生胸膜反应，应停止放液。

3. 术后病人需静卧，测血压并观察有无病情变化。

4. 单次抽液量不宜过多，首次不超过800ml，以后不超过1 000ml。对于大量胸液病人，每次放液应少于1 500ml，以避免血流动力学的不稳定和/或肺复张后肺水肿。

5. 诊断性抽液50~100ml；若为脓胸，每次尽量抽吸干净；细胞学检查至少要100ml，并立即送检，防止细胞自溶。

6. 应避免在第9肋间以下穿刺，防止损伤腹腔脏器。

7. 液、气胸胸腔穿刺后应继续临床观察，数小时或 1~2d 后胸腔液、气体又增多，必要时可重复穿刺。

二、胸腔闭式引流术

ER 11-4-3
思维导图

胸腔闭式引流术是将引流管插入胸腔内，管的另一端置于引流瓶水中，利用水的密封作用维持引流单一方向，避免逆流，通过排出气体或液体，来重建胸膜腔负压，使肺复张（图 11-9）。

【适应证】

1. 中大量气胸、开放性气胸、张力性气胸及气胸压迫呼吸者（见于单侧气胸肺压缩在 50% 以上时）。

2. 胸腔穿刺术治疗下气胸量增加者。

3. 需接受机械通气或者人工通气的气胸和血气胸者。

4. 拔除胸腔引流管后气胸或血气胸复发者。

5. 外伤性血气胸，影响呼吸、循环功能者。

6. 持续渗出的胸腔积液。

7. 脓胸、支气管胸膜瘘或食管瘘。

8. 剖胸手术后。

【禁忌证】

1. 有出血倾向者、应用抗凝剂者、出血时间延长者或有凝血机制障碍者。

2. 病情危重、消瘦、恶病质、难以耐受穿刺者。

3. 皮肤严重感染者，应在感染控制后再实施操作。

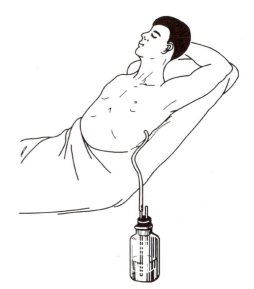

图 11-9　胸腔闭式引流

【引流装置分类】

1. **引流袋引流**　多用于引流胸腔积液。引流管直接连接密封的塑料引流袋，因没有水封瓶不能产生负压，因此，不适用肺内仍有漏气的病例。

2. **水封瓶引流**　适用于大部分病例，可排出胸腔内积气、积液、积血及脓液。

3. **水封瓶负压吸引引流**　能增大胸内负压，适用于肺膨胀不良、残腔较大的病例。

【操作方法】

1. **操作前准备**　术前先做普鲁卡因皮肤过敏试验，并给予肌内注射苯巴比妥钠 0.1g 或哌替啶 50mg。

2. **操作步骤**

（1）**体位**：病人取坐位或者半卧位（生命体征未稳定者，宜取平卧位）。选取引流位点，气胸选取患侧锁骨中线第 2 肋间，胸腔积液选取腋中线与腋后线之间第 6~7 肋间。

（2）**消毒**：术区皮肤以碘伏常规消毒 2~3 次，直径超过 15cm，铺无菌手术巾，术者戴无菌手套。

（3）**局部浸润麻醉**：肌内注射苯巴比妥钠 0.1g，局部浸润麻醉切口区胸壁各层至壁层胸膜，并可抽出积液或积气。

（4）**切开**：沿肋间走行切开皮肤 2cm，于肋骨上缘伸入血管钳，分开肋间肌肉各层直至胸腔。

（5）**插引流管**：有液体或气体溢出时立即置入引流管。引流管伸入胸腔长度 4~5cm，不宜过深。

（6）**固定**：以中号丝线缝合胸壁皮肤切口，结扎固定引流管，切口处敷盖无菌纱布，纱布外再以长胶布环绕引流管后粘贴于胸壁。

（7）**连接引流瓶**：引流管末端通过消毒长橡皮管连接至水封瓶长管，用胶布将连接水封瓶的橡皮管固定于床面上。引流瓶置于病床下不易被碰倒的位置。

【护理要点】

1. 保持胸腔闭式引流的密闭性　由于胸腔内是负压，为了防止引流液倒流而发生逆行感染，要确保病人的胸腔闭式引流瓶平面低于胸腔引流口平面至少 60cm，嘱病人活动时避免将引流瓶提得太高。引流管不宜过长，以防折叠。更换引流瓶时，为防止胸腔管与外界相通，必须用双钳双向夹闭；为防止病人外出做检查时，因管路连接不紧密或引流瓶倾斜致水封瓶内长管下端露出水面等情况发生，应用两把钳子不同方向进行夹管。若为有齿钳，必须用纱布或胶套包裹其齿端，防止夹管时导致引流管破裂、漏气。

2. 保持胸腔闭式引流的通畅性

（1）观察水封瓶长管的水柱波动情况：水柱波动不仅可以观察胸腔闭式引流的通畅性，还可反映肺膨胀的程度。正常平静呼吸时水柱波动范围为 4~6cm，而咳嗽和深呼吸时波动幅度可增加。胸腔内残腔大的病人，水柱波动较大，甚至水封瓶内的液体会吸入到胸膜腔中。水柱波动的范围愈大，提示胸腔内残腔较大，肺膨胀情况较差。水柱波动逐渐消失是引流管拔除的重要指征之一。当水柱波动消失，需考虑可能是管路不通畅、阻塞或是肺膨胀良好。

（2）定时挤压引流管，保证引流管通畅：当引流液为血性液时，需每 1~2h 挤压管路 1 次。操作时双手握住引流管 10~15cm 处，一手掌心向上，贴近胸壁，将引流管置于指腹与鱼际之间，另一手在距前面一只手的下端 4~5cm 处阻断引流管，前面的手高频快速用力地挤压引流管，随后两只手同时松开，利用引流管内液体或空气的冲击将堵塞引流管的血凝块或组织块冲出，如此反复。或将滑石粉涂抹于胸管表面，右手卡住上段胸管，左手自上而下卡住胸管向下滑行，至胸管下段后松开右手。此方法可增大胸管负压，引流出不太坚固的血凝块或凝固的纤维素。

3. 胸腔闭式引流持续负压吸引的护理　一般开胸术后胸腔闭式引流的负压吸引，应超过吸气末胸腔负压。若病人肺弹性较差、压缩时间较长或肺表面有薄纤维膜覆盖致肺复张困难、肺段切除肺断面持续漏气较多或气胸病人，负压可适当加大。负压吸引开始应设置在低负压水平，根据病人情况缓慢进行微调。负压吸引时应严密观察胸腔压力的变化，注意病人有无胸闷、气短、发绀、血性引流液增多等情况，判断气管位置是否居中，听诊双肺呼吸音是否对称。负压吸引应在术后 24h 以后开始使用，防止出现胸腔内渗血。在临床工作中，不要随意调整或中断负压吸引，以免复张的肺泡再次发生萎陷。

4. 预防感染　操作时应注意无菌观念，换瓶拔出连接管时要用消毒纱布包好，保持引流管、连接管及引流瓶清洁，定时用无菌蒸馏水冲洗；水封瓶应低于胸部引流口，不可倒置，注意保持引流系统密闭，接头牢固固定，以预防胸腔内感染。

5. 拔管指征　胸腔闭式引流术后 48~72h，观察到 24h 引流液量少于 50ml，或脓液少于 10ml，无气体溢出，胸部 X 线摄片呈肺膨胀或无漏气，病人无呼吸困难或气促时，可考虑拔管。拔管时指导病人深吸一口气，吸气末屏气，迅速拔管，用凡士林纱布封住胸壁伤口，进行包扎固定。拔管后注意观察病人有无胸闷、呼吸困难、切口漏气、渗液、出血和皮下血肿等。

【注意事项】

1. 如系大量积血（或积液），初次放引流液时应密切监测血压，以防病人突然休克或虚脱，必要时间断放液，以免突发危险。胸膜腔大量积气、积液者，开放引流时应缓慢。引流液体首次勿超过 1 000ml，防止纵隔快速摆动移位或复张性肺水肿的发生。待病情稳定后，再逐步开放止血钳。

2. 注意保持引流管畅通，勿使其受压、扭曲或折叠。

3. 每日协助病人适当变动体位，或鼓励病人做深呼吸，使之充分引流。

4. 记录每天引流液量（伤后早期每小时引流液量）及其性状变化，并酌情摄 X 线片复查。

5. 更换消毒水封瓶时，应先临时阻断引流管，待更换完毕后再重新放开引流管，以防止空气被胸腔负压吸入。

6. 如发现引流液性状变化，为排除继发感染，可做引流液细菌培养及药敏试验。

7. 拔除引流管时，应先消毒切口周围皮肤，拆除固定缝线，以血管钳夹住近胸壁处的引流管，用12~16层纱布及2层凡士林纱布（含凡士林稍多为佳）覆盖引流口处，术者一手按住纱布，另一手握住引流管，迅速将其拔出。用面积超过纱布的大块胶布，将引流口处的纱布完全封贴于胸壁上，48~72h后可更换敷料。

（连坤娜）

第五节 简易呼吸器的应用

教学课件

思维导图

> **案例导入**
>
> 患儿，女，9岁，因重症肺炎收入院，入院后，立即给予患儿心电监护，监测血氧饱和度，患儿自述憋闷，查体：面色苍白、口唇甲床发绀、呼吸急促、四肢末梢凉。
>
> **问题：**
>
> 1. 考虑该患儿最可能患了什么病？
> 2. 该患儿首要的救护措施是什么？

简易呼吸器又称加压给氧气囊，是进行人工通气的简易工具（图11-10）。与口对口人工呼吸比较供氧浓度高，且操作简便。尤其是病情危急，来不及进行气管插管时，可利用加压面罩直接给氧，使病人得到充分氧气供应，改善组织缺氧状态，维持和增加机体通气量，纠正威胁生命的低氧血症。

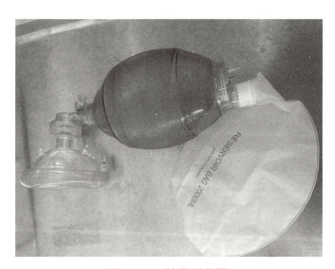

图11-10 简易呼吸器

【工作原理】

氧气进入球形气囊和储氧袋，通过人工指压气囊打开前方活瓣将氧气压入与病人口鼻贴紧的面罩内或气管导管内，以达到人工通气的目的。

【适应证】

1. 各种原因所致的呼吸停止或呼吸衰竭的抢救、麻醉期间的呼吸管理。

2. 运送病员：机械通气病人做特殊检查、进出手术室时。

3. 临时替代呼吸机：遇到呼吸机故障、停电等特殊情况时。

【禁忌证】

1. 纵隔气肿和未经减压及引流的张力性气胸。

2. 中等量以上的咯血。

3. 重度肺囊肿或肺大疱。

4. 急性心肌梗死。

【操作方法】

1. 用物准备

（1）简易呼吸囊一套，检查简易呼吸囊各配件性能并连接：①面罩完好无漏气；②单向阀安装正确，工作正常；③压力安全阀是否开启；④气囊及储氧袋完好无损，无漏气；⑤氧气连接管是否配套。

（2）开口器、口咽通气道、氧气、氧气连接管、吸痰管。

2. 操作步骤

（1）**迅速评估**：病情、年龄、意识状态、呼吸、气道情况等，是否有使用的指征和适应证，有无禁忌证。

（2）正确连接简易呼吸气囊各组成部分，有条件时接氧源，调节氧气流量至少 8~10 升 /min，使储气袋充盈，若无氧源不接储氧袋。

（3）病人仰卧（床头摇平），去枕，头后仰，松解衣领，掀开被子，暴露胸廓，松开裤腰带。清除口腔与咽喉中异物及假牙。必要时置入口咽通气道。

（4）操作者位于病人头部的后方。

（5）**开放气道**

1）基本气道开放手法：适用于颈椎无损伤者，将病人头部向后仰，并托牢下颌使其朝上，使气道保持通畅，成人下颌角和耳垂连线与病人身体的长轴垂直；儿童下颌角和耳垂连线与身体长轴成 60°角；1 岁以内婴儿下颌角和耳垂连线与身体长轴成 30°角。

2）辅助人工气道：口咽通气道适合于反应较差不能维持气道的病人；鼻咽通气道：病人耐受较好，可用于牙关紧闭或者反应较好的病人。

（6）**面罩放置**：气道处于开放状态后，左手中指、无名指、小指托住下颌角处，使头呈后仰状态，拇指与示指用力下压面罩，防止漏气。右手持衔接管处，轻柔地将面罩遮住口鼻，尖端在鼻子上方与面部充分接触。

（7）**挤压球囊**：面罩扣住口鼻，左手拇指和示指紧紧按住，其他的手指则紧按住下颌，右手挤压球体，将气体送入肺中，规律性地挤压球体提供足够的吸气 / 呼气时间，成人 10~15 次 /min，小孩 14~20 次 /min。病人有自主呼吸，应按病人的呼吸动作加以辅助，与病人同步。挤压呼吸囊时，压力适中，不可时快时慢，压力不可过大，潮气量选择 8~12ml/kg，吸呼比 1：1.5~1：2。

（8）**使用中应判断病人是否有下列情形以确保正确换气**：①观察病人胸部上升与下降是否随着压缩球体而起伏；②经由面罩透明部分观察病人嘴唇与面部颜色的变化；③经由透明盖，观察单向阀是否适当运用；④在呼气当中，观察面罩内是否呈雾气状。

（9）操作结束后妥善安置病人，整理用物，洗手、记录，终末处理。

3. 注意事项

（1）根据病人选择合适的面罩，面罩固定时不可漏气，同时避免损伤病人皮肤黏膜。

（2）如果在呼吸过程中阻力太大，应当清除口腔和咽喉的分泌物或异物，并确认气道是否充分开放。密切注意病人自主呼吸情况及生命体征变化，使用时注意潮气量、呼吸频率、吸呼比等。

（3）为保证呼吸过程中呼吸的氧浓度相对恒定，应先连接氧气并使储氧袋充分充盈，再连接病人。

（4）每次使用前要检查压力安全阀，依病人情况合理选择输送气体压力。

（5）简易呼吸器使用后应严格消毒，消毒后的部件应完全干燥，检查无损坏后，将部件依顺序组装好备用。

（张钱友）

第六节　多功能监护仪的使用

教学课件

案例导入

病人，男，49 岁，既往冠心病史 2 年，心前区疼痛 10h，以急性心肌梗死由急诊收入院；查体：T 35.7℃，P 60 次 /min，R 18 次 /min，BP 150/70mmHg，医嘱给予心电血压氧饱和度监测。

问题：

1. 用于监测该病人心电血压氧饱和度的仪器名称是什么？
2. 多功能监护仪的护理要点有哪些？

思维导图

一、适应证

凡是病情危重需持续不间断的监测心率、心律、体温、呼吸、血压、脉搏及经皮 SpO_2 等的病人；如各种心律失常、心肌缺血或心肌梗死等心电图改变，观察起搏器功能等。临床上急诊病人常规使用多功能监护仪监测病情变化。

二、操作方法

1. 操作前准备　评估病人有无紧张、焦虑情绪；评估胸前区皮肤有无破损或出血点；评估指甲与甲床是否适合放置脉搏血氧饱和度传感器；准备多功能床旁监护仪及其附件、电极片、生理盐水棉球和纱布等。

2. 连接多功能床旁监护仪各导联，接通电源，开机自检。

3. 心电监测

（1）**清洁皮肤**：病人取平卧位或半卧位，清洁贴电极片部位的皮肤，使之脱脂降低皮肤的电阻。

（2）**贴电极片**：在相应部位贴上一次性电极片，通过电极片外的金属小扣与电极导联线相连接。临床上多功能床旁监护仪的导联装置有三导联装置和五导联装置两种，每种监护仪都标有电极放置位置示意图，可具体参照放置（彩图 11-11）。

三导联装置电极片安放位置：左上（LA）在左锁骨中线第 1~2 肋间；右上（RA）在右锁骨中线第 1~2 肋间；左下（LL）在剑突下。

五导联装置电极片安放位置：左上（LA）在左锁骨中线第 1~2 肋间；左下（LL）在左锁骨中线剑突水平处；中间（C）在胸骨左缘第四肋间；右上（RA）在右锁骨中线第 1~2 肋间；右下（RL）在左锁骨中线剑突水平处。

（3）**观察心电图**：选择波形清晰的导联，一般选择Ⅱ导联。

（4）**设置心率报警界限**：一般心率报警上限为 110 次 /min，报警下限为 50 次 /min。

4. SpO_2 监测　将经皮 SpO_2 传感器的一端与多功能床旁监护仪连接，另一端夹在病人的手指上，感应区对准甲床，观察其波形变化并根据病情设置波幅及报警界限，经皮 SpO_2 报警一般上限设为 100%，报警下限为 96%。

5. 无创血压监测 　将袖带缠在病人肘上 2 指处，松紧度以能够插入 1 指为宜，感应位置在肘前肱动脉处，按血压测量键，根据病情或遵医嘱设定间隔时间和血压报警界限。

6. 记录 　及时记录显示器上的各项参数，动态观察病人的病情变化。

7. 整理用物 　整理用物，告知病人在监测过程中的注意事项。

三、注意事项

1. 密切观察心电图波形，及时处理电极脱落和干扰因素；正确设定报警界限，监护中不可关闭报警装置。

2. 每日需检查电极片安放位置的皮肤，若出现过敏现象，改变安放位置，电极片连续应用 72h 也需更换安放位置；电极片松脱应及时更换，安放时避开电除颤位置；若病人躁动不安，应妥善固定好电极和导线。

3. 根据病人病情选择无创血压的测量模式：手动模式，只测量一次；自动模式，时间间隔可供选择，开启自动模式时，第一次需手动启动。

4. 经皮 SpO_2 长时间连续监测的病人，应每隔 2h 观察监测部位的末梢循环情况和皮肤情况，如有不良改变，应及时更换监测部位。注意避免影响 SpO_2 监测的因素：电磁干扰、体温过低等。

5. 机器出现报警时应及时查明原因并处理或报告医生。

6. 停止心电监护时，应先断开电源、再取下电极片，并用纱布或棉球清洁病人贴电极片处皮肤，最后清洁消毒监护仪和各导联线，并妥善固定。

（赵丽敏）

第七节　呼吸机的临床应用

案例导入

病人，女，68 岁，咳、痰、喘 15 年，咳嗽加剧，痰呈黄色，不易咳出，夜间烦躁不眠，白昼嗜睡。体检：T 38℃，P 116 次 /min，R 32 次 /min，BP 150/85mmHg，神志恍惚，发绀，皮肤温暖。球结膜充血水肿，颈静脉怒张，桶状胸，肺底湿啰音。实验室检查：WBC $14.5×10^9$/L，动脉血 PaO_2 43mmHg，$PaCO_2$ 70mmHg。

初步诊断：慢性阻塞性肺疾病、Ⅱ型呼吸衰竭、肺性脑病。

问题：

1. 病人是否需要使用呼吸机？

2. 呼吸机治疗有哪些禁忌证？

3. 呼吸机使用有哪些注意事项？

教学课件

思维导图

呼吸机是借助人工装置（机械通气机或人工呼吸机）的机械力量，将空气、氧气或空气 - 氧气混合气压入肺内，产生或辅助病人的呼吸动作，使肺间歇性膨胀，达到增强和改善呼吸功能、减轻或纠正缺氧与 CO_2 潴留目的的一种治疗措施或方法。目前，由于呼吸机的应用日益广泛，使心搏骤停、呼吸衰竭等危重病人的预后大为改善，是呼吸医学的重大进展之一。

【适应证】

呼吸机适用于各种原因引起的呼吸功能不良、缺 O_2 与 CO_2 潴留的病人，常用于以下几种情况：

1. 严重通气不足，如慢性阻塞性肺部疾病引起的呼吸衰竭、哮喘持续状态，各种原因引起的中枢性呼吸衰竭和呼吸肌麻痹。

2.严重换气功能障碍,如急性呼吸窘迫综合征、严重的肺部感染或内科治疗无效的急性肺水肿。

3.呼吸功能下降,如胸部和心脏外科手术后,严重胸部创伤。

4.心肺复苏。

【禁忌证】

呼吸机治疗没有绝对禁忌证。除未经引流的气胸和肺大疱是呼吸机治疗的禁忌证外,其余均只是相对禁忌证。

1.低血容量性休克病人在血容量未补足前。

2.中等量以上的咯血,气道未通畅前。

3.重度肺囊肿、肺大疱或未经引流的气胸。

4.急性心肌梗死(相对)。

5.气管食管瘘。

【操作方法】

1.准备工作

(1)**操作者准备**:穿戴整齐,洗手戴口罩。

(2)**病人准备**:体位舒适,清洁鼻腔和面部,理解并能配合建立人工气道。

思维导图

(3)**用物准备**:备呼吸机及其管道、湿化器、滤纸、无菌蒸馏水、氧气、氧气减压表、模拟肺等。

(4)**设备检查**:检查呼吸机各项工作性能是否正常,各附件是否齐全,送气道或呼气道内活瓣是否灵敏;检查电源和地线;氧气钢瓶内或中心供氧压力是否足够(氧气压力 >10kg/cm^2)。

(5)**环境准备**:符合用氧要求、安静,有电源及插座。

2.操作步骤

(1)**核对解释**:核对医嘱、床号、姓名,向病人解释操作目的、方法、配合要点、注意事项,取得合作。

思维导图

(2)**安置体位**:病人取平卧位,清理呼吸道,吸痰、保持呼吸道通畅,必要时使用简易呼吸器人工辅助通气。

(3)**呼吸机的准备**

1)检查呼吸机各管道接口是否紧密,有无漏气;输送气道、呼气道是否通畅;氧气压力是否足够(氧气压力大于 0.4kPa)。

2)确认湿化器可用并加无菌蒸馏水至刻度,调节温度。

3)接通电源、氧源,依次打开空气压缩机、湿化罐、主机。

4)连接模拟肺,按程序进行检测后,调至待机备用。

(4)**呼吸机的使用**

1)根据病情遵医嘱设置呼吸机参数、通气模式、每分通气量、呼吸频率、潮气量、吸氧浓度、吸呼比等。

2)根据病情医嘱调节吸氧流量(浓度)。

3)再次解释,检查人工气道气囊是否充气,取下模拟肺,连接呼吸机与人工气道。

4)用多头带固定面罩,松紧适宜。

5)听诊两肺呼吸音,检查呼吸音是否对称,检查通气效果,监测有关参数。

6)打开湿化器开关,设定有关参数的报警限,打开报警系统。

7)记录:病人意识状态、生命体征、血氧饱和度、血气分析、呼吸机参数等。

8)严密观察生命体征、血气分析结果和呼吸同步情况。

9)整理用物,洗手,记录,30min 后做血气分析,遵医嘱调整有关参数并记录。

（5）停用呼吸机（撤机）

1）遵医嘱检查病人是否符合撤机指征，应充分评估（例如需要机械通气的原发病症状明显消除、呼吸功能明显好转、生命体征平稳等），避免反复插管。

2）向病人解释撤机的原因，消除紧张、恐惧，减少呼吸机依赖心理。

3）准备好吸氧管道，根据医嘱调节氧流量，撤去呼吸机。

4）观察病人病情，确认病情平稳。

5）关机：先关湿化器开关，再关呼吸机显示器和主机开关，最后切断电源。

6）安置病人，健康教育。

（6）呼吸机消毒及保养

1）呼吸机表面应用湿纱布擦拭，污染严重或呼吸机用毕应用75%酒精擦拭。

2）呼吸机管路按顺序正确连接，连接模拟肺，接通电源和气体，开机调试呼吸机，试运转测试各种模式，各报警键触发的灵敏性，检测潮气量，一切运转正常后关机备用。

3）核查呼吸机工作状况，在记录本上注明消毒日期，医生、护士共同签字，并悬挂于机器上，呼吸机定位存放。

4）备用状态的呼吸机每周消毒一次。

【注意事项】

1. 严格遵守无菌操作原则。

2. 使用呼吸机期间，严密观察病人生命体征的变化，观察神志、咳嗽、咳痰情况；观察有无呕吐等现象，防止窒息；观察面部皮肤受压情况，及时采取相应的保护措施。

3. 保持呼吸道通畅，及时清除呼吸道分泌物，吸痰前后应将氧浓度调至100%，使血氧饱和度升至95%以上，吸痰顺序气道内、口腔、鼻腔。

4. 重视呼吸机报警信号，发现报警，及时分析，查明原因，及时纠正异常并报告医生。

5. 加强呼吸机的使用管理，翻身时妥善固定面罩，防止牵拉造成病人不适，或漏气而影响通气效果；长期使用者每日更换湿化液，每日清洁鼻和面罩，每周更换呼吸机管道。

6. 如果病人出现任何异常，如胸闷不适、呼吸困难、烦躁不安等，应立即报告医生。

（梁春艳）

［1］郭茂华，王辉．急救护理学．北京：人民卫生出版社，2020.

［2］李乐之，路潜．外科护理学．6 版．北京：人民卫生出版社，2017.

［3］张波，桂莉．急危重症护理学．4 版．北京：人民卫生出版社，2017.

［4］胡爱招，王明弘．急危重症护理学．4 版．北京：人民卫生出版社，2018.

［5］曹伟新．外科护理学．3 版．北京：人民卫生出版社，2016.

［6］张连阳，白祥军．多发伤救治学．北京：人民军医出版社，2016.

［7］熊彦，魏志明．急危重症护理．北京：人民卫生出版社，2016.

［8］沈翠珍，高静．内科护理学．2 版．北京：人民卫生出版社，2016.

［9］北京市医院管理局．北京市属医院护士规范化培训指南．北京：人民卫生出版社，2016.

［10］于学中．急诊医学．北京：人民卫生出版社，2017.

院外心脏骤停

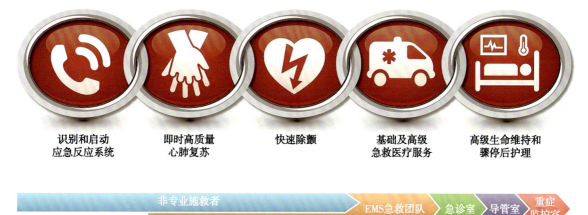

| 识别和启动
应急反应系统 | 即时高质量
心肺复苏 | 快速除颤 | 基础及高级
急救医疗服务 | 高级生命维持和
骤停后护理 |

非专业施教者　　　　　　　　　　EMS急救团队　急诊室　导管室　重症监护室

彩图 2-2　现场救护的"生存链"

IHCA

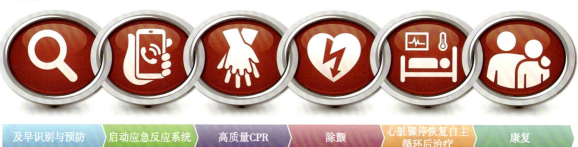

及早识别与预防　启动应急反应系统　高质量CPR　除颤　心脏骤停恢复自主循环后治疗　康复

OHCA

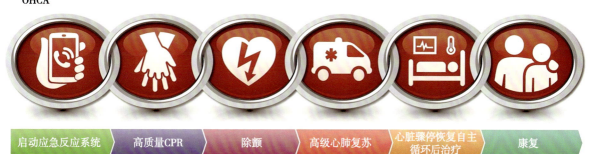

启动应急反应系统　高质量CPR　除颤　高级心肺复苏　心脏骤停恢复自主循环后治疗　康复

彩图 4-5　成人生存链

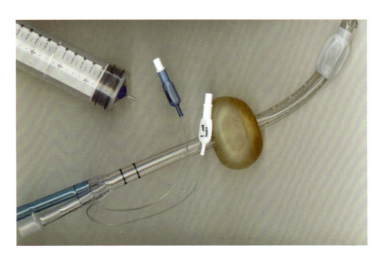

彩图 11-3　食管–气管联合导气管

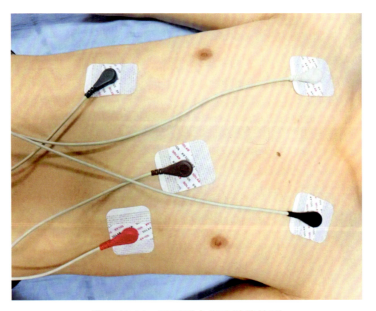

彩图 11-11　五导联电极片贴放位置